25 Jahre Pflege studieren – Über Umwege und neue Horizonte

25 Jahre Pflege studieren – Über Umwege und neue Horizonte

Eine Fest-Schrift

Herausgegeben von der
Fakultät Gesundheit und Pflege
der Katholischen Stiftungshochschule München

DE GRUYTER
OLDENBOURG

ISBN 978-3-11-062273-7
e-ISBN (PDF) 978-3-11-062357-4
e-ISBN (EPUB) 978-3-11-062384-0

Bibliografische Information der Deutschen Nationalbibliothek
Die Deutsche Nationalbibliothek verzeichnet diese Publikation in der Deutschen Nationalbibliografie; detaillierte bibliografische Daten sind im Internet über http://dnb.dnb.de abrufbar.

Umschlaggestaltung: Eonoren / E+ / gettyimages.de
Satz: le-tex publishing services GmbH, Leipzig
Druck und Bindung: CPI books GmbH, Leck

www.degruyter.com

Vorwort

Ein Vierteljahrhundert Innovationen in der Pflegebildung ist in der Tat ein Grund zum Feiern. In den 42 Beiträgen der vorliegenden Festschrift werden die Umwege nachgezeichnet, die gegangen worden sind, um auf den „richtigen Weg" zu gelangen. Es liegt nicht nur ein Stück Pflegebildungsgeschichte in Ihren Händen, sondern auch ein gutes Stück Hochschulentwicklungsgeschichte. Interne Herausforderungen und externe Anforderungen zu synchronisieren, ist keine leichte Aufgabe und kann im Alleingang nie bewältigt werden. So sind wir von der Hochschule allen in tiefem Dank verbunden, die mit uns diskutiert, uns unterstützt und kritisiert und uns all die Jahrzehnte wohlwollend begleitet haben. Was aus diesem einmal beschrittenen Weg der Akademisierung der Pflegeberufe geworden ist, kann sich sehen lassen. Die Beiträge der Alumni legen davon Zeugnis ab. Eine Vielfalt an Perspektiven auf die Pflege und aus der Pflege, immer wieder neue Themen, die vor ein paar Jahren noch gar nicht denkbar gewesen sind, vielfältige Kooperationen mit Berufsverbänden, Trägern, Bildungseinrichtungen – nicht zuletzt auch mit Unterstützung politischer, ideeller und finanzieller Förderung – zeichnen heute eine bunte Bildungslandschaft aus. Es hat richtig Freude gemacht, die Aufsätze zu lesen, immer wieder in neue Themen einzutauchen und dann doch letztlich einen großen ganzen Zusammenhang erkennen zu können: die intrinsische Motivation aller, diesen so zentralen Gesundheitsberuf auf eigene Füße zu stellen und ihn weiterzuentwickeln.

Wir haben die Artikel nach Themenkomplexen gebündelt, sodass diese Festschrift einerseits ein konsistentes Buch ergibt, das man von vorne nach hinten durchlesen kann und in dem sich die einzelnen Mosaiksteine allmählich zu einem gepflasterten Weg zusammensetzen, der weiter in die Zukunft führt. Die Reise beginnt mit den *Anfängen der Pflege an der Katholischen Stiftungshochschule München* – für die damaligen Leitungen eine besondere Herausforderung, gab es doch bislang nur Soziale Arbeit als Fachgebiet. Die *politischen und strategischen Weichenstellungen* betreffen einerseits die Ministerien und das Sozialreferat, andererseits Einrichtungen aus der Praxis als Impuls gebende Quellen. Die *Akademisierung der Pflege aus berufspolitischer Sicht* hat die Hochschulperspektiven wesentlich erweitert, wobei in der Auseinandersetzung immer wieder gute Argumentationsgrundlagen entstanden sind. Wozu die Akademisierung der Pflege dient und was sie bringen soll, zeigen eindrückliche *Karrierewege in der Pflege* unserer Alumni. Wenn man diese spannenden berufsbiografischen Auszüge liest, darf man als Hochschullehrerin schon ein bisschen stolz darauf sein, dass man dabei gewesen ist und begleiten durfte. Bei einer Hochschule für angewandte Wissenschaften (HAW) darf das Thema Forschung nicht fehlen. Das Kapitel *Innovationen in kleinen Schritten: Forschung und Entwicklung in der Pflege* zeigt exemplarisch auf, mit welchen Themenfeldern sich eine HAW befasst, welche Fragestellungen aus der Praxis kommen und welche Antworten in die Praxis zurückgespielt werden. Was wäre eine Festschrift ohne Ausblick? Das Kapitel

https://doi.org/10.1515/9783110623574-201

Quo vadis Pflege? Entwicklungen an der Fakultät zeigt, dass der Prozess noch lange nicht zu einem Ende kommt, dass es vielleicht kein Ende gibt?! Vor allen Dingen zeigt dieses Kapitel, wie dynamisch die Fakultät Gesundheit und Pflege und auch die KSH München insgesamt geworden ist in den letzten 25 Jahren. Ja, wir haben es *fest*geschrieben: Die Akademisierung der Pflege beginnt, grundständig zu werden! Und wie oben schon angesprochen: Ohne Förderer und Unterstützer ist ein solches Unterfangen nicht zu bewältigen.

Im digitalen Zeitalter ist es schon fast aus der Mode gekommen, ganze Bücher zu lesen. So kann man in dieser Festschrift auch einfach nur schmökern, den einen Aufsatz lesen, den anderen durchblättern. Jeder Artikel zeigt ein in sich abgeschlossenes Pflegebild bzw. Pflegeverständnis. So haben wir versucht, den verschiedenen Leseneigungen Rechnung zu tragen. Um keine Irritationen aufkommen zu lassen, haben wir die Terminologien weitgehend vereinheitlicht. Unsere Hochschule hieß bis zum Inkrafttreten der neuen Verfassung im Jahr 2018 *Katholische Stiftungsfachhochschule (KSFH) München*, mit den Fachbereichen Soziale Arbeit München, Soziale Arbeit Benediktbeuern und dem Fachbereich Pflege. Wir haben uns entschieden, durchgängig die neue und jetzt aktuelle Bezeichnung zu verwenden: *Katholische Stiftungshochschule (KSH) München* mit der Fakultät Gesundheit und Pflege sowie den Fakultäten Soziale Arbeit München und Benediktbeuern. Am Ende des Buches findet sich ein chronologischer Überblick über die zentralen Meilensteine der Entwicklungen.

Nun wünschen wir Ihnen viel Spaß bei der Lektüre, danken Ihnen für Ihr Vertrauen und Ihre uneingeschränkte Unterstützung und wünschen uns weitere 25 Jahre der Verbundenheit und der kreativen Auseinandersetzung mit Ihnen.

München, im Dezember 2019

Anita Hausen, Charlotte Uzarewicz

Reinhard Kardinal Marx

Grußwort zur Festschrift anlässlich des Jubiläums 25 Jahre Pflege an der KSH München

Vor 25 Jahren war die Katholische Stiftungshochschule München die erste Hochschule in Bayern, die die Pflege wissenschaftlich an einer Hochschule implementierte. Durch die Verschränkung von Management, Pädagogik und Wissenschaft in der Pflege und der Einführung neuer Lernformen und des wissenschaftsinduzierten Lernens wurde die KSH München zur Vorreiterin bei der Akademisierung der Pflege.

Mit einer Schwerpunktbildung in den Bereichen Gesundheits-, Bildungs- und soziale Berufe besetzt die Hochschule entscheidende Zukunftsthemen und kann sich mit diesen thematischen Akzenten klar innerhalb einer äußerst dynamischen Hochschullandschaft profilieren. Die aktuelle Etablierung eines Studiengangs Hebammenkunde an der Fakultät Gesundheit und Pflege ist ein deutliches Signal, dieses Thema weiterzuentwickeln.

Mit der Einführung des Fachbereichs/der Fakultät Pflege lieferte und liefert die Hochschule auch einen Beitrag zur Behebung des Fachkräftemangels in wesentlichen Bereichen. Zudem fördert sie die Interdisziplinarität in der Pflege, wodurch heute interprofessionelle Teams im Gesundheitssektor Standard geworden sind. Auch führte die Akademisierung und Professionalisierung der Pflege zu einer Aufwertung und höherer gesellschaftlicher Anerkennung dieses sog. klassischen „Frauenberufs". Pflege wird nicht mehr als etwas Privates angesehen, das einer angeborenen Fürsorgehaltung von Frauen entspringt, sondern sie wird in ihrer ganzen Komplexität und als gesellschaftliche Herausforderung wahrgenommen.

Verschiedene Faktoren sind verantwortlich für diese Erfolgsgeschichte: Der wichtigste Faktor ist das exzellente wissenschaftliche Personal, das die Fakultät trägt. Inzwischen ist die KSH München gerade im Pflegebereich die Hochschule, die bayernweit die Förderung des wissenschaftlichen Nachwuchses maßgeblich betreibt. Hinzu kommen die beeindruckenden Bildungspartnerschaften der Hochschule mit Kliniken, Fach- und Berufsverbänden, Anstellungsträgern und Praxisstellen. Zudem gelingt es der Fakultät, den Professions- und Wissenschaftsdiskurs aktiv zu gestalten. Außerdem begeht sie neue Wege des Lehrens und Lernens. Sie leistete Pionierarbeit mit der Entwicklung ihrer Simulations- und Skillslabore, in denen die Studierenden in vorgegebenen Szenarien mit einer Simulationspuppe oder mit Simulationspatient(inn)en an praxisnahe berufliche Anforderungen der Pflege herangeführt werden. Und nicht zuletzt zeigt sich hier das Profil einer Katholischen Hochschule: Alles Handeln in der Pflege geschieht aus ethischer Verantwortung. Der Mensch steht mit seiner von Gott gegebenen Würde im Mittelpunkt und alles geschieht für ihn und mit ihm.

https://doi.org/10.1515/9783110623574-202

Für dieses enorme Engagement bin ich sehr dankbar und spreche diesen Dank auch als Vorsitzender der Freisinger Bischofskonferenz und ebenso für den Stiftungsrat als Trägerin der Hochschule aus. Ich wünsche allen, die an der Fakultät Gesundheit und Pflege der KSH München arbeiten, lehren und lernen Gottes reichen Segen für ihr weiteres Wirken.

Ihr
Reinhard Kardinal Marx
Erzbischof von München und Freising
Vorsitzender der Freisinger Bischofskonferenz

Melanie Huml

Grußwort zur Festschrift anlässlich des Jubiläums 25 Jahre Pflege an der KSH München

Sehr geehrte Damen und Herren,

von der Geburt bis zum Sterbebett – in allen Phasen des menschlichen Lebens spielt Pflege eine zentrale Rolle.

Ob es um die Förderung der Gesundheit, die Verhütung von Krankheiten oder die Versorgung und Betreuung kranker, behinderter und sterbender Menschen geht: Immer sind Pflegekräfte gefragt. Wo sie fehlen, wird uns das sehr bald schmerzlich bewusst. Ohne Pflegekräfte läuft in unserem Gesundheitssystem gar nichts! Sie verdienen unsere uneingeschränkte Wertschätzung und Anerkennung.

In der Pflege zu arbeiten ist Beruf und Berufung zugleich. Pflegekräfte brauchen neben Empathie, Verantwortungsgefühl, Belastbarkeit und Teamfähigkeit ein umfassendes Fachwissen. Das erhalten sie in Pflegeschulen und – in Bayern seit 25 Jahren – an Hochschulen. Es freut mich sehr, dass die Katholische Stiftungshochschule München im Jahr 1995 die erste Hochschule in Bayern war, die einen Studiengang Pflegemanagement eingeführt und später einen eigenen Fachbereich/eine eigene Fakultät Pflege gegründet hat. Herzlichen Glückwunsch zu dieser Entscheidung und zu diesem besonderen Jubiläum! Sie haben damit Pioniergeist und Weitblick bewiesen.

Unser modernes Gesundheitswesen braucht Führungskräfte, die neben Fachwissen auch Managementqualitäten haben und mit den Ärzt(inn)en auf Augenhöhe kommunizieren. Unerlässlich sind außerdem Pflegepädagog(inn)en, die den pflegerischen Nachwuchs kompetent ausbilden und auf seine anspruchsvolle Tätigkeit vorbereiten. Daneben sind Pflegewissenschaftler/-innen notwendig, die sich mit der Weiterentwicklung der Pflege und mit innovativen Versorgungskonzepten beschäftigen. Für all diese Berufsfelder bietet die KSH München eine hervorragende Ausbildung.

Ich danke allen, die sich an der KSH München im vergangenen Vierteljahrhundert engagiert haben. Sie haben damit einen großartigen Beitrag für die Pflege in Bayern geleistet! Für die Zukunft wünsche ich allen Lehrenden und Studierenden viel Erfolg und Freude für ihre wertvolle Tätigkeit!

Ihre
Melanie Huml MdL
Bayerische Staatsministerin für Gesundheit und Pflege

https://doi.org/10.1515/9783110623574-203

Inhalt

Teil 1: **Die Anfänge der Pflege an der Katholischen Stiftungshochschule München und die Fakultät heute**

Karljörg Schäflein

Ein neuer Studiengang entsteht – Pflegemanagement in den Jahren 1990 bis 1995

Pflegenotstand ist das berufspolitische Schlagwort Ende der 80er-Jahre. Es waren die kirchlichen Fachhochschulen – und hier vor allem die Katholische Fachhochschule Vechta –, die neben ihren Kernangeboten Soziale Arbeit, Heilpädagogik, Religionspädagogik bereits seit 1986 Studiengänge im Bereich Gesundheitswesen in Form von Aufbau-, Weiterbildungs- und Zusatzstudiengängen in ihren Lehrangeboten führten. Somit erhielt ich die ersten Impulse zu einer Akademisierung der Pflege durch meine Mitgliedschaft in den „Bundeskonferenzen der Rektoren und Präsidenten kirchlicher Fachhochschulen – RKF und ARKF".[1] Aus der WRK – später HRK[2]– ist mir diese Diskussion nicht bekannt. Das Gleiche gilt für die Bayerische (staatl.) FH-Präsidentenkonferenz. Für die vorwiegend technisch geprägten staatlichen Fachhochschulen war alles „Soziale" ein Klotz am Bein; solche Studiengänge seien an den kirchlichen Hochschulen in guten Händen.

Als ich in den frühen 90er-Jahren den amtierenden bayerischen Wissenschaftsminister auf die Möglichkeiten eines Studienganges Pflege ansprach, tat er das als völlig uninteressant ab. Allerdings ist die Ausbildung für Pflegeberufe als Ausbildungs-, Fort- und Weiterbildungsangebot nicht beim Wissenschaftsministerium beheimatet. Die Überzeugungsarbeit kam von anderer Seite, beispielsweise über Landtagsabgeordnete und deren Heimatwahlkreise sowie über das Sozialministerium. Der Samen ging auf, und Barbara Stamm war ebenso hilfreich wie die Vertreter/-innen der Pflegepraxis, an vorderster Stelle die Pflegedirektor(inn)en der bayerischen Universitätskliniken.

Doch diese, vorwiegend von der mächtigen Medizin geprägt und eingeschüchtert, wollten unbedingt die Pflegewissenschaft an den ihnen vertrauten Universitäten sehen und nicht an den Fachhochschulen; wenn schon, denn schon! Während einer Sitzung von Pflegedirektorinnen an bayerischen Kliniken, zu der ich eingeladen war, konnte ich diese Bestrebungen erfahren. Nachdem ich in meinem Wortbeitrag die Vorteile eines praxisnahen Studiums an einer Fachhochschule dargestellt hatte, schloss ich mit der Empfehlung: „Wenn Sie ein schnelles und gutes Ergebnis wünschen, dann gehen Sie mit ihrem wichtigen Anliegen zur Fachhochschule. Sie werden weder heu-

1 RKF: Rektorenkonferenz kirchlicher Fachhochschulen; ARKF: Arbeitsgemeinschaft der Rektoren und Präsidenten katholischer Fachhochschulen.

2 WRK: Westdeutsche Rektorenkonferenz; HRK: Hochschulrektorenkonferenz.

https://doi.org/10.1515/9783110623574-001

te noch in absehbarer Zeit an einer Universität zu einem Wunschergebnis kommen." Und so geschah es auch.

Für Aufmerksamkeit sorgte eine Veröffentlichung der Robert-Bosch-Stiftung aus dem Jahr 1992 mit der Überschrift „Pflege braucht Eliten". Bereits ein Jahr später stellte das Bayerische Staatsministerium für Unterricht, Kultus, Wissenschaft und Kunst den Antrag auf Aufnahme der Katholischen Stiftungshochschule (KSH München) in das Hochschulverzeichnis des Hochschulbauförderungsgesetzes (29. Juli 1993). Damit wurde deutlich, dass beim zuständigen Ministerium die Dringlichkeit einer Akademisierung der Pflege angekommen war.

Widerstände gegen eine Akademisierung der Pflege wurden auch von den Krankenhausträgern aufgebaut. Der Landescaritasdirektor als Mitglied des Stiftungsrats sprach sich aus finanziellen Gründen zunächst gegen diese Forderung aus. Auch von Ärzten an Kliniken war der Satz zu hören: „Die Krankenschwestern sollen arbeiten und nicht studieren." Das klang nach unvorstellbarer Ignoranz und beleidigte gleichzeitig einen Berufszweig. Es konterkarierte die Forderung der Robert-Bosch-Stiftung „Pflege braucht Eliten".

Die Stiftung, in Vertretung des Stiftungsdirektors, führte sehr früh erste Gespräche mit dem Wissenschaftsministerium, um die Praktikabilität eines Studienangebots an der KSH München zu prüfen und ggf. in die Wege zu leiten. Aus heutiger Sicht ist dieses Bemühen als äußerst vorausschauend und zielführend zu betrachten. Stiftungsdirektor Josef Draxinger war während des gesamten Prozesses ein wertvoller Gesprächspartner sowohl für den Stiftungsrat und den Stiftungsvorstand als auch für die Hochschulleitung. In dieser Phase wurde unter anderem diskutiert, den Studiengang Pflege an der Katholischen Akademie für Berufe im Gesundheits- und Sozialwesen in Bayern anzusiedeln. Eine Überlegung, die letztlich verworfen wurde.

Das Kollegium der KSH München informierte ich sehr früh. Vor allem suchte ich den Druck, der zunächst nur von außen, von der Pflegepraxis und endlich auch vom Wissenschaftsrat ausging, in die Hochschule zu tragen. In seiner schriftlichen Empfehlung vom Mai 1995 benannte der Wissenschaftsrat konkret, den Studiengang Pflegeberufe an Fachhochschulen einzurichten.

Seitens meines Kollegiums gab es keinen ernst zu nehmenden Widerstand. Vereinzelt ist die Frage aufgeworfen worden, ob es nicht sinnvoller sei, bei dem uns vertrauten Angebot Soziale Arbeit zu bleiben und durch zusätzliche Studienplätze weiter auszubauen. Diese Position war sehr verständlich, zumal die Hochschule mit der Etablierung eines berufsbegleitenden Studiums der Sozialen Arbeit für Erzieher/-innen bereits im Jahr 1994 einen zukunftsweisenden Schritt getan hatte.

So war es mir sehr wichtig, neben dem sehr hilfsbereiten und unterstützenden Verwaltungsleiter Peter Obermaier-van Deun auch Professor(inn)en zur Mitarbeit zu gewinnen. Monika Fröschl, eine Kollegin und habilitierte Medizinerin, war das Berufsbild der Pflege durch ihre langjährige Praxis am Klinikum der LMU sehr vertraut. Sie begleitete und beriet mich äußerst kompetent bei vielen Gesprächen im Haus, im Wissenschaftsministerium und mit den Pflegedirektorinnen. Leider sprachen sich die

Vertreterinnen der Pflege unmissverständlich dagegen aus, eine Medizinerin als ihre Ansprechpartnerin zu akzeptieren. Die sehr selbstbewusst auftretenden Pflegedirektorinnen, die nun mal meine wichtigsten Gesprächspartnerinnen während der ersten Phase der Vorbereitungen waren, hatten zunächst ihre eigenen Vorstellungen zur Etablierung eines Studiengangs Pflege. So beharrten sie beispielsweise darauf, bei der Auswahl von Lehrpersonen und von Student(inn)en ein Mitspracherecht eingeräumt zu bekommen. In einer ministeriellen Arbeitsgruppe, an der neben Stiftungsdirektor Josef Draxinger auch der Verwaltungsleiter Peter Obermaier-van Deun, Monika Fröschl und der Präsident als Vertreter der KSH München teilnahmen, wurden erste Eckpunkte für die Einrichtung von Fachhochschulstudiengängen[3] für Pflege festgelegt: Drei bayerischen Fachhochschulen – Würzburg, die Evangelische Hochschule Nürnberg und die Katholische Stiftungshochschule München – richten einen grundständigen achtsemestrigen Studiengang Pflegemanagement mit dem akademischen Abschluss Diplompflegewirt/-in ein. Der Studienbeginn war für das Wintersemester 1995/96 vorgesehen. Mit diesen konkreten Vorgaben aus dieser Sitzung konnten nun der Stiftungsrat sowie der akademische Senat der KSH München entsprechende Beschlüsse fassen.

Als erstes ging ich nun auf meinen Kollegen Johannes Kemser zu und bat ihn, als Gründungsdekan die weiteren Aufgaben zu übernehmen und zu koordinieren. Johannes Kemser brachte für dieses Vorhaben wertvolle Vorkenntnisse aus seiner Tätigkeit als Verantwortlicher eines dreijährigen Lehrgangs „Führung und Beratung in der Krankenpflege und der Krankenpflegeausbildung“ sowie in seiner Funktion als stellvertretender Leiter des Instituts für Fort- und Weiterbildung an der Hochschule ein. Mit Zustimmung des Senats und der Stiftung wurde noch im November 1994 Johannes Kemser zum historisch ersten Gründungsdekan bestellt. Mit diesem erfahrenen Hochschullehrer, anerkannt im Kollegium und bei den Studierenden, war zweifelsfrei ein wichtiger Schritt getan, um das Vorhaben auf einen guten Weg zu bringen.

Während meiner ersten Präsidentenjahre, es sind schließlich 16 Jahre geworden, wurden zahlreiche Initiativen angestoßen, zum Vorteil der KSH München und damit auch zum Vorteil unseres Angebots Soziale Arbeit. So musste ein Institut für anwendungsbezogene Forschung aufgebaut und mit einer Leitung besetzt werden. Des Weiteren wurde an beiden Abteilungen je ein Forschungsbeauftragter bestellt. Der Senat der KSH München bestätigte die erste Frauenbeauftragte, von einem Frauenrat gewählt. Seit dem Jahr 1993 gab es ein „Berufsbegleitendes Studium der Soziale Arbeit/Sozialpädagogik für Erzieher/-innen“. Die Hochschule war in Bewegung geraten und sah sich neuen Aufgaben und neuen Herausforderungen ausgesetzt, für die neue Strukturen geschaffen werden mussten. All dies bedurfte vor der Genehmigung durch das zuständige Ministerium der Abstimmung mit der Stiftungsverwaltung, dem

3 Die heutige KSH München war zur damaligen Zeit eine FH. Dies gilt besonders z. B. für den Antrag auf Aufnahme der KSH München in das Hochschulverzeichnis.

Stiftungsvorstand und dem Stiftungsrat. Schließlich mussten diese Vorhaben und Neuerungen in der Verfassung der KSH München rechtlich verankert werden. So war es auch verständlich, dass es im Kollegium deutliche Stimmen in Form von Bedenken gab, diesen neuen Studiengang Pflegemanagement nun auch noch schultern zu müssen, wobei die Dringlichkeit der Akademisierung von Pflegeberufen grundsätzlich und selbstverständlich anerkannt und unterstützt wurde.

Im Jahr 2002 endete meine 16 Jahre währende Amtszeit, ein Jahr später trat ich in den Ruhestand. Damit waren 31 Jahre hauptberufliche Tätigkeit an der KSH München abgeschlossen. Mir folgten in diesem Amt bis heute drei Präsidenten, und die Weiterentwicklung der KSH München schreitet weiter rasant voran. Konnte ich noch ohne PC an meinem Schreibtisch sitzen und beispielsweise die Anzahl von Kopien pro Lehrperson am einzigen Kopierer überprüfen, stellte das Medienzentrum nur auf Antrag einen Tageslichtschreiber, später Beamer, für eine Lehrveranstaltung bereit. Eine Schreibkraft in Teilzeit schrieb auf Wunsch Texte und Veröffentlichungen von Kolleg(inn)en, jedoch nur mit Genehmigung durch den Verwaltungsleiter. Protokolle der Sitzungen von Kollegialorganen sind ganz selbstverständlich von den Mitgliedern geschrieben worden. Wir konnten uns mit unserem Namen anreden – jede/-r kannte jede/-n –, und eine „Teeküche" war der informelle Treffpunkt des Kollegiums und der Verwaltungsmitarbeiter/-innen. Hier wurden die Benotungen von Diplomarbeiten besprochen und auf den Präsidenten geschimpft. Unzufriedenheit und Zufriedenheit hatten einen Raum, Kritik und Zustimmung. Keine E-Mails weit und breit, wir saßen uns gegenüber, saßen nebeneinander, beieinander, face to face.

Im April 2002 wurde das erste Hochschulranking des „Centrums für Hochschulentwicklung (CHE)" veröffentlicht. Die KSH München lag an beiden Abteilungen mit ihren Studienangeboten Soziale Arbeit und Pflege sowie mit dem neuen Weiterbildungsmasterstudium Sozialarbeitswissenschaft an hervorragender Stelle. Das Studium an der KSH München wird darin ausdrücklich empfohlen.

Auch heute ist der Pflegenotstand wieder ein aktuelles Schlagwort. Die 1970 begonnene Akademisierung der Sozialen Arbeit kann als gelungen und anerkannt bezeichnet werden. Die Ausbildung in der Krankenpflege sowie in der Altenpflege verläuft noch immer in alten Bahnen. Die angestrebte Akademisierung ist offensichtlich noch nicht abgeschlossen oder gar selbstverständlich. Ein neuer Aufbruch, ein Durchbruch wird gesucht und dringend benötigt: „Pflege braucht Eliten."

Peter Obermaier-van Deun

Ein gutes Herz, flinke Hände und ein Dom backstage – Reminiszenzen zur Gründung des ersten Pflegestudiengangs an der KSH München

Wenn man als ehemaliger Verwaltungsleiter (von 1980 bis 2002) und Mitglied der Hochschulleitung über die Gründerjahre einer Akademisierung der Pflege nachsinnt, fallen einem ganz zwangsläufig Parallelen zur Jetztzeit ein. Seit damals sind allerdings fast 30 Jahre vergangen. Doch der Pflegenotstand hat sich in gewisser Weise tapfer gehalten, obwohl er schon Anfang der 90er-Jahre des vergangenen Jahrtausends einer der Beweggründe war, Pflegestudiengänge an Hochschulen einzurichten. Die Aussage des Bundesministers Norbert Blüm, jeder der flinke Hände und ein gutes Herz habe, könne pflegen, hat Pate dafür gestanden, Pflege zu akademisieren, war doch klar, dass derartige physische Stärken für Pflegetätigkeiten nicht ausreichen, sondern allenfalls Motivationsauslöser sein könnten, sich für die Pflege alter und kranker Menschen zu qualifizieren. Zudem war deutlich ersichtlich, dass andere Staaten und Bundesländer nicht grundlos ihre Pflegekräfte auf Hochschulebene die notwendigen Kompetenzen erwerben lassen. Und sicher haben auch Bestrebungen der EU, einheitliche Bildungsstandards anzupeilen, mit dazu beigetragen, an der KSH München einen Pflegestudiengang einrichten.

Die folgenden intensiven Austauschbemühungen mit Verbänden, Ausbildungsanbietern und Führungspersonal in der Pflege sowie politischen und exekutiven Instanzen pendelten freilich genau in diesem Spannungsfeld zwischen dem guten Herzen mit flinken Händen und den bereits bestehenden pflegewissenschaftlichen Ansätzen. Nicht selten wurde in diesen Auseinandersetzungen die provokative Frage gestellt, ob denn solche Akademiker/-innen die flinken Hände überhaupt noch bräuchten, wenn sie vor den Pflegebetten im Alltag fliehen könnten. Und nicht wenige Vertreter/-innen der Pflege hatten Bedenken oder gar Angst, es könnte vielleicht doch so sein, dass dann junge Diplomierte ihnen wissensmäßig den Rang ablaufen. Schließlich ging es auch um eine befürchtete Entwertung bestehender Ausbildungsstandards und -orte durch zu etablierende Studiengänge. So war an eine akademische Pflegefachkraft schon gar nicht zu denken, da offensichtlich immer die Fantasie im Wege stand, ein solcher Status habe zwangsläufig den Rückzug von Patient(inn)en zur Folge, ausgetauscht mit einem Bürostuhl, womöglich in Zukunft vor einem Bildschirm. Dass das empfundene Engagement für kranke oder alte Menschen ernst genommen werden könnte – was häufig in Gesprächen mit jungen Menschen zu vernehmen war –, aber eben nicht auf der Ebene flinker Hände das Ende seiner

https://doi.org/10.1515/9783110623574-002

Bestimmung findet, sondern eine fundierte akademische Ausbildung eine erhöhte Wertschätzung der Pflegetätigkeit und damit auch eine hohe berufliche Attraktivität beinhaltet, war bei nicht wenigen Gesprächspartnerschaften kaum präsent. Ängste und Unsicherheiten angesichts von Neuerungen überwogen und konnten allenfalls schrittweise abgebaut werden. Dass es letztlich doch gelang, einen Durchbruch zu erzielen, wird wohl nicht zuletzt daran gelegen haben, dass es auch keine anderen als zündend erscheinende Ideen gab, den bestehenden Pflegenotstand zu beseitigen. So war ein gangbarer enger Korridor vermutlich den Versuch wert. Diese zögerliche Emanzipation der Pflege zeigt sich in Bayern bis heute an der ausgehandelten Kompromisslösung zur Autonomisierung eines anerkannten Gesundheitsberufs anstelle der Etablierung einer Pflegekammer. Dass – wie eingangs festgestellt – rückblickend es nicht gelungen ist, diesen Notstand durch die beginnende Akademisierung einzudämmen, liegt somit sicher am wenigsten an den sich in der Folge entwickelten Studiengängen. Hier dürften viele Schauplätze Ursache dafür gewesen sein, dass Pflege eine nicht so attraktive berufliche Perspektive für junge Menschen geworden ist. Das schwierige Verhältnis von Medizin und Pflege – bis heute hat die Pflege nur ansatzweise vergleichbar der Medizin politisch erreicht, sich in Kammern selbst zu verwalten – hat sicher ebenso wie die bestehende Mischfinanzierung der Krankenhäuser als wenig geeignete Rahmenbedingung dazu beigetragen. Die Unterscheidung von Kranken- und Altenpflege zog Grenzen und löst sich erst jetzt über die Generalisierung der Ausbildung auf. Schließlich waren zu Anfang dieses Jahrtausends unter Ulla Schmidt die einsetzende Ökonomisierung des Gesundheitswesens, die Einführung der DRGs und die nur schleichende Entwicklung adäquater Entlohnung im Tarifbereich für die Aufnahme eines wertvollen, Menschenwürde unterstützenden Berufs eher nicht förderlich.

Nachdem eine grundsätzliche Aussicht bestand, für ein bestimmtes Profil einen Hochschulstudiengang im Bereich Pflege anzubieten, wurde an der KSH München die Entwicklung des Studiengangs Pflegemanagement (Diplompflegewirt/-in) begonnen. Zu diesem Zeitpunkt, 1994, waren achtsemestrige Diplomstudiengänge an Fachhochschulen das Standardformat mit zwei praktischen Studiensemestern, wobei Praxiserlass bei entsprechender Vorpraxis als Möglichkeit vorhanden war. Da die Tendenz aufgrund der langen Vordiskussionen zur Bedeutung der bisherigen praxisorientierten Pflegeausbildungen dahin ging, lediglich bereits mit einer Pflegeausbildung ausgestattete Studienbewerber/-innen zu einem Studium zuzulassen, war der Praxiserlass eine begleitende Thematik, und der enge Korridor für die Orientierung der Studiengangentwicklung war vorgezeichnet. Hochschulintern stellte die Gründung eines Pflegestudiengangs letztlich eine Frage des Wie und nicht des Warum dar. Ein Besuch des Wissenschaftsrats in den Abteilungen München und Benediktbeuern hatte bestätigt, dass sich eine Erweiterung des Studienangebots für die Zukunft der Hochschule als günstig erweisen würde. Im Senat der Hochschule wurde über den Fortgang der Vorbereitungen kontinuierlich informiert. Parallel wurden von der Hochschulleitung Kontakte geknüpft, um eine Kommission zur Vorbereitung einer Studienordnung zusammenzustellen. Neben hochschulinternen Mitgliedern wurden vor allem aus dem Bereich der Pflege externe Teilnehmer/-innen gewonnen, zwei Pflegedirektorinnen großer Kliniken sowie berufsaffine Verbandsvertreter/-innen der Kranken- und Altenpflege. Sehr zügig wurde für das Studienkonzept eine Art magisches Themendreieck gefunden, das sich aus Theologie/Ethik – Management – Pflege zusammensetzte und die Studieninhalte bestimmen und gegenseitig multiplizieren sollte. Die drei Themenbereiche wurden sodann in differenzierter Kommissionsarbeit ausgearbeitet. Dem Bereich Management wurden vor allem Betriebswirtschaft, aber auch Recht, Psychologie und Soziologie mit studiengangspezifischen Inhalten zugeordnet. Die Arbeit am Entwurf einer Studienordnung geschah mit dem eindeutigen Willen, den Studiengang einzurichten. Auch wenn intensive fachliche Auseinandersetzungen die Kommission bestimmten, war stets zu spüren, dass das Ziel eines qualitativ hochwertigen Studienangebots so zu erreichen ist, dass möglichst schnell mit dem Entwurf in die Verhandlungen mit anderen Hochschulanbietern und dem Wissenschaftsministerium eingetreten werden kann. Hochschulintern war damit der feste Entschluss vorhanden, den einmal eingeschlagenen Weg einer Akademisierung der Pflege nicht mehr zu verlassen, sondern so umgehend wie möglich in die Realität zu überführen. Diskurs und Umsetzung waren gleichermaßen präsent. So hat der Präsident über Senatsbeschluss einen Gründungsdekan Pflege benannt, um die anstehenden Aufgaben in personelle Verantwortung zu übergeben. Da die Verfassung ein Dekanat Pflege bisher nicht vorsah und so keine Wahl im entsprechenden Hochschulgremium möglich war, erforderte die personelle Zuordnung der Gründungsaufgaben eine Ausnahmeentscheidung über verfassungsmäßig mögliche Wege. Zudem hat sich nach einer von der Hochschulleitung initiierten Aussprache im Team der Verwaltung ein Hochschulsekretariat bereit erklärt, die Aufgaben eines Sekretariats des Gründungsdekans zu übernehmen. Damit war auch strukturell eine Basis für das Auf-den-Weg-bringen eines Studiengangs Pflege geschaffen.

Im Anschluss daran ging es um das Verhandeln eines Rahmenkonzepts für eine Studienordnung in Bayern mit den daran interessierten Fachhochschulen und dem zuständigen Referat im Wissenschaftsministerium. Das oben aufgezeigte inhaltliche Dreieck, in welchem sich nach Vorstellung der KSH München die Ausgestaltung der Studienordnung bewegen sollte, war insbesondere in der Basis Theologie/Ethik in ihrem Umfang umstritten. Dies insbesondere vonseiten der beteiligten staatlichen Fachhochschulen, aber auch vonseiten des Wissenschaftsministeriums. In der Auseinandersetzung ging es vor allem um die Anteile der Betriebswirtschaft, die als vorrangig für einen Managementstudiengang betrachtet wurden und die Theologie/Ethik-Anteile reduzieren sollten. Hochschulleitung und Gründungsdekan haben das in etwa gleichmäßig auf die drei Ebenen verteilte Konzept in den Sitzungen verteidigt. Als es schließlich um die theologische Grundlegung der Inhalte ging, wurde dazu sehr kontrovers diskutiert, was in dem wenig akademischen Gegenargument einer beteiligten Hochschule gipfelte, dass es dafür doch einen Dom vor Ort gäbe. So war offensichtlich die wissenschaftliche Auseinandersetzung der Disziplinen untereinander zu wenig wertgeschätzt, wobei bis heute die Gewichtigkeit von Betriebswirtschaft in Ausgewogenheit zu den infrage stehenden übrigen Inhalten Diskussionsstoff liefern dürfte. Bauwerke, auch symbolisch eingesetzt, können offensichtlich kein Äquivalent für lebendigen Diskurs sein, sondern stellen mehr denn je Denkmäler einer anderen Epoche dar. Letztlich darf man sich bis heute darüber Gedanken machen, ob nicht dieser Hinweis auf steinerne Unbeweglichkeiten dafür gesorgt hat, dass das Konzept der KSH München im Kern bleiben konnte, jedenfalls für ihr eigenes Studienangebot. So ergaben diese Verhandlungen am Ende ein Rahmenkonzept, in dem die Vorüberlegungen der KSH München umgesetzt werden konnten und sich eine Studienordnung herauskristallisierte, die einen Studienbeginn im Wintersemester 1995/1996 in Aussicht stellte. In der Folge war nun der organisatorische Rahmen für das neue Studienangebot zu schaffen, und zwar auf zwei Ebenen: Kurzfristig war ein Gremium zu schaffen, das den Studiengang inhaltlich begleitete. Langfristig war die Hochschulverfassung dahingehend zu ändern, dass das neue Studienangebot dort Raum bekam, vergleichbar dem bisherigen der Sozialen Arbeit. Die kurzfristige Lösung war die Errichtung eines Gründungsfachbereichsrats. Mangels einer unmittelbaren Rechtsgrundlage in der Verfassung wurde dieser über Senatsbeschluss auf Vorschlag der Hochschulleitung im Vorgriff auf eine entsprechende verfassungsmäßig zu findende Lösung eingerichtet. Dieser Gründungsfachbereichsrat hatte entsprechend anderer verfassungsmäßiger Gremien Mitglieder aus dem Bereich der hauptberuflich Lehrenden, der Verwaltung und der künftigen Student(inn)en im Verhältnis 7:1:4. Dadurch wurde auch hochschulintern verdeutlicht, dass es der Wille der KSH München über ein Votum des Senats war, die Pflege auf strukturell eigene Beine innerhalb der Hochschule zu stellen und sie von Anfang an nicht in irgendeiner Weise der Sozialen Arbeit einzugliedern oder gar unterzuordnen. Die Besetzung mit hauptberuflich Lehrenden gestaltete sich demgemäß auch unproblematisch, da sich sieben Mitglieder aus der Dozent(inn)enschaft finden ließen, die im Gründungsfachbereichsrat mitarbeiteten. Ziel war es nun, diese vorübergehende Struktur in eine Verfassungsreform zu gießen.

Dazu wurde vom Senat eine Kommission ins Leben gerufen, dessen Aufgabe es war, sich die Hochschulverfassung auch daraufhin anzusehen, was darüber hinaus noch als reformwürdig zu betrachten wäre. So hat das Angebot eines ersten Pflegestudiengangs auch eine Hochschulreform ausgelöst. Hochschulintern war die Umsetzung des Gründungsdekans und -fachbereichsrats in ein eigenständiges Dekanat mit eigenem Fachbereich und Fachbereichsrat nach den vorangegangenen entsprechenden Diskussionen kein weiter intensiv zu diskutierendes Thema. So wurde ein Entwurf beschlossen, der zwei Fachbereiche in der Abteilung München vorsah mit den dazugehörenden strukturellen Ausgestaltungen von Dekan und Prodekan, fakultativ Studiendekan, und einem eigenen Fachbereichsrat. In der daran anschließenden Kommission aus Vertretern des Stiftungsrats und der Hochschule war die Eigenständigkeit der Pflege als eigener Fachbereich Hauptdiskussionspunkt. Die Vertreter/-innen des Stiftungsrats haben hier intensiv nachgefragt, ob denn die Umsetzung eines eigenen Fachbereichs Pflege in der Hochschule auf Dauer möglich sei. Die Vertreter/-innen der Hochschule haben sich dabei darauf berufen, dass das Studienangebot der Pflege in der Hochschule gewollt ist und sich auch bereits im Gründungsfachbereichsrat die Umsetzungsmöglichkeit gezeigt hat. Zudem wurde das Studienangebot der Pflege als sehr entwicklungsfähig angesehen, was sich dann besser entfalten könne, wenn von Anfang an ein eigener Raum in der Hochschulstruktur dafür geschaffen wird. Rückblickend hat sich dieses Argument als äußerst weitsichtig und absolut zutreffend erwiesen. Es darf davon ausgegangen werden, dass diese Argumentation die Vertreter/-innen des Stiftungsrats zumindest davon überzeugt hat, dass die Hochschule nachdrücklich gewillt ist, dies so zu realisieren. Das hat dazu geführt, dass der Stiftungsrat letztlich die Verfassungsreform wie von der Hochschule vorgelegt, angenommen hat. Damit wurde die Eigenständigkeit eines Fachbereichs Pflege verfassungsmäßig grundgelegt. Ab dem Studienjahr 1999/2000 wurde auf der Basis der neuen Verfassung der KSH München ein Fachbereichsrat Pflege gewählt, von diesem ein Dekan und eine Prodekanin.

Zusammenfassend kann festgehalten werden, dass von den ersten Funken, die in der Hochschule für die Akademisierung der Pflege sprühten, bis hin zur verfassungsmäßigen Umsetzung eines ersten Pflegestudienangebots das entstehende Feuer sich konsequent dafür entfacht hat und alle Versuche – in erster Linie vielfältig von außen – es nicht mehr löschen konnten. Intern waren es nicht so sehr Löschversuche, sondern Diskurse zur Klärung eines nachhaltigen Verfolgungswillens der einmal geäußerten Idee und zur inhaltlichen Ausgestaltung. Aus der Sicht des Beobachters als damaliger Verwaltungsleiter der KSH München war auch die Hochschulverwaltung zur Verfolgung des Ziels, einen neuen Studiengang anzubieten, leicht zu motivieren und hat es so engagiert wie nur möglich unterstützt. Basis dieser hochschuleinheitlichen Verfolgung des Weges war das Einvernehmen darüber, dass einer Hochschule in kirchlicher Trägerschaft dieses Studienangebot Pflege quasi in ihr Signé geschrieben ist. Die Erforderlichkeit akademischer Studienangebote war damals wie heute angesichts des jeweiligen Status quo in der Pflege hochschulintern außer jeder Diskussion. Dies hat ihre Eigenständigkeit innerhalb der Hochschule wesentlich mitbegründet.

Johannes Kemser, Constanze Giese und Anita Hausen

Die Zeichen der Zeit erkennen – die KSH München als eine Wegbereiterin für 25 Jahre Pflegestudiengänge in Bayern

In diesem Beitrag beschreibt Johannes Kemser[1] als Gründungsdekan des Fachbereichs Pflege die Ausgangssituation und die Zeit der Gründung. Die nachfolgende und langjährige Dekanin Constanze Giese[2] und die darauf folgende Dekanin Anita Hausen[3] erläutern die weiteren Entwicklungen.

Die Ausgangssituation

Ende der 1980er-Jahre gab es erneut einen Pflegenotstand im Bereich der Akutversorgung und der Langzeitpflege. Dieser Tatbestand wurde allerdings in der Zeit politischer Umbrüche nicht in seiner gesellschaftlichen Bedeutung und somit auch nicht in seiner Tragweite wahrgenommen. Obwohl der Pflegemarkt leergefegt war und sich die Versorgungslage zuspitzte, hatten die Medien bekanntlich andere Themen im Fokus. Die verantwortlichen Politiker zeigten sich ratlos. Auch die Pflegeszene selbst fand weder eine überzeugende Erklärung noch eine Lösung, um Abhilfe zu schaffen. Immerhin: Es hat ihre Protagonisten wachgerüttelt und Fragen nach den Gründen für diesen Notstand aufgeworfen, die den gesamten Berufsstand und seine gesellschaftliche Bedeutung nachdenklich stimmte. Eines der Probleme kreiste um den schlechten Status des Pflegeberufs und damit um die Frage der Erhöhung ihrer Attraktivität. Infolgedessen versuchte man durch Einführung von Pflegestudiengängen – ohne die Ausbildung an den Berufsfachschulen infrage stellen zu wollen – eine verbesserte Versorgungsqualität durch mehr Reflexionsfähigkeit und damit auch eine wissenschaftliche Eigenständigkeit zu erzielen. Auch erhoffte man sich langfristig einen gesundheitspolitischen Beitrag zur Lösung gesellschaftlicher Herausforderungen wie etwa verbesserte Rahmenbedingungen und Karrierechancen für den Pflegeberuf und damit die Steigerung seiner Attraktivität für den potenziellen Nachwuchs.

Der auf verschiedenen Ebenen geführte Diskurs führte bereits ein paar Jahre später zur Einführung erster Studiengänge in Deutschland. Der Startzeitpunkt war nach

---

1 Prof. Dr. Johannes Kemser, Gründungsdekan 1994–1999, Dekan 1999–2007 und 2009–2013.

2 Prof. Dr. Constanze Giese, Dekanin 2007–2009 und 2013–2018.

3 Prof. Dr. Anita Hausen, Dekanin seit 2018.

https://doi.org/10.1515/9783110623574-003

Bundesländern unterschiedlich. Niedersachsen startete als erstes Bundesland bereits im Jahr 1992 mit einem Studiengang Pflegeleitung. Neben all diesen Initiativen empfahl das Bayerische Wissenschaftsministerium den Hochschulen, die sich mit der Entwicklung und am Aufbau von Pflegestudiengängen befassten, die Teilnahme an der „Konzertierten Aktion Pflege Bayern", die ebenfalls im Jahr 1992/93 in Form einer ministeriellen Arbeitsgruppe realisiert wurde. Daran beteiligte sich auch die KSH München.

Der tatsächliche Start erfolgte nach intensiven Vorbereitungen im Jahr 1995 mit dem Studiengang Pflegemanagement. Zulassungsvoraussetzung war neben der Hochschulzugangsberechtigung (Abitur oder Fachabitur) eine abgeschlossene Pflegeausbildung.

Die Akademisierung der Pflege als eine Handlungsempfehlung, um die Pflege als Profession aufzuwerten und damit auch dem gesellschaftspolitischen Problem entgegenzuwirken, war somit auf die Schiene gesetzt. Man erhoffte sich in Anlehnung an internationale Standards den fachlichen und strukturellen Versorgungsproblemen wirksam begegnen zu können.

Ich selbst wurde erstmals mit der – für mein Fachgebiet mehr oder weniger „artfremden" – Problematik des Pflegenotstands konfrontiert, als ich in meiner Funktion als stellvertretender Leiter des IF (Institut für Fort- und Weiterbildung) und als Professor für Pädagogik eine Fortbildung zum Thema „Supervision für leitende Krankenpflegekräfte" durchführte. Die drängenden Fragen der Teilnehmer/-innen zur damals existenzbedrohlichen Versorgungssituation in der Pflege haben mich sehr berührt und nahezu elektrisiert. Die an der Supervisions-Fortbildung teilnehmenden Führungskräfte der Pflege waren sich darin einig, dass sich strukturell etwas Grundlegendes in der Pflege ändern müsse.

Der Frage, ob die KSH München mit ihrem anerkannt guten Ruf einen Studiengang Management in der Pflege einrichten kann und will, habe ich unmittelbar danach der Hochschulleitung und auch der Trägerin übermittelt. Erstaunlich schnell avancierte das Pflegebegehren zu einem zentralen Thema der kommenden Zeit in den Hochschulgremien sowie im Kuratorium. Der damalige Geschäftsführer (und spätere Stiftungsdirektor) der Trägerin „Katholische Bildungsstätten in Bayern" Josef Draxinger unterstützte das Begehren und trug zusammen mit dem Präsidenten der Hochschule Karljörg Schäflein die Notwendigkeit einer zweiten Säule Pflege auch im Stiftungsrat vor. Dieser bestärkte mit dem damaligen Vorsitzenden Kardinal Friedrich Wetter das Vorhaben auch aus kirchlicher Sicht, befanden sich doch viele Krankenhäuser, Alten- und Pflegeheime in katholischer Trägerschaft. Der Gedanke, nicht nur den Fachhochschulstudiengang Sozialarbeit/Sozialpädagogik, sondern auch Pflege und Gesundheit mitzudenken, spielte bereits bei der Gründung der „Stiftung Katholische Bildungsstätten in Bayern" im Jahr 1971 eine, wie sich jetzt herausstellte, sehr entscheidende Rolle.

Im Jahr 1995 schließlich wurde dieser Tatbestand eines zweiten Standbeins der KSH München mit dem neuen Studiengang Pflegemanagement Realität. Allerdings mussten bis zur Gründung eines eigenen Fachbereichs Pflege noch etliche Hindernisse und Hürden überwunden werden.

Die erste Zeit bis zur Gründung eines Fachbereichs

Eine Anfrage des Präsidenten an mich, ob ich mir vorstellen könnte, die Gründung eines Fachbereichs Pflege und den Aufbau eines Pflegestudiengangs zu übernehmen, ehrte mich, andererseits war ich auch erschrocken, weil ich die Tragweite zwar ahnte, aber auf die Schnelle nicht einzuschätzen wusste. Deshalb bat ich zunächst um Bedenkzeit.

Für die Hochschule ging es immerhin um eine strukturelle Neuausrichtung, zumindest um eine über mehr als zwanzig Jahre nicht stattgefundene Ausdehnung bzw. Erweiterung ihres Studien- und Lehrangebots, damit auch um eine Verfassungsänderung mit weitreichenden Konsequenzen. Somit glich die Entscheidung vor dem Hintergrund der hervorragenden Reputation der Hochschule einer – an den bisherigen Erfolgen orientierte – fachlichen Verpflichtung und hochschulpolitischen Hypothek. Es ging um nichts Geringeres als um eine Neuprägung und damit um die Klärung, hier Entwicklungsarbeit leisten zu können. Trotz dieser gefühlten Hindernisse und Hürden erfolgte meine Zusage.

Zum Aufbau eines Fachbereichs gehört es, ein Konzept im Rahmen der gesetzlichen Vorgaben, der personellen Ausstattungen und finanziellen Ressourcen zu erstellen. Für die Realisierung eines neuen Studiengangs braucht es neben eindeutigen, für die berufliche Einmündung angemessene Ziele günstige Studien- und Rahmenbedingungen sowohl von der Hochschulseite als auch seitens ihrer Kooperationspartner. Als einer der ersten konkreten Schritte wurde eine Studienreformkommission eingesetzt, um eine entsprechende Studien- und Prüfungsordnung zu erstellen, die hochschulintern einem Vergleich mit der Sozialen Arbeit standhielt, schnell umsetzbar, Träger konform und ministeriell tragfähig und belastbar ist.

Die folgenden Monate bis zur Verwirklichung des ersten Pflegestudiengangs erforderten eine umsichtige und diplomatische Abstimmungsstrategie, um den mit Hindernissen und Hürden gespickten Weg zu bereiten. Nicht alle, die glaubten mitreden zu sollen, unterstützten das Vorhaben. Selbst aus der Pflege gab es hartnäckige Bedenkenträger, die mit Totschlagargumenten wie „wir brauchen keine Häuptlinge, sondern Indianer" den Prozess stoppen wollten. So mussten wir als Treiber der beginnenden Akademisierung ihre Notwendigkeit immer wieder, auch in Beiträgen, mit Engelszungen erklären und fachlich begründen.[4]

---

4 Vgl. Kemser, J. (1999): Wem gehört eigentlich die Pflege? Pflege*Impuls*, Zeitschrift für Management der Gesundheits- und Krankenpflege, Sept. 1999.

Es lag in unserem Interesse und war das spezielle Anliegen einer katholischen Hochschule, kirchliche Grundwerte wie beispielsweise zu Sinnfragen und Menschenbilder in das Studienkonzept einzufügen. Neben der Erstellung einer vorläufigen Studien- und Prüfungsordnung wurden insbesondere die Zugangsvoraussetzungen und eine Stellungnahme zur sog. Qualifikationsverordnung (QualVO) verfasst, die nicht unumstritten waren. Ein Kritikpunkt war beispielsweise die Zugangsvoraussetzung der Berufsausbildung in der Pflege. Schlussendlich wurde diese aber in die QualVO aufgenommen.

Zur Zeit der Mitteilung des Ministeriums an die Stiftung, dass der Studiengang Pflegemanagement mit Abschluss Diplom-Pflegewirt/-in (FH) an der KSH München zum Wintersemester 1995/96 eingeführt werden kann, stand die Zusage des Finanzministeriums zwar noch aus, folgte aber noch rechtzeitig nach.

Argumente für die Gründung des Fachbereichs Pflege

Die Idee der Gründung eines Fachbereichs Pflege hatte im Wesentlichen zwei Gründe:

1. Einen Pflegestudiengang der traditionsstarken Sozialen Arbeit an der KSH München zu- bzw. unterzuordnen hätte bedeutet, dass dieser neue Studiengang metatheoretisch aus dem Bereich der Sozialwissenschaften und nicht aus einer eigenen Disziplin wie etwa der Gesundheits- und Pflegewissenschaft käme.[5] Des Weiteren hätte die Zuordnung zu einem bereits bestehenden Fachbereich zur Folge gehabt, dass ein neuer Studiengang nicht als eigenständig, sondern als Anhängsel betrachtet worden wäre. Aus externer Sicht, also aus der Perspektive der Pflegeverbände und ihrer Trägerorganisationen, aber auch aus dem Blickwinkel ministerieller Optik hätte ein Studienkonzept Pflege immer das Flair einer Anleihe, nicht aber das – berufspolitisch benötigte – der Autonomie besessen. Genau diese Autonomie sollte jedoch erreicht werden. Von daher haben wir uns auf die Kraft des Faktischen verlassen und von Anfang an auf die Errichtung eines eigenen Fachbereichs Pflege bestanden. Es hat sich gezeigt, dass wir als soziale Hochschule von der Pflegeszene auf diese Weise nicht nur wahrgenommen, sondern von Anfragen unterschiedlicher Pflegeorganisationen geradezu bedrängt wurden. Pflege- und Wohlfahrtsverbände, private Träger wie etwa der Bundesverband privater Anbieter sozialer Dienste e. V. (bpa) etc. haben sich plötzlich für das Studienkonzept und seine Inhalte interessiert. Selbst Medien wie der Bayeri-

5 Eine wissenschaftstheoretisch nicht einheitlich geklärte Frage, die an den Hochschulen in Deutschland, die Pflegestudiengänge eingeführt haben, auch entsprechend kontrovers gehandhabt wurde. So sind heute noch Pflegestudiengänge an manchen Hochschulen keiner eigenen Pflege- oder pflegwissenschaftlichen Fakultät zugeordnet, sondern beispielsweise bei Sozial- und Betriebswissenschaftler(inne)n et al. zu finden.

scher Rundfunk und das ARD-Fernsehen kamen mit Interview- und Talkshowanfragen auf uns zu, die wir – ausgewählt – wahrgenommen haben.[6] Daneben gab es viele persönliche Anfragen potenzieller Bewerber/-innen, die – als Pflegende in unterschiedlichen Feldern – von der Perspektive, sich mit einem Pflegestudium weiterbilden zu können, gehört hatten. Dabei wirkten vor allem die drei angekündigten Studienbereiche interessant und anziehend.[7] Mit dem Weg eines eigenen Fachbereichs fühlten wir uns also von den umgebenden Seiten, den Zustimmern genauso wie den Skeptikern, ernst genommen. Ja, wir waren plötzlich in der ersten Reihe des akademischen Pflegefokus.

2. Eine Fakultät verschafft mittel- und langfristig der Fachdisziplin eine eigene Stimme, die Gehör in übergeordneten Fachkreisen, aber auch bei berufspolitischen Entscheidungsträgern findet. Dieses Argument war schon mit der ersten Anfrage der Pflegedirektor(inn)en an die KSH München der vermutlich stark bewegende Hintergrund für einen strukturellen und grundlegenden Änderungsbedarf. Die Pflege als zahlenmäßig größte Berufsgruppe im Gesundheitsbereich ist traditionell abhängig von anderen Disziplinen, insbesondere der Medizin. Mit der Errichtung pflegewissenschaftlicher Studiengänge in einer eigenen Fakultät können hingegen Rahmenbedingungen für ihre Eigenständigkeit geschaffen werden, indem sie selbst definieren, was Pflege und somit ihr Forschungsgegenstand ist, gleichwohl ist die Frage zu klären, welche professionelle Funktion und gesellschaftliche Bedeutung sie im Rahmen des Versorgungssystems besitzen. Dies sind dem Grunde nach ureigenste Angelegenheiten einer jeden Profession.

Diese zwei Hauptgründe verliehen uns argumentativen Rückenwind. Dadurch wurde die Realisierung des Fachbereichs erheblich erleichtert. Die Gründung stellte somit eine wesentliche strukturelle Neuerung für die Pflege insgesamt dar. Nun brauchte es noch ein Entscheidungsgremium, das die Belange der Fakultät regelte, also einen Fachbereichsrat. Dieser wurde in der Form eines sog. Gründungsfachbereichsrates (GFBR) eingerichtet.[8] Es war sozusagen ein Vorgriff auf eine zu erfolgende Verfassungsänderung der Hochschule. Im Jahr 1999 schließlich, nach dem Abschluss des ersten Jahrgangs, trat diese Verfassung in Kraft und begründete erstmals eine Fa-

6 Vgl. Bayerisches Fernsehen (ARD Wirtschaftsmagazin) am 09.01.1995,Bayerischer Rundfunk (BR 1) „Musikjournal“ (Morgenmagazin) am 29.09.1995, TV-Rundschaumagazin (BR III) am 20.10.1995.

7 Studienbereich I: Sinnfragen und Menschenbild; Studienbereich II: Pflegerisches Handeln; Studienbereich III: Management. Gegen Ende September 1995 zählten wir über 1.000 Anfragen.

8 Der erste GFBR war wie folgt besetzt: Professorenschaft: Prof. Dr. Dr. habil. Fröschl (Gesundheit, Medizin), Prof. Dr. Haisch (Betriebswirtschaft, Management), Prof. Dr. Kemser (Vorsitzender des GFBR), Prof. Dr. Pflaumer (Ethik, Menschenbilder), Prof. Schäflein (Psychologie), Prof. Dr. Wachinger (Frauenbeauftragte), N.N. Studentische Mitglieder der Sozialen Arbeit (mit Berufsausbildung und Berufserfahrung in der Pflege): Barz-Krapp, Buchberger, Simmeth, Wolfseher. Verwaltung: Obermaier-van Deun (Recht, Organisation).

kultätsstruktur mit insgesamt drei Fachbereichen, zwei aus der Sozialen Arbeit in München und in Benediktbeuern sowie dem neuen Fachbereich Pflege in München.

Die weiteren Entwicklungen

Eine Empfehlung des – im Bayerischen Sozialministerium angesiedelten – Landespflegeausschusses[9] war, dass mit Abschluss der Pflegestudiengänge in Bayern insbesondere die berufliche Einmündung von Absolventen evaluiert werden sollte. Die erste Durchführung der Evaluation wurde vom Bayerischen Staatsinstitut für Hochschulentwicklung und Hochschulplanung vorgenommen. In dieser Studie hat die KSH München ein besonders gutes Ergebnis erzielt.[10]

Extern wurde eine Kooperation aller katholischen Fachhochschulen, die Pflegestudiengänge eingerichtet haben (Freiburg, Köln, Mainz, München und Osnabrück) in Form einer regelmäßigen Konferenz der Dekan(inn)e(n) bzw. Fachbereichsleitungen noch im September 1995 begründet.[11]

Im November 1995 tagte schließlich die erste bundesweite Dekan(inn)e(n)konferenz Pflege und Pflegewissenschaft in Münster.[12] Heute ist diese Konferenz auf Bundesebene eine anerkannte Größe und ein wichtiges Forum der Abstimmung zwischen den Hochschulen in der Umsetzung neuer Regelungen.[13]

Wegen föderaler Bildungsunterschiede war es darüber hinaus sinnvoll und erforderlich, sich landeseinheitlich abzustimmen und deshalb zusätzlich eine bayerische Dekan(inn)e(n)konferenz (KSH München, Evangelische Hochschule Nürn-

---

9 Der Landespflegeausschuss war damals noch im Sozialministerium angesiedelt (heute im Staatsministerium für Gesundheit und Pflege) Er berät u. a. über Fragen, die die berufliche Einmündung von akademisch Pflegenden betreffen und gibt zur Umsetzung im pflegerischen Bereich einvernehmlich Empfehlungen ab. Vorsitzendes Mitglied war und ist die jeweilige Staatsministerin (im StMAS: Barbara Stamm, danach Christa Stevens, heute im StMGP Melanie Huml).

10 Vgl. sog. Gensch-Studie zur beruflichen Einmündung von Absolventen der bayerischen Hochschulen München, Nürnberg und Würzburg.

11 Als erweiterter Zusammenschluss mit katholischen Verbänden wie Deutscher Caritasverband Freiburg, Kath. Krankenhausverband Deutschlands e. V. Freiburg, Kath. Pflegeverband e. V., Regensburg sind alle beteiligten Hochschulen und Verbände im Jahr 2000 eingemündet in das Deutsche Institut für angewandte Pflegeforschung e. V. (dip) mit Sitz in Köln.

12 Teilnehmer/-innen der ersten bundesweiten Dekan(inn)e(n)konferenz waren Arndt (Humboldt Universität Berlin), Bock-Rosenthal (FH Münster), Gärtner (KFH Köln), Görres (Universität Bremen), Goetze (FH Neubrandenburg), Grundmann (HS f. Technik u. Wirtschaft Zwickau), Hüper (Ev. FH Hannover), Kemser (KSH München), Koch (KFH Osnabrück), Müller-Alten (Ev. FH Darmstadt), Rennen-Althoff (FH Bielefeld), Schütte (FH Hamburg), Stach (GHS Kassel), Taubert (HS Bremen), Vahlpahl (Ev. FH Ludwigshafen), Zander (Ev. FH Bochum), Abt-Zegelin (Uni Witten/Herdecke).

13 URL: https://dekanekonferenz-pflegewissenschaft.org (letzter Aufruf: 16.08.2019).

berg, Hochschule FH Würzburg) zu initiieren.[14] Sie ist bayernweit für alle landespolitisch relevanten Themen der Entwicklung hochschulischer Pflegebildung und Professionalisierung in der Pflege aktiv[15] und bemüht sich um einheitliche Mindeststandards und abgestimmte Kommunikation und Vorgehensweisen, um gegenüber der Politik, den Trägern und Arbeitgebern ein klares Bild des Potenzials der hochschulischen Pflegebildung, der Pflegewissenschaft und Forschung in Bayern und der Hochschulabsolvent(inn)en und deren Bedeutung für den künftigen Pflegearbeitsmarkt vermitteln zu können.

Zum Abschluss noch einige Blitzlichter zur Entwicklung des Fachbereichs bzw. der Fakultät

Nach der Konsolidierung des Studiengangs Pflegemanagement wurde im Jahr 2005 im Zuge der sog. Bolognareform, d. h. mit der Umstellung der Diplom- in Bachelor- und Masterabschlüsse, der zweite Pflegestudiengang des Fachbereichs, nämlich Pflegepädagogik (B. A.) begonnen.

Die weiteren Jahre des Fachbereichs Pflege an der KSH München waren von wissenschaftlicher Ausdifferenzierung, Expansion im Bereich der Studienangebote und der Forschungsprojekte geprägt.

Der im Jahr 2009 eingeführte ausbildungsintegrierende Studiengang Pflege dual (B. Sc.) ist seit zehn Jahren für Abiturient(inn)en ein attraktives Angebot zur Primärqualifikation im Pflegebereich.[16] Im neuen Pflegeberufegesetz wird der als Modell implementierte Studiengang Pflege dual von einer primärqualifizierenden hochschulischen Pflegeausbildung Bachelor Pflege (B. Sc.) abgelöst, den die KSH München gemeinsam mit zwei weiteren Hochschulen (OTH Regensburg und EVH Nürnberg) in einem innovativen Modell für Bayern entwickelt. Damit wird bei der erstmaligen Einführung einer primärqualifizierenden hochschulischen Pflegeausbildung als Regelstudium in Bayern die KSH München wieder unter den Vorreitern sein.

Ebenfalls an der direkten Patientenversorgung orientiert, allerdings mit im Kern wissenschaftlicher Ausrichtung und forschungspraktischen Anteilen, ist der Masterstudiengang der Fakultät: Angewandte Versorgungsforschung M. Sc., der den im Jahr 2015 eingeführten Studiengang Pflegewissenschaft – Innovative Versorgungskonzepte (M. Sc.) abgelöst hat.

---

14 Zunächst vertreten durch Johannes Kemser (KSH München), Barbara Städtler-Mach (Ev. FH Nürnberg), Werner Hasl (Staatl. FH Würzburg).

15 Aktuelle Mitglieder sind Härlein (Ev. HS Nürnberg), Hausen (KSH München), Eberl (KU Eichstätt-Ingolstadt), Terborg (HAW Kempten), Witzmann (HS München), Mohr (OTH Regensburg), Rester (TH Deggendorf), Lüftl (TH Rosenheim) und HS Würzburg-Schweinfurt.

16 Vgl. hierzu den Beitrag „Pflege dual an der KSH München" in der Festschrift.

Für Absolvent(inn)en der Managementstudiengänge und Absolvent(inn)en der Bachelorstudiengänge mit Interesse an einer Weiterentwicklung im Managementbereich bietet die KSH München fakultätsübergreifend mit der Fakultät Soziale Arbeit das Masterstudium Management von Sozial- und Gesundheitsbetrieben (M. A.) an.

Der Fachbereich Pflege wurde zum WiSe 2018/19 umbenannt in Fakultät Pflege. Eine erneute Umbenennung erfolgte ein Jahr später, also zum WiSe 2019/20, in Fakultät für Gesundheit und Pflege. Die Erweiterung der Fakultätsbezeichnung erfolgte vor dem Hintergrund der Ausdifferenzierung des Profils um den Studiengang Hebammenkunde.

Zum Wintersemester 2019/20 startete der Bachelorstudiengang Hebammenkunde (B. Sc.) als Modellstudiengang, den die Fakultät in enger Zusammenarbeit mit dem Klinikum der Ludwig-Maximilians-Universität entwickelt hat und der als erster in Bayern eine hochschulische Hebammenausbildung mit europaweiter Anerkennung ermöglicht. Zeitgleich startete die akademische Hebammenausbildung in Bayern an der OTH Regensburg und weitere Studiengänge sollen folgen. Das im September 2019 vom Bundestag verabschiedete neue Hebammengesetz sieht das Studium als Regelausbildung für Hebammen im Sinne einer Vollakademisierung vor und ermöglicht es der KSH München, ihr Studienangebot in ein Regelstudium zu überführen. Der Start des reformierten Hebammenstudiengangs ist für das Frühjahr 2020 geplant.

Im Wintersemester 2019/2020 wurde erstmals der Studiengang Healthcare-Management angeboten, der das Studienangebot Pflegemanagement auf Bachelorniveau ablöst und als zeitgerechtes Angebot schon im ersten Durchgang rege Nachfrage erzielte.

Die KSH München nimmt heute in Bayern in der Lehrerbildung im Gesundheits- und Pflegebereich eine nicht weg zu denkende Rolle ein. Folgerichtig wird aktuell ein Angebot entwickelt, das dem gewachsenen Bedarf an Leitungskräften an den Schulen mit Kompetenzen im Bereich Bildungsmanagement, Führung und Leitung und dem Bedarf an bildungswissenschaftlich und fachdidaktisch geschulten Lehrkräften auf Masterniveau begegnen kann. Der Studiengang Bildung und Bildungsmanagement im Gesundheitsbereich (MBIG, M. A.) wird zum SoSe 2020 erstmals an den Start gehen. Eine an dieses neue Studienangebot und die Vorgaben der Lehrerbildung in Bayern und im Bund exakt angepasste Revision des Bachelorstudiengangs Pflegepädagogik ist bereits in Arbeit.

Ein weiteres aktuelles Projekt ist die Entwicklung des Masterstudiengangs Community Health Nursing (M. Sc.), für dessen Entwicklung die KSH München im September 2018 den Zuschlag erhielt. Das auf zwei Jahre angelegte Entwicklungsprojekt wird von der Agnes-Karll-Gesellschaft für Gesundheitsbildung und Pflegeforschung im Deutschen Berufsverband für Pflegeberufe (DBfK) durchgeführt und finanziell von der Robert Bosch Stiftung gefördert. Das zweiphasige Projekt setzt sich zum Ziel, das Konzept „Community Health Nursing“, das sich international bereits in vielen Ländern etabliert und bewährt hat, nun auch maßgeblich in der deutschen Gesundheitsversorgung und Pflege einzuführen. Bisher konnte sich die „Community Health Nurse“, die als speziell qualifizierte Pflegefachperson die Primärversorgung unterstützt, in Deutschland noch nicht oder nur partiell durchsetzen.

Mittlerweile besteht ebenfalls für alle Masterabsolvent(inn)en – unter entsprechenden Zugangsvoraussetzungen – die Möglichkeit, in verschiedenen Modellen der kooperativen Promotion, in denen die KSH München Mitglied ist – ein Promotionsstudium zu absolvieren. Dazu gehören das REASON-Promotionsprogramm in Zusammenarbeit mit der LMU, die BayWISS-Verbundpromotionspanels „Sozialer Wandel“ (Universität Bamberg/Hochschule Landshut) sowie „Gesundheit“ (Universität Augsburg/Universität Regensburg) und das Promotionskolleg „Ethik – Kultur – Bildung für das 21. Jahrhundert“, das gemeinsam von der KSH München, der Hochschule für Philosophie München (HfPh) und der Katholischen Universität Eichstätt-Ingolstadt (KU) in Zusammenarbeit mit der Hanns-Seidel-Stiftung e. V. getragen wird. Damit trägt die Fakultät Gesundheit und Pflege der KSH München auch dazu bei, den im Gesundheitsbereich und insbesondere im Bereich der Pflege und der Hebammenkunde eklatanten Mangel an wissenschaftlichem Nachwuchs zu lindern und gibt ihren eigenen Absolvent(inn)en eine weitere attraktive Möglichkeit auf dem Weg in eine wissenschaftliche Karriere.

Das Kollegium ist von den ursprünglich sieben Professuren (vgl. Fußnote 8) auf heute vierzehn hauptamtlich Lehrende angewachsen, davon aktuell zwölf Professuren und zwei Lehrkräfte für besondere Aufgaben. Eine weitere Zunahme an Professuren und Lehrkräften für besondere Aufgaben ist durch das Studium Hebammenkunde (B. Sc.) und die Einführung des Studiums Pflege (B. Sc.) zu erwarten.

Das Kollegium hat in der Folge bis heute jeweils mit pflegefachlichen Innovationen und berufspolitischen Impulsen, z. B. durch Publikationen in unterschiedlichen Organen oder über Jahre durch die Herausgabe einer eigenen Fachzeitschrift „Pflege*Impuls*“[17], wichtige Beiträge zur Entwicklung der Pflegewissenschaft und Versorgungspraxis in Bayern geleistet. Heute steht die Fakultät für eine Vielzahl von Forschungsprojekten, häufig in direkter Kooperation mit der Versorgungs- oder Bildungspraxis.[18]

Auch mit ihren kulturell-künstlerischen Gestaltungen von Fachtagen (Pflege and Art), Abschlussveranstaltungen, Jubiläumsfeiern, Festakten usw. wurden stets volle Räume (Theater alte Kapelle, Aula und große Campuskirche) garantiert.[19] Das Echo hat nicht nur in der Fachwelt Neugier und Interesse hervorgerufen.

---

17 Kemser, J. und Obermaier-van Deun, P. (Hrsg.): Pflege*Impuls*, Zeitschrift für Management der Gesundheits- und Krankenpflege, 1999–2006.

18 Vgl. hierzu den Beitrag Perspektiven der Forschung an der Fakultät für Gesundheit und Pflege in der Festschrift.

19 Vgl. Hymne an Florence Nightingale. URL: https://www.youtube.com/watch?v=kakPjv5hRcs (letzter Aufruf: 25.06.2019).

Anhand dieses Beitrags für die Festschrift wird deutlich, dass die KSH München eine Wegbereiterin und somit eine prägende Kraft innerhalb der deutschen, insbesondere der bayerischen Hochschulszene darstellt. Gleichzeitig lässt dieser Beitrag rückblickend erkennen, dass es zukünftig noch viel zu tun gibt.

Literatur

Gensch, S. (2001). Berufliche Einmündung von Absolventen der bayerischen Hochschulen München, Nürnberg und Würzburg. In *Beiträge zur Hochschulforschung*. Bayerisches Staatsinstitut für Hochschulplanung und Hochschulentwicklung.

Giese, C. (2009). Die Zukunft der Pflege hat bereits begonnen. In Sandherr, S., Schmid, F. und Sollfrank, H. (Hrsg.), *Einhundert Jahre Ausbildung für soziale Berufe mit christlichem Profil*, S. 177–183. Don Bosco Medien GmbH, München.

Kemser, J. (1999a). Wem gehört eigentlich die Pflege? *PflegeImpuls, Fachzeitschrift für die Leitungskräfte in der Pflegepraxis*, 99(1).

Kemser, J. (1999b). Rechenschaftsbericht des Gründungsdekans 1994–1999.

Kemser, J. (2009). Rennpferde im Stall. Die hürdenreiche Entwicklung der Pflegestudiengänge an der KSFH München. In Sandherr, S., Schmid, F. und Sollfrank, H. (Hrsg.), *Einhundert Jahre Ausbildung für soziale Berufe mit christlichem Profil*, S. 171–176. Don Bosco Medien GmbH, München.

Teil 2: **Politische und strategische Weichenstellungen – ein Einblick**

Christine Hefer im Gespräch mit Carola Nick

„Die KSH München – ein sehr verlässlicher Partner für wegweisende Pflegebildung!"

Carola Nick (C. N.): Frau Hefer, Sie begleiten die KSH München bereits seit vielen Jahren in Bildungsfragen. Sie sagen von sich selbst, dass Sie sich mit der Berufsgruppe der Pflegenden eng verbunden fühlen. Könnten Sie das näher erläutern?

Christine Hefer (C. H.): Sie haben mich für dieses Interview als Referatsleiterin im Kultusministerium angefragt. Es ist mir aber in diesem Zusammenhang sehr wichtig zu sagen, dass mein Ursprung im Pflegeberuf liegt und ich selbst Krankenschwester bin. Nach ein paar Jahren in der Praxis absolvierte ich die Weiterbildung zur – damals noch so bezeichneten – Unterrichtsschwester und war dann drei Jahre an einer Krankenpflegeschule tätig. Daher rührt auch meine hohe Affinität zu dem, was momentan in der Pflege passiert und was in den vergangenen 20 Jahren in der Pflege passiert ist.

C. N.: Welches Ereignis ist Ihnen denn aus Ihrer früheren Berufstätigkeit als Unterrichtsschwester besonders in Erinnerung geblieben?

C. H.: Ich kann mich sehr gut daran erinnern, dass Ende der 1980er-Jahre eine neue Idee durch die Community ging, die uns alle in Erstaunen versetzt hat. Föhnen und Eisen sei kontraproduktiv! Im ersten Moment konnten wir das nicht verstehen, denn wir haben das immer schon so gemacht und es hat ja auch immer „geholfen". Die Argumentation der damaligen Protagonistin war aber so schlüssig, dass dies wie ein Weckruf wirkte: Wir müssen viel mehr hinsehen, ob die Dinge, die wir für richtig und wichtig halten, am Ende auch tatsächlich richtig und wichtig sind. Das heißt, wir müssen unsere Argumentationsketten gut reflektieren. In meiner Wahrnehmung war das die Geburtsstunde der Evidenzbasierung – auch in der Pflege. Meiner Meinung nach haben wir damals etwas ganz Essenzielles verstanden: Wir müssen uns um unsere eigenen, pflegefachlichen Fragestellungen kümmern. Deshalb ist es zentral, Pflegekräfte auszubilden, die sich dieser Aufgabe entsprechend annehmen können. Das war damals schwierig, weil sofort Fragen wie „Ja muss jetzt jeder studieren?" oder „Brauchen wir dann alle Abitur?" im Raum standen. Die Diskussion wurde stark ambivalent und sehr erhitzt geführt.

C. N.: Diese Fragestellungen tauchen ja auch heute immer noch vereinzelt auf. Was hat sich denn in der Zwischenzeit verändert?

C. H.: Als ich Jahre später in meiner Position im Kultusministerium angekommen war, ging es unter anderem darum, den Studiengang Pflege dual an der KSH München einzuführen. Darüber habe ich mich sehr gefreut, denn ich hatte das Gefühl, an den früheren Diskussionen anzuknüpfen. In der neuen Position konnte ich unterstützen und vielleicht an der einen oder anderen Stelle mitgestalten, auch wenn die Konzeption natürlich vor allem Aufgabe der KSH München selbst war. Aber ich

https://doi.org/10.1515/9783110623574-004

konnte die Entwicklung beobachten und positiv begleiten. Constanze Giese hat mich damals, besonders in der Anfangsphase, einige Male zu den Sitzungen eingeladen, an denen die verschiedenen Kooperationspartner teilnahmen, und ich fand es unglaublich spannend. Ich nahm beeindruckt wahr, wie partnerschaftlich, kooperativ und einrichtungsübergreifend die KSH München an diesem Studiengangskonzept gearbeitet hat. Noch etwas Anderes habe ich gelernt: Hier werden keine Menschen ausgebildet, die über Pflege reden, sondern es werden Menschen ausgebildet, die „Pflege können". Darüber hinaus habe ich in diesem Zusammenhang einen zentralen Aspekt für die Weiterentwicklung der Pflege hin zu einer wirklichen Profession verstanden: einen anderen Blick auf Pflege, eine höhere Kompetenz der Reflexion.

C. N.: An dieser Stelle können wir gut einen Bogen zu aktuellen Entwicklungen ziehen, denn wir stecken ja mittendrin in der Pflegeberufereform. Wie schätzen Sie das Gesetz hinsichtlich der hochschulischen Bildung ein?

C. H.: Die Idee, dass akademisch gebildete Pflegefachpersonen für die Pflege an sich befähigt sein müssen, schlägt sich im neuen Pflegeberufegesetz nieder. Hier ist ganz klar geregelt, dass die Kompetenzen der beruflichen Ausbildung auch im Studium verankert sein müssen. Darüber hinaus sind weitere Dinge genannt, die ich für sehr wichtig halte: In Abschnitt 3 – hochschulische Ausbildung – wird das „akademische Delta" beschrieben, also Begriffe wie „Gestaltung hochkomplexer Pflegeprozesse", „vertieftes Wissen", „evidenzbasierte Pflege", „Steuerung von Pflegeprozessen", „kritisch reflektieren können" und natürlich „wissenschaftsbasiert Lösungsansätze entwickeln". Das sind genau die Dinge, um die es bereits bei der Entwicklung des Pflege dual-Studiengangs ging. Meiner Meinung nach müsste sich die KSH München hier sehr bestätigt fühlen, weil nun gesetzlich weitgehend genau das festgeschrieben ist, was sie bereits seit vielen Jahren umsetzt. Dies entspricht auch meiner Wahrnehmung: Die KSH München hat sich als sehr verlässlicher Partner in Sachen Qualität in der Pflege sowie in der Lehrerbildung für den Bereich Pflege erwiesen.

C. N.: Hatten Sie denn über die Zusammenarbeit im Studiengang Pflege dual hinaus weitere Anknüpfungspunkte mit der KSH München?

C. H.: Aus Sicht des Kultusministeriums liegt mein Fokus bei den weiteren Studiengängen natürlich stark auf der Pflegepädagogik, weniger auf Pflegemanagement. Wir brauchen sehr dringend Pflegepädagog(inn)en. Die Pflegepädagog(inn)en der KSH München werden ja für den überwiegend fachpraktischen Unterricht und die Begleitung ausgebildet. Und ich bin sehr dankbar, dass wir hier an einem Strang ziehen. Wir stimmen darin überein, dass jemand nur dann Pflege unterrichten kann, wenn er auch die Berufszulassung hat. Auch die Begleitung in den Einrichtungen ist nur so möglich. Also verfügen alle Pflegepädagog(inn)en der KSH München über eine pflegerische Ausbildung und schließen daran ein Studium von sehr hoher Qualität an. Damit leisten sie in der Pflegebildung einen maßgeblichen und wichtigen Beitrag zur Ausbildung unseres Nachwuchses. Fachpraktischer Pflegeunterricht ist nicht mit Unterricht gleichzusetzen, der im SkillsLab – oder altmodisch: im Demonstrationsraum – stattfindet, sondern in unserer Lesart ist fachpraktischer Unterricht thematisch ganz nah am praktischen Pflegehandeln. Praktisches Pflegehandeln kann nur dann qualitativ gut sein, wenn die ausführende Person über hinreichend theoretisches Wissen verfügt. Deswegen sind der praktische und der theoretische Unterricht idealerweise sehr eng miteinander verknüpft.

C. N.: Das Kultusministerium initiierte vor einigen Jahren die Entwicklung von Standards im Sinne von „Was erwarten wir von einem Pflegepädagogik-Studiengang? Welche Qualität möchten wir?“

C. H.: Wir luden alle Hochschulen ein, die in Bayern Pflegepädagogik-Studiengänge anbieten. Mit dabei war natürlich die KSH München, damals noch mit Johannes Kemser. Damals wie heute habe ich die Zusammenarbeit als außerordentlich produktiv erlebt, sehr zielorientiert und lösungsorientiert. Wir konnten miteinander Kriterien festlegen, die so jetzt alle Hochschulen in Bayern anbieten.

Genauso sind wir vorgegangen bei dem Ziel der KSH München, einen Masterstudiengang für die Lehrerbildung im Bereich Pflege anzubieten. Zugegebenermaßen war ich in diesem Bereich lange etwas zögerlich, da wir ja nicht wissen konnten, wie die Anforderungen im neuen Pflegeberufegesetz genau formuliert sein werden. Deshalb habe ich immer für Verständnis geworben, diese Vorgaben gemeinsam abzuwarten. Jetzt liegt das Gesetz vor, und wir konnten miteinander Kriterien festgelegen, denen ein Masterstudiengang in diesem Bereich genügen muss, damit wir sagen können „Ja genau, das ist die Qualifikation, die wir brauchen, um gute Pflegeausbildung machen zu können.“ Denn eine Pflegeausbildung kann nur so gut sein wie die Lehrkräfte, die in der beruflichen Bildung tätig sind. Die Zusammenarbeit habe ich auch hier wieder sehr konstruktiv erlebt. Ich freue mich sehr, dass wir einen Schritt weitergekommen sind. Zum einen, weil wir diese Lehrkräfte dringend brauchen. Zum anderen, weil es richtig und wichtig ist, dass den Bachelorabsolventen auch Weiterentwicklungsmöglichkeiten angeboten werden. Außerdem soll das durchgängige System tatsächlich gelebt werden.

C. N.: Auch dieser Prozess der Studiengangsentwicklung war ja Pionierarbeit. Was wird Ihnen daraus besonders in Erinnerung bleiben?

C. H.: Durch den Entwicklungsprozess des Masterstudiengangs habe ich viel von der KSH München gelernt. Die Professor(inn)en, die daran mitgearbeitet haben, brachten einen interdisziplinären Ansatz mit, der – gerade aufgrund der Neuartigkeit zu den mir bisher bekannten Bildungsgängen – sehr überzeugt hat. Deshalb freue ich mich sehr, dass ab dem Sommersemester 2020 die ersten Studierenden den Masterstudiengang aufnehmen können.

C. N.: Es wird immer wieder diskutiert, wie denn das Zusammenwirken der Masterabsolventen der KSH München mit den Absolventen des TU-Studiengangs „Lehramt an beruflichen Schulen“ gelingen wird.

C. H.: Wenn man genau hinsieht, gibt es natürlich Unterschiede. Der TU-Studiengang ist beispielsweise ein Lehramtsstudiengang mit Unterrichtsfach und beruflicher Fachrichtung. An der KSH München wird hingegen passgenau für den Bereich der Pflegepädagogik studiert. Die Zusammenarbeit in den Kollegien wird meines Erachtens gut gelingen. Die Absolvent(inn)en werden – da bin ich mir sicher – gut in der Landschaft ankommen und sehr schnell auch das entsprechende Ansehen genießen.

C. N.: Und es bleibt spannend: Inzwischen bietet die KSH München weitere Studiengänge an bzw. bereitet deren Einführung vor.

C. H.: Ich freue mich, dass es noch einen weiteren Baustein gibt, der erst vor Kurzem dazugekommen ist, die Hebammenausbildung. Die KSH München ist eine von zwei Hochschulen, die sofort an den Start gehen. Die KSH München wird die Hebammenausbildung zukünftig gemeinsam mit dem Klinikum der Universität München schultern. Da das Klinikum zukünftig auf hochschulische Ausbildung setzt, werden wir die Ausbildung am Universitätsklinikum von unseren Händen in die der KSH München legen. Ich bin mir sicher, dass die Hebammenausbildung dort gut weitergehen wird mit einer Ausbildung, die dem neuen Gesetz entspricht und die auch den großen Ansprüchen genügen wird. Ich habe ein gutes Gefühl dabei, die Hebammenausbildung von der Schule an die Hochschule weiterzureichen.

Und es gibt noch ein weiteres Feld, auf dem ich vermutlich künftig mit der KSH München mehr zu tun haben werde: der Bereich Sozialpädagogik. Auch dort soll es wohl einen neuen Bildungsgang geben, damit Lehrkräfte ausgebildet werden, die anschließend an den Berufsfachschulen für Kinderpflege oder an den Fachakademien für Sozialpädagogik unterrichten können. Erste Telefonate wurden schon vorsichtig geführt. Ich bin mir sicher, dass wir auch hier, ebenso wie im Bereich Pflege, einen konstruktiven gemeinsamen Weg gehen werden.

Als Fazit kann ich sagen, dass ich die KSH München als ausgesprochen konstruktiven, pragmatischen und dennoch akademischen Partner erlebt habe, mit dem ich auch in Zukunft sehr gern zusammenarbeiten werde.

Bernhard Opolony

Hochschulische Pflegeausbildung – im Spannungsfeld von Versorgung, Berufsbild und Sozialpolitik

Das Zusammentreffen des Jubiläums der Katholischen Stiftungshochschule München (KSH) mit dem Inkrafttreten des Pflegeberufegesetzes (PflBG), das erstmals eine hochschulische Pflegeausbildung regelt, mag dem einen zufällig, dem anderen zwingend erscheinen. Jedenfalls illustriert es eine Entwicklungslinie in der pflegerischen Versorgung, die auf den verstärkten Einsatz von akademisierten Pflegekräften setzt, um Antworten auf die Herausforderungen des Berufs und des Fachkräftebedarfs zu geben. Wendepunkte in dieser pflege- und übrigens auch bildungspolitischen Diskussion sind die Denkschriften der Robert-Bosch-Stiftung „Pflege braucht Eliten" aus dem Jahr 1992 und „Mit Eliten Pflegen" aus dem Jahr 2018 sowie die Empfehlungen des Wissenschaftsrats zu hochschulischen Qualifikationen für das Gesundheitswesen aus dem Jahr 2012.

Das Pflegeberufegesetz hat mit der Einführung eines generalistisch ausgerichteten, primärqualifizierenden Studiums das Ziel, ein Signal zur Aufwertung und Stärkung des Berufsbereichs zu setzen, neue Zielgruppen für die Ausbildung zu erschließen und neue Entwicklungsperspektiven zu eröffnen.[1] Das so zum Ausdruck kommende wissenschaftsorientierte Pflegeverständnis steht in einem Spannungsfeld zu einem Pflegeverständnis, wie es z. B. in der Stellungnahme der Bundesvereinigung der Deutschen Arbeitgeberverbände zur Ausbildungs- und Prüfungsverordnung zum Pflegeberufegesetz zum Ausdruck kommt. Danach soll die Pflegeausbildung für Personen offengehalten werden, „die nicht mit überdurchschnittlichen Zeugnisnoten [...] glänzen, aber viel Herzenswärme und Empathie für ältere und hochbetagte Menschen aufbringen", wodurch deutlich gemacht werden soll, „dass auch Jugendliche mit weniger ausgeprägten schulischen Leistungen künftig weiter als Fachkräfte in der Altenpflege willkommen sind"[2]. Diese divergierenden Positionen verdeutlichen, dass die hochschulische Pflegeausbildung noch nicht selbstverständlich und noch nicht vollständig aus dem sie umgebenden Spannungsfeld von Fragen der Versorgung, des Berufsbilds und der allgemeinen Sozialpolitik herausgetreten ist.

---

1 BT-Drs. 18/7823, S. 84.

2 BT – Ausschuss für Gesundheit, Drs. 19(14)0018(7) vom 19.06.2018, S. 2.

https://doi.org/10.1515/9783110623574-005

Versorgung

Nach § 37 Abs. 1 PflBG befähigt die primärqualifizierende Pflegeausbildung an Hochschulen zur unmittelbaren Tätigkeit an zu pflegenden Menschen. Das oftmals beklagte Abwandern studierter Pflegekräfte in Verwaltung, Management und andere der Pflegepraxis entfernte Bereiche ist dem bisherigen (Weiter-)Qualifizierungsangebot geschuldet. Es beschränkt sich oftmals auf Aufbaustudiengänge im Managementbereich. Das Konzept der hochschulischen Pflegeausbildung richtet sich aber gerade darauf, Menschen für die praktische Pflege zu qualifizieren und so zu einer Qualitätssteigerung in der Pflegepraxis beizutragen. Vor diesem Hintergrund sind die dualen Studiengänge von ihrem Grundgedanken dem Pflegestudium, das das Pflegeberufegesetz im Blick hat, näher als manch anderes Studienangebot, das die Bezeichnung Pflege im Titel führt. Das Pflegeberufegesetz führt die hochschulische Ausbildung näher an das pflegerische Versorgungsgeschehen heran und kann den Verbleib von Pflegekräften im Beruf fördern.

Der demographische Wandel mit einer zunehmenden Zahl Pflegebedürftiger, die sich wandelnden Bilder von Pflegebedürftigkeit, insbesondere durch Multimorbidität und kognitive Einschränkungen, aber auch eine starke Ausdifferenzierung von Versorgungsangeboten sowie ein ungebrochener Innovationsdrang und Wettbewerb der Anbieter führen zu steigenden Anforderungen an die methodischen Kompetenzen der Berufsträger. Gab es vor wenigen Jahren noch die Dreiteilung Krankenhaus – Pflegeheim – häusliche Versorgung, hat sich in relativ kurzer Zeit ein breites Angebot von Wohn- und Versorgungsformen entwickelt. Beispielhaft können genannt werden ambulant betreute Wohngemeinschaften mit dem wichtigen Bereich der Intensivpflege, Tagespflegeeinrichtungen oder Modelle, die das klassische Pflegeheim in verschiedene Leistungsbereiche aufbrechen. Im besten Fall übernehmen sie die Funktion einer Quartiersgestaltung, im schlechtesten Fall dienen sie nur der Einnahmenoptimierung des Trägers. Diese neuen Formen eröffnen Schnitt- oder Nahtstellen in der pflegerischen und medizinischen Versorgung. Deren Überwindung stellt neue Anforderungen an die Beschäftigten, erfordert eine stärkere Kompetenzorientierung in der Ausbildung und legt den Fokus des Berufs in das Case- und Care-Management. Wenn auch die Abgrenzung des Pflegeberufegesetzes, das der hochschulisch ausgebildeten Pflegefachkraft die hochkomplexen und der beruflich ausgebildeten Pflegefachkraft die (nur?) komplexen Fälle zuweist, künstlich und kaum handhabbar erscheint, liegt es auf der Hand, dass beide in einem integrierten Pflegeprozess zum Nutzen des Pflegebedürftigen ineinandergreifen können.

Das disruptive Moment des Pflegeberufegesetzes besteht darin, dem Denken in den Säulen des deutschen Sozialversicherungs- und Versorgungssystems in akutstationärer Krankenhausversorgung, ambulanter Versorgung und stationärer Langzeitpflege ein sämtliche Versorgungsbereiche und alle Ansätze pflegerischer Maßnahmen (kurativ, rehabilitativ, präventiv, palliativ) durchbrechendes pflegerisches Berufsverständnis entgegenzusetzen. Radikal gedacht, bestünde die Möglichkeit, einen Pflegebedürftigen durch eine persönliche Pflegefachkraft durch die gesamte Versorgungskette zu begleiten. Die dem Pflegeberuf damit zukommende Mittlerfunktion fordert seinerseits hohe methodische Kompetenzen.

Berufsbild

Aus juristischer Sicht könnte Klarheit bestehen: Im Jahr 2003 hat das Bundesverfassungsgericht den Pflegeberuf als Gesundheitsfachberuf ausgewiesen. Dennoch gleicht eine Annäherung an das Berufsbild Pflegender in der sozialen Wirklichkeit dem Betrachten eines pointillistischen Gemäldes. Das geschlossene Bild, das man aus der Ferne hat, löst sich in Einzelteile auf, die nicht miteinander in Einklang, zum Teil nicht einmal miteinander in Beziehung stehen. In der Gesellschaft genießt der Beruf der Pflegefachkraft hohes Vertrauen und Ansehen. Gleichzeitig besteht ein negatives Bild von Pflegebedürftigkeit, das auf (potentielle) Berufsträger demotivierend wirkt. Im Konkreten steht neben dem im Gespräch geäußerten „das könnte ich nicht" unvermittelt nicht selten die Haltung „Pflege kann jeder".

Das Pflegeberufegesetz erteilt dieser Haltung mit der Schaffung von Vorbehaltsaufgaben eine klare Absage und dient so der Professionalisierung und Abgrenzung der Pflege gegenüber anderen Berufsgruppen im Versorgungsgeschehen. Die Eröffnung einer hochschulischen Ausbildung wappnet nicht nur für die steigenden inhaltlichen Herausforderungen der Tätigkeit, sondern hebt den Beruf auch auf eine Ebene mit klassischen akademischen Gesundheitsfachberufen – ein Aspekt, der in der deutschen Gesellschaft, der eine hohe Korrelation von formeller Bildung und sozialem Status eigen ist, nicht zu unterschätzen ist. Langfristig berufspolitisch vielleicht wichtiger als die oftmals beschworene „Augenhöhe" wird sein, dass künftig nicht nur die Medizin Bezugswissenschaft für die Pflege ist, sondern Pflege auch eine Bezugswissenschaft in der medizinischen Ausbildung werden kann und es so zu einer zunehmenden Verschränkung der Ausbildungen kommt. Das kann mittelfristig auch im Berufsalltag greifen und so das Versorgungsgeschehen neu gestalten. Ob und inwieweit damit eine stärkere Einbindung der Universitäten einhergeht, lässt sich heute nur schwer abschätzen.

Die hochschulische Pflegeausbildung dient so auch der Profilbildung des Berufs. Konterkariert wird dies durch Bestrebungen, neue Berufsbilder wie des Physician Assistants zu schaffen, die auf das gleiche Aufgabenspektrum zielen wie die Heilkundeübertragung nach § 63 Abs. 3c SGB V. Heilkundeübertragung und akademische Ausbildung sind Bausteine, die die Attraktivität der Pflegeausbildung wesentlich steigern und dem Pflegeberuf neue Interessentenkreise erschließen können. Es verwundert daher nicht, dass beide Aspekte auch in dem Abschlusspapier der Konzertierten Aktion Pflege vom 4. Juni 2019 prominent verortet sind.

Sozialpolitik

Eine Stärkung der hochschulischen Pflegeausbildung wirft arbeitsmarktpolitische Fragen auf. Kritiker – wie die eingangs zitierten Arbeitgeberverbände – weisen auf eine mögliche Verriegelung des Arbeitsmarktzugangs in den Pflegeberuf für Schüler/-innen hin, die über keine Hochschulzugangsberechtigung verfügen und sehen die Gefahr, dass Qualität auf Kosten von Quantität und damit von Versorgungssicherheit generiert wird. Nach einem hochschulischen Abschluss sehen sich am anderen Ende der Ausbildung Absolvent(inn)en einem Arbeitsmarkt gegenüber, der über keine differenzierten Berufsbilder verfügt. Das bezieht sich sowohl auf die Einsatzbereiche, von denen Pflegekräfte berichten, dass unterschiedslos hochschulisch und beruflich ausgebildete Pflegekräfte in gleichen Bereichen eingesetzt werden, als auch hinsichtlich der Entlohnung, die oftmals nicht zwischen den Abschlüssen differenziert. Im Wesentlichen wird es Aufgabe der Arbeitgeber und der Tarifvertragsparteien sein, sowohl Tätigkeitsbilder und Einsatzbereiche zu identifizieren und zu beschreiben als auch tarifliche Rahmenbedingungen zu justieren. Damit sind aber nur erste Schritte getan. Denn differenzierte Arbeitsvergütungen, das bedeutet in der Praxis höhere Vergütungen, führen über den Teilleistungscharakter der sozialen Pflegeversicherung und steigende Pflegevergütungen zu steigenden Anteilen bei den Pflegebedürftigen, ihren unterhaltspflichtigen Angehörigen oder den Trägern der Sozialhilfe und damit beim Steuerzahler.

In der aktuell geführten Diskussion um die Begrenzung von Eigenanteilen der Pflegebedürftigen ist noch keine tragfähige Antwort gegeben. Alle diskutierten Modelle lassen die Frage der Refinanzierung offen und es drohen soziale Verwerfungen. Eine Begrenzung von Eigenanteilen entlastet nicht in erster Linie diejenigen, die bereits heute ihre Eigenanteile nicht aufbringen können, sondern diejenigen, die dies können und künftig weiter Vermögen bilden können. Es erscheint allerdings fraglich, warum die Solidargemeinschaft der Beitragszahler oder der Steuerzahler dafür aufkommen soll, dass Erbmasse gebildet wird. Steigende Kosten belasten entweder den Pflegebedürftigen oder bei einer entsprechenden Anhebung der Leistungsbeträge der Pflegeversicherung den Beitragszahler und sind begründungsbedürftig.

Eine solche Begründung kann darin liegen, dass der Einsatz hochschulisch ausgebildeter Pflegefachkräfte die Versorgungsqualität steigert, worauf Studien hinweisen. Sie kann aber auch darin liegen, dass der Einsatz hochschulisch ausgebildeter Pflegekräfte einen Beitrag zur Organisation von Pflege leistet, in der durch einen breiter gefächerten Qualifikations- und ggf. auch Professionsmix der Bedarf an Fachkräften gesenkt wird. Gerade im Bereich der gegenüber der Akutpflege „arztferneren" Langzeitpflege können sich attraktive Tätigkeitsfelder und Einsatzbereiche herausbilden. Das erfordert aber auch die Bereitschaft anzuerkennen, dass es eine zunehmende Differenzierung des Arbeitsmarktes für Pflegekräfte geben kann, die sich in den Einrichtungen in unterschiedlichen Aufgabengebieten, möglicherweise stärkeren Hierarchien und unterschiedlichen Vergütungen äußert.

Fazit

Die gesetzliche Regelung zur hochschulischen Pflegeausbildung im Pflegeberufegesetz ist eine wichtige Richtungsentscheidung. Sie ist aber kein Schalter, der die Situation in der Pflege umgestaltet. Es bedarf längerfristiger struktureller Veränderungsprozesse, die durch eine Vielzahl von Akteuren, die sich heute noch nicht in einer bestimmten Haltung einig sind, aktiv zu gestalten sind und auch von der Bereitschaft von Pflegekräften abhängen, trotz noch nicht klarer Zukunft den Weg des Studiums zu beschreiten.

Rüdiger Erling

Nursing in Public Administration

Pflege und Behörden. Auf den ersten Blick klingt dies wie ein Auszug aus den physikalischen Polgesetzen: Sie stoßen sich ab, da sie mutmaßlich gegensätzlicher Natur sind. Dabei stellt sich die Frage, inwieweit diese Haltung der Weiterentwicklung des Ansehens der Pflege dienlich ist. Im Folgenden wird daher die Frage beleuchtet, ob es für die Zukunft der Profession Pflege nicht wichtig ist, für zentrale Tätigkeitsfelder die Steuerung durch die öffentliche Verwaltung zu übernehmen. Ein mögliches Berufsverständnis und Kompetenzprofil werden skizziert. Dabei erfolgt eine Spurensuche über aktuelle Aufgabenfelder der Pflege in Behörden.

Niklas Luhmann hat sich sehr intensiv mit der Rolle der öffentlichen Verwaltung (im Folgenden auch Öffentlicher Dienst) auseinandergesetzt. Er war der Überzeugung, dass die Verwaltung Entscheidungen fällt, welche gesamtgesellschaftlich bindende Wirkungen einnehmen. Er befasste sich dabei sehr intensiv mit der Frage, wie derlei Entscheidungen zustande kommen. Aufgrund seiner Berufsbiographie war Luhmann mit dem Thema gut vertraut. Denn von 1954 bis 1962 war er als Verwaltungsbeamter in Lüneburg tätig. Dies war, bevor er zu einem der wichtigsten Vertreter der soziologischen Systemtheorie wurde. Luhmann schrieb über den Entscheidungsprozess in der öffentlichen Verwaltung (dem er ein hohes Maß an Opportunismus unterstellte): „Derartige Entscheidungen werden nicht fallweise zusammenphantasiert, sondern nach feststehenden, mehr oder weniger vorgegebenen Regeln erstellt. Sie richten sich nach Werten, Zwecken und Normen, die im Entscheidungsprozess nicht mehr problematisiert werden, sondern ihm als Struktur dienen. Solche regulatorischen Entscheidungsprämissen [...] bilden das feststehende Gerüst eines Verwaltungssystems" (Luhmann 1971). Gemäß dieser Prämisse von Luhmann entstehen Entscheidungen der öffentlichen Verwaltung also auf Basis bestimmter Regeln.

Normen finden ihren Ausdruck in Gesetzen, Verordnungen und Verwaltungsvorschriften, welche letztlich nie den Einzelfall definieren, sondern einen allgemeinen Rahmen bilden. Für die reale Situation bedarf dieser Rahmen einer sinngemäßen Interpretation. Normen sind auch nicht in Stein gemeißelte Ewigkeitsklauseln. Sie entstehen nach festgelegten Regeln und weisen Ermessungs- und Auslegungsspielräume auf. Die fachgerechte Anwendung erfordert entsprechend qualifiziertes Verwaltungspersonal. Die Ziele von politischen Programmen (Zwecke) spiegeln sich in den entsprechenden rechtlichen Regelungen. Eine demokratisch legitimierte Regierung setzt diese Programme durch die zugehörige Verwaltung um. Dabei fungiert die Verwaltung zugleich als Beratungsinstanz für politische Gremien. Hierbei handelt es sich um einen kontinuierlichen Wechselwirkungsprozess. Im Fokus stehen dabei Fragen wie „Was ist umsetzbar?", „Welche Hürden sind zu bedenken?", „Was wird benötigt?" Ohne angemessenen Fachverstand innerhalb der öffentlichen Verwaltung erscheinen

https://doi.org/10.1515/9783110623574-006

diese Fragen kaum sachgerecht bearbeitungsfähig. Der Bereich der Werte reicht über Normen und Zwecke hinaus. Sie fließen in viele Überlegungen mit ein, unter der Prämisse einer parteipolitischen Neutralität. Im Fokus stehen dabei Interessensunabhängigkeit sowie Gemeinwohlorientierung. Somit wird deutlich: Entscheidungsprozesse der öffentlichen Verwaltung benötigen spezifische Qualifikationen und Erfahrung.

Wie steht es nun um die Fachlichkeit spezifischer Bereiche in der öffentlichen Verwaltung? Bauingenieur(inn)e(n) und Architekt(inn)en sind fester Bestandteil der Bauverwaltung. Geograph(inn)en und Geolog(inn)en besetzen das Feld der Landschafts- und Verkehrsplanung. Ohne IT-Spezialist(inn)en ist moderne Kommunikationstechnik in der Verwaltung nicht umsetzbar. Fachpersonen aus den Bereichen Elektrotechnik und Wirtschaftswissenschaften gehören zum Standard in vielen Bereichen des Öffentlichen Dienstes. Mediziner/-innen prägen Gesundheitsämter. In der Sozialverwaltung besetzt die Soziale Arbeit weite Felder. Sie ist zu Recht bestimmender Teil der Jugendämter, der Betreuungsstellen oder der Agentur für Arbeit. Neu hinzugekommen ist der Bereich der Gesundheitswissenschaftler/-innen, die Felder im Bereich Prävention sowie epidemiologischer Gesundheitsfragen abdecken. Im Bereich der bayerischen Gesundheitsregion plus zeigen sich hier Tätigkeitsfelder auf, genauso wie im weiten Feld des betrieblichen Gesundheitsmanagements, das im Öffentlichen Dienst einen hohen Stellenwert einnimmt. Alle genannten Berufsgruppen prägen ihr Aufgabengebiet im Öffentlichen Dienst und nehmen Einfluss auf Entscheidungen, welche das jeweilige Praxisfeld formen. Viele dieser Berufe sind als fester Bestandteil in der öffentlichen Verwaltung etabliert und sogar in geregelten Laufbahnen verankert. Daher lohnt ein intensiverer Blick auf eine einzelne Berufsgruppe: die Medizin.

Der Begriff des Amtsarztes ist die gängige Bezeichnung für Mediziner/-innen, die im öffentlichen Gesundheitsdienst tätig sind (Facharzt/Fachärztin für das öffentliche Gesundheitswesen). Die Voraussetzungen für eine Weiterbildung zum Amtsarzt sind in Bayern: erfolgreiches Medizinstudium, Approbation als Arzt/Ärztin, Promotion, Facharztqualifikation und ein neun-monatiger Lehrgang an einer Akademie für öffentliches Gesundheitswesen. Weiterbildungsinhalte und Vorschriften werden durch die jeweiligen Ärztekammern der Bundesländer in deren Weiterbildungsordnungen geregelt. In Österreich und der Schweiz steht die Bezeichnung Amtsarzt ebenfalls für eine leitende Position innerhalb der öffentlichen Verwaltung. Somit stellt sich die Frage nach der fachlichen Vertretung der Pflege in der öffentlichen Verwaltung: Braucht es in Deutschland nicht eine „Amtspfleger/-in“ inklusive separater Qualifizierung? Betrachtet man die Komplexität pflegerischer Versorgungsfragen, kann die Frage klar bejaht werden. Allerdings erscheint eine hierfür erforderliche Qualifizierung über geeignete Studiengänge grundsätzlich notwendig. Außerdem ist der Begriff der Amtspflegerin/des Amtspflegers in seiner Bedeutung bereits besetzt. Als Amtspfleger/-in wurden im deutschen Familienrecht zwischen dem 1. Juli 1970 und dem 30. Juni 1998 Personen sowie eine spezielle Form der gesetzlichen Vertretung für ein nichteheliches Kind durch das Jugendamt bezeichnet.

Gemäß einer Befragung von Absolvent(inn)en von Pflegestudiengängen über ihren Berufseinstieg im Auftrag des Bayerischen Staatsinstituts für Hochschulforschung und Hochschulplanung aus dem Jahr 2003 fand niemand eine Anstellung im Bereich des Öffentlichen Dienstes (vgl. Gensch 2003). Folgende Fragen deckte die Untersuchung allerdings nicht ab: Lag der Bereich des Öffentlichen Dienstes überhaupt im Bewerbungssegment der Absolvent(inn)en? Bot die öffentliche Verwaltung überhaupt entsprechende Stellen oder Perspektiven an? Laut der Erhebung des Bayerischen Staatsinstituts für Hochschulforschung und Hochschulplanung ist ein Großteil der Absolvent(inn)en immer noch in eher typischen Feldern tätig. Allerdings erschließen sie sich, über die Qualität des Pflegestudiums, immer mehr Berufsfelder außerhalb von Pflegeeinrichtungen und in teilweise sogar eher fachfremden Bereichen. So arbeitet zum Beispiel mittlerweile jeder Fünfte in Bildungs- und Forschungsinstituten, Verbänden und Vereinen, Verlagen oder der Industrie. Aber auch Berufsverbände, Organisationsberatungen oder die Selbstständigkeit in einer beratenden Funktion bieten berufliche Chancen, denen sich sowohl Absolvent(inn)en als auch berufserfahrene Pflegefachpersonen immer stärker zuwenden. Das Spektrum der Tätigkeiten hat sich für Absolvent(inn)en von Pflegestudiengängen zunehmend erweitert. Dennoch sind Pflegemanagementabsolvent(inn)en auch heutzutage häufig eher „klassisch" in einer Leitungsposition in pflegerischen Feldern tätig und Pflegepädagog(inn)en überwiegend im Bereich der Lehre (vgl. Mosbacher-Strumpf, Reiber, Winter 2015). Der Öffentliche Dienst taucht nach wie vor nur fragmentarisch als Arbeitgeber in aktuellen Untersuchungen auf. Daher scheint die einleitende These der Gegensätzlichkeit von Pflege und öffentlicher Verwaltung (Behörde) durchaus belegbar. Im Bereich der Kontrollen von Pflegeeinrichtungen finden Pflegefachpersonen zwar eine Anstellung im Öffentlichen Dienst (Heimaufsicht), belastbare Zahlen über die Anzahl gibt es jedoch nicht. Der im Praxisfeld immer wieder wahrzunehmende Ausspruch, dass Kontrolleur(inn)e(n) „... auf der anderen Seite tätig sind", dürfte die These der Gegensätzlichkeit sogar eher bekräftigen.

Weitet man den Blick, erscheinen Berufsfelder, die im Kontext von Körperschaften des öffentlichen Rechts zu finden sind. Sie weisen ein hohes Maß an Ähnlichkeit zum Öffentlichen Dienst auf. Hier sind z. B. die Medizinischen Dienste der Krankenversicherungen oder die Pflege- und Krankenkassen zu nennen. Die Tätigkeiten liegen weitestgehend im Bereich der Begutachtung, Beratung sowie Kontrolle. Zu diesem Segment gehören ebenfalls Pflegestützpunkte, die je nach Bundesland in unterschiedlicher Trägerform organisiert sind.

Die zunehmende gesellschaftliche Relevanz des Themas Pflege verlangt nach Expertise, vor allem im Bereich des Öffentlichen Dienstes, denn Politik und Verwaltung setzen die notwendigen Rahmenbedingungen. Es erscheint widersprüchlich, wenn spezialisierte Bereiche der öffentlichen Verwaltung durch Professionen besetzt sind (Architektur, Jura, Medizin etc.), dies aber für pflegerische Versorgungsfragen nur in Ansätzen gilt. Fachfremde Bereiche haben hier die Deutungshoheit inne, während innerhalb der Pflegeberufe über Professionalisierung diskutiert wird. Duale Studiengänge im Bereich Public Administration oder Masterprogramme im Bereich Public Management sind als Teil der Verwaltungswissenschaften schon länger etabliert. Nun gilt es, die Lücke zwischen den Feldern Pflege und Verwaltung zu schließen.

Ein aktuelles Beispiel zeigt auf, warum diese Bereiche stärker zusammengedacht werden müssen: Hinsichtlich pflegerischer Versorgungsfragen nimmt die Bedeutung der Kommune deutlich zu. Grundlage ist u. a. das dritte Pflegestärkungsgesetz. Hierbei geht es vor allem um Fragen der Steuerung sowie um die Entwicklung passgenauer Konzepte der kommunalen pflegerischen Infrastruktur. Entsprechende Konzepte und Maßnahmen sind z. B. die Modellkommune Pflege, die Errichtung regionaler Pflegekonferenzen oder der Ausbau altersgerechten Wohnens. Jede Region ist durch ihre eigene Versorgungsstruktur charakterisiert, inklusive historischer Entwicklungen und der Präsenz unterschiedlichster Akteure. Es bedarf spezifischer Kompetenzen aus den Feldern der Verwaltungswissenschaft sowie der Pflege, um die Angebote weiter zu entwickeln. Care- und Case-Management, Gemeindeschwester Plus, Quartiersentwicklung, Öffnung ins Viertel, teilstationäre Angebote, niederschwellige Hilfsangebote, Ehrenamt und Nachbarschaftshilfen sind nur einige Schlagworte, denen zum Teil wissenschaftlich erprobte Fachkonzepte zugrunde liegen. Die passgenaue Übertragung eines Konzeptes auf die jeweilige pflegerische Infrastruktur ist komplex und erfordert im hohen Maße pflegerische Expertise. Es gilt, sektorenübergreifende Fragen zu erfassen, genauso wie verwaltungsspezifische Verfahrensfragen zu beherrschen. Kommunale Bedarfsplanung benötigt Pflegefachlichkeit.

Welche Kompetenzen sind vonnöten, um Pflegefachpersonal ein Berufsfeld im Öffentlichen Dienst aufzuzeigen? Zunächst sind Kenntnisse über die Strukturen in der öffentlichen Verwaltung, z. B. über den dreigliedrigen Aufbau sowie die Aufgabenverteilung zwischen den verschiedenen Verwaltungsebenen (Ministerium, Regierungen, Kommunalbehörden), unerlässlich. Inhaltlich müssen Grundbegriffe des allgemeinen Verwaltungsrechts wesentlicher Bestandteil einer Qualifizierungsmaßnahme sein. Hierzu gehört ein versierter Umgang mit Themen wie Haushalt, Verwaltungsakt, Nebenbestimmungen, Vorbescheid, Widerspruchs- und/oder Klageverfahren. Des Weiteren sollte der Umgang mit Förderungen, Förderverfahren, Projektbeschreibung, Projektkonzeptionierung und Projektfinanzierung Bestandteil einer fundierten Weiterqualifizierung sein.

Im Bereich des Öffentlichen Dienstes ist Pflege oftmals in Sozial- und Gesundheitsämter ohne eigenes Profil integriert. Der öffentliche Gesundheitsdienst dominiert somit viele Fragen des pflegerischen Selbstverständnisses, ohne die spezifische Kompetenz vorzuhalten. Auf kommunaler und staatlicher Ebene sind pflegerische Fragen nicht selten über mehrere Behörden und Abteilungen hinweg verteilt. Dabei müssen pflegerische Themen aus behördlicher Perspektive in einer Hand liegen. Im Zentrum stehen ebenfalls Aspekte wie die Vermeidung von Doppelstrukturen, Effizienzsteigerung und Kompetenzentwicklung. Pflege benötigt Verwaltungsstrukturen, die spezifisch auf sie zugeschnitten sind. Ein wegweisender Schritt in diese Richtung wurde mit der Gründung des Bayerischen Landesamtes für Pflege (LfP) im Juli 2018 unternommen.

Das LfP übernimmt als obere Landesbehörde zunächst die Rolle einer Förderbehörde. Die Schwerpunkte des LfP sind im ersten Jahr ihres Bestehens daher vor allem die Unterstützung von Betroffenen sowie die Förderung von Strukturen zur Weiterentwicklung der pflegerischen Infrastruktur. Folgende Maßnahmen gehören zunächst hierzu:
- Bayerisches Landespflegegeld
- Bayerischer Hebammenbonus
- Vertretung Freistaat Bayern zur Aushandlung von Pflegebudgets nach dem Pflegeberufereformgesetz
- Förderprogramm Bayerischer Demenzfonds
- Übernahme Förderrichtline Pflege – WoLeRaF (Aufbau von ambulant betreuten Wohngemeinschaften, Ausbau Kurzzeitpflegeplätze)
- Geschäftsstelle Expertenkreis Hospiz und Palliativversorgung. Koordinierung von sechs Arbeitsgruppen (u. a. zu Hospiz- und Palliativversorgung im Krankenhaus, ambulante Hospiz- und Palliativversorgung)
- Förderprogramm Bayerisches Netzwerk Pflege

Die Aufgabenschwerpunkte der nächsten Jahre sind vielfältig und befinden sich derzeit überwiegend noch im Aufbau (z. B. Weiterentwicklung und Akademisierung der Pflegeberufe, Aus-, Fort- und Weiterbildung, Digitalisierung und Innovationen in der Pflege). Weitere Förderprogramme sind in Vorbereitung, so z. B. die staatliche Investitionskostenförderung für stationäre Pflegeplätze, die als Richtlinie zur investiven Förderung von Pflegeplätzen konzipiert und mit der Gestaltung von Pflege und Betreuung im sozialen Nahraum gekoppelt ist (Quartiersversorgung). Im Fokus steht die Förderung von Pflegeplätzen in Kombination mit der fachlichen Beurteilung von Konzepten, die eine Öffnung der Einrichtung in das soziale Umfeld ermöglichen. Somit versteht sich das LfP zukünftig nicht nur als Förderbehörde, sondern vor allem auch als zentrale Fach- und Beratungsbehörde. Gerade im Zuge von Förderprogrammen benötigen Initiatoren Beratung bei der Antragstellung sowie der Konzeptionierung. Mit zunehmender Entwicklung der Fachabteilungen, insbesondere mit pflegefachlich qualifiziertem Personal, wird das Profil des LfP als Fachbehörde wachsen.

Mit dem Aufbau des LfP wurde auch das Bayerische Besoldungsgesetz angepasst und es wurde bei allen Amtsbezeichnungen der zweiten, dritten und vierten Qualifikationsebene der Zusatz „Pflege-“ aufgenommen. Dadurch ist es möglich, den fachlichen Hintergrund der betreffenden Beamt(inn)en in der Amtsbezeichnung klar herauszustellen. Im Juni 2019 wurde erstmals ein Verwaltungsmitarbeiter in Deutschland mit der Amtsbezeichnung „Pflegerat“ ernannt, eine Bezeichnung, die bisher u. a. auf den Medizinal-, Studien- oder Regierungsrat beschränkt war. Für Absolvent(inn)en von Pflegestudiengängen bietet das LfP daher eine ideale Plattform für eine Karriere im Öffentlichen Dienst. Nicht vergessen werden darf ein klares Bekenntnis zur interdisziplinären Ausrichtung in der Pflege. Neben der Pflegewissenschaft sind die weiteren nicht ärztlichen Gesundheitsberufe (Physiotherapie, Ergotherapie, Logopädie etc.) von zentraler Bedeutung. Das LfP bietet diesen essenziell wichtigen Berufsfeldern eine separate behördliche Anlaufstelle.

Welche Kooperationsmöglichkeit besteht zukünftig zwischen dem LfP und der KSH München? Grundsätzlich sind die Möglichkeiten zur Kooperation vielfältiger Natur. Gemeinsame Projekte zwischen Landesämtern und Hochschulen haben in allen Bundesländern eine lange Tradition. Sie dienen der Intensivierung der studentischen Ausbildung mithilfe anwendungsorientierter Projekte. Gerade das Feld der Versorgungsforschung erlangt im Bereich der Pflege zunehmend mehr Bedeutung. Hier sind diverse Kooperationsmodelle denkbar. Als Förderbehörde wird es Ausschreibungen geben, die für die KSH München von Relevanz sind. Des Weiteren bietet das LfP Studierenden die Möglichkeit im Rahmen von Praktika Erfahrungen im Bereich des Öffentlichen Dienstes zu sammeln. Der vorhandene Datenpool des LfP kann für zentrale Fragestellungen von Bachelor-, Master- und Promotionsarbeiten gewinnbringend genutzt werden. Grundlage hierfür sind entsprechende Kooperationsmodelle. Letztlich dient die grundsätzliche Zusammenarbeit der Weiter- und Neuentwicklung von Studiengängen, die den Anforderungen und Bedürfnissen der öffentlichen Arbeitgeber entsprechen: Nursing in Public Administration.

Literatur

Gensch, S. (2003). Berufseinstieg und Arbeitsmarktchancen von Absolventen der Pflegestudiengänge. URL: https://www.bzh.bayern.de/uploads/media/1-2004-gensch.pdf (letzter Aufruf: 06.01.2020).

Luhmann, N. (1971). *Politische Planung – Opportunismus und Programmatik in der öffentlichen Verwaltung*. Springer, Wiesbaden. S. 165–180.

Mosbacher-Strumpf, S., Reiber, K. und Winter, M. (2015). *Berufseinstieg in die Pflegepädagogik*. Jacobs, Lage.

Lena Heyelmann

Akademisch qualifizierte Pflegende – Profilbildung als berufs- und hochschulpolitische Aufgabe

„Gut, dass Sie da sind – Sie können mir jetzt mal erklären, warum wir ein Pflegestudium brauchen", sagte ein Messestandbesucher am Deutschen Pflegetag 2017 zu mir. – Ja, sehr gern. Die Überzeugung, dass der Bekanntheitsgrad der Studiengänge, insbesondere von Pflege dual, erhöht werden und klarer sein muss, was die Absolvent(inn)-en können und wie die Expertise zu nutzen sei, hatte ich im Jahr 2014 als „innere Mission" mit an den Start der Stelle als Referentin für die Fakultät Gesundheit und Pflege gebracht. Die Erkenntnis, dass es hier noch erheblichen Bedarf gab, hatte ich nicht zuletzt im Rahmen meiner Masterarbeit gewonnen, für die ich im Jahr 2013 Arbeitgeber aus dem Sektor Altenpflege zur Frage interviewte, wo sie akademisch qualifizierte Pflegende einsetzen würden. Mit der Messe hatten wir neben Politiker(inne)n und Behörden, Arbeitgeber(inne)n und den Studierenden nun auch Pflegende außerhalb der Hochschule erreicht und konnten in den Austausch gehen. „KSH goes Berlin" – ein Novum für die Öffentlichkeitsarbeit der Fakultät.

Der Messestandbesucher war Gesundheits- und Krankenpfleger und hätte auch, wie viele seiner Kolleg(inn)en, eine Pflege dual-Studentin der KSH München im Rahmen eines Praxiseinsatzes fragen können „Für was studierst du denn Pflege, wenn du doch das Gleiche machst wie ich?" o. Ä. und hätte damit damals – heute ist es sicherlich anders – viele Studierende sehr verunsichert.

Wenn Pflege dual-Studierende von uns nach ihrem Studium gefragt wurden, ging es regelhaft nicht nur um die Qualität der Lehrveranstaltungen oder um Fragen, ob Lehre mehr en bloc angeboten werden soll oder gerade nicht, ob die Schnittstellen zwischen hochschulischer und berufsschulischer Lehrinhalte schon bestmöglich gestaltet sind. Es ging immer auch in großem Umfang um die Erfahrungen, die Studierende in der Praxis gemacht haben.

Praxiserfahrungen einzubringen, sie zu reflektieren oder mitunter als Ausgangspunkt für eine theoretische Auseinandersetzung zu nutzen, findet im Rahmen der Lehrveranstaltungen Platz. Dass die Pflege dual-Studierenden ihre Erfahrungen regelmäßig auch außerhalb der Lehrveranstaltungen gegenüber der Studiengangsleitung und/oder mir geäußert haben, liegt darin begründet, dass sie sich erhofften, Unterstützung bei der Findung und möglichen Ausfüllung ihrer Rolle als Student(in) der Pflege zu finden: „Welche Rolle habe ich denn?" Wiederkehrende Fragen in diese Richtung machten sehr deutlich, dass die Pflege dual-Studierenden ihre berufliche Identität noch nicht gefunden hatten.

https://doi.org/10.1515/9783110623574-007

Anke Gerlach hatte 2013 die berufliche Identität von Pflegeakademiker(inne)n untersucht. Die Teilnehmer/-innen an den untersuchten Gruppendiskussionen bei Gerlach waren Absolvent(inn)en der Studiengänge Pflegemanagement, Pflegepädagogik und Pflegewissenschaft/Pflege und hatten entweder ihr berufsqualifizierendes Examen vor dem Studium absolviert oder im Anschluss an das Studium in verkürzter Zeit (vgl. Gerlach 2017: 61). Die Auswertung zeigte, dass je nach Kontext bei der Vorstellung ihrer eigenen Person eher die akademische Qualifikation an sich oder die berufsschulische Ausbildung ggf. in Verbindung mit der pflegerischen Handlungskompetenz in den Vordergrund gestellt wurde. Diese als Chamäleoneffekt bezeichnete Ambivalenz rief, so konnte Gerlach es beobachten, teilweise Identitätskrisen hervor, weil die Absolvent(inn)en nicht wussten, wie sie sich im Verhältnis zu traditionell Pflegenden positionieren konnten (vgl. Gerlach 2017: 62 ff.).

Im Falle eines ausbildungsintegrierenden Pflegestudiengangs wie dem Modell der KSH München gibt es zwei theoretische Lernorte und mehrere Praxislernorte. Nach Bremer und Haasler (vgl. 2004: 163) ist berufliche Identität mit beruflicher Kompetenz bzw. mit der Kenntnis von berufsspezifischen Aufgaben gleichzusetzen. Folgend sollte sich die Expertise von akademisch gebildeten Pflegenden auch in den Aufgaben widerspiegeln – für diese gab es aber keinen Standard. Heinzer und Reichenbach (vgl. 2013: 19) postulieren, dass sich Identität vorwiegend in der sog. Praxisgemeinschaft entwickelt, weil diese „the state of the art" bezüglich der Lösung von berufsspezifischen Aufgaben liefert. Weil es noch kaum Vorbilder in der beruflichen Praxis gab, wäre eine Praxisbegleitung durch die Hochschule umso wichtiger – inhaltlich waren wir uns hier auch mit den kooperierenden Berufsfachschulen sehr einig. Letztlich scheiterte die Umsetzung an der Finanzierbarkeit – im genehmigten Studiengangmodell waren Praxisanleitungen durch die Hochschule nicht abzubilden. Positiv in der Richtung war, dass sich die Anzahl an Praxisprojekten im Studienverlauf, insbesondere nach der Erweiterung des Praxis-Centers um eine Stelle für die Fakultät, vervielfacht hat.

„Was kann man mit dem Studium denn dann machen?" blieb in den Jahren die am häufigsten gestellte Frage an Messeständen oder anderen Informationsveranstaltungen. Um sie zu beantworten und um zu ermöglichen, dass die neuen Studierenden mehr Wissen über ihre zukünftige Rolle haben, machten wir die berufliche Perspektive zum Schwerpunkt der Öffentlichkeitsarbeit rund um Pflege dual.

Manche Fragenden waren durchaus irritiert darüber, dass ihnen keine Kompetenzen hinsichtlich Operationstechniken oder Führungspositionen in Aussicht gestellt wurden, sondern die Fähigkeit, modern, auf aktuell wissenschaftlich anerkanntem Stand zu pflegen sowie den Bedarfen der zu pflegenden Person auch dann noch adäquat gerecht werden zu können, wenn sie von hoher Variabilität gekennzeichnet sind. Außerdem sollten sie fähig sein – als wesentliches Entscheidungsmerkmal zu den berufsschulisch qualifizierten Pflegenden –, das eigene Wissen unter Beachtung der externen Evidenz zu aktualisieren.

Gerlach unterscheidet in ihrer Arbeit die Orientierungsrahmen um den Gegenstand Pflege in einen „akademischen“ und einen „traditionellen“. Die Identitätskonstruktion der Pflegeakademiker/-innen ist von einem Spannungsverhältnis eben dieser Rahmen geprägt (vgl. Gerlach 2017: 69 f.). Für die Übernahme des akademischen Orientierungsrahmens sei der kritische Umgang mit der bestehenden Berufs- und Ausbildungspraxis Voraussetzung.

Dass Absolvent(inn)en von Pflege dual eine Identität als akademisch qualifizierte Pflegefachperson entwickelt haben, haben wir im Dekanat stets als Voraussetzung für die Einmündung in kompetenz- und qualifikationsentsprechende Stellen und für die weitere Ausgestaltung von Stellenprofilen in den Gesundheitsbetrieben oder weiteren Akteuren der Gesundheitswirtschaft gesehen. Das Angebot, bei diesem Prozess des Austarierens zwischen den gelegentlich miteinander in Konflikt stehenden Rollen im Rahmen von Beratungsangeboten zu unterstützen, wurde systematisch ausgebaut und im Jahr 2017 um die Lehrveranstaltung Konflikte im Kontext der beruflichen Einmündung ergänzt. Die zunehmende Anzahl an Positivbeispielen einer beruflichen Einmündung dürfen nicht darüber hinwegtäuschen, dass der Prozess sowohl aufseiten der Arbeitgeber als auch aufseiten der Studierenden als überdurchschnittlich verunsichernd und anstrengend wahrgenommen wird. Leichter wird die Identitätsbildung sicher fallen, wenn Pflege grundständig studiert werden kann, was das Pflegeberufegesetz (endlich) ermöglicht. Kaum ein Gesetz hat die Zeit meiner Tätigkeit mehr geprägt als dieses.

Wie oben beschrieben, zeigte sich sehr deutlich, dass auch strukturelle Schwierigkeiten das regelhafte Ankommen der neuen Gruppe an Pflegenden erschwerten. In Kooperationspartnertreffen, im Dekanat oder mit der Studiengangsleitung entwickelte sich sehr früh schon eine Vision, wie ein erstqualifizierender Pflegestudiengang aussehen müsste. Dies führte dazu, dass bereits im November 2015 (nach Erscheinen des ersten Referentenentwurfs) ein erster Entwurf eines Modulplans inkl. Ressourcenbedarfsplan existierte. Dieser Plan wurde bis zu meinem Ausscheiden noch über 15 Mal geändert, angepasst oder konkretisiert. Zwischenzeitlich sah es so aus, als würde es sinnvoll sein, Pflege dual (noch) grundlegend zu überarbeiten – auch hierfür gab es Pläne.

Im Jahr 2018 ging die Berechnung von Ressourcenbedarfen für neue Studiengänge inkl. Verteilung der Semesterwochenstunden oder Selbststudienzeiten oder Studienformatänderungen schnell – ich hatte eine Formatvorlage erarbeitet, die mit relativ wenigen Eingaben an den neuen Stand angepasst werden konnte. Diese Maske hatte ihre Ursprungsversion bereits im Jahr 2014, denn es war schon bei meinem Start klar, dass an der KSH München der erste pflegewissenschaftliche Masterstudiengang Bayerns starten sollte – er war aber zu dem Zeitpunkt nicht genehmigt, nicht akkreditiert und auch in Inhalt und Struktur noch nicht ganz festgelegt. Vor dem Hintergrund meines Masterstudiengangs mit betriebswirtschaftlichen Anteilen habe ich mich im Rahmen der Arbeitsgruppe zur Einführung des Studiengangs bald für die Berechnung der Ressourcenbedarfe und die Analyse von geeigneten, gesetzeskonformen und gut studierbaren Studienformaten zuständig gefühlt und diese Aufgaben übertragen bekommen – Studiengänge auch in Format und Struktur mitzuentwickeln oder weiterzuentwickeln wurde zu einer Kernaufgabe meiner Stelle.

Pflege sichtbar machen – eine berufspolitische Forderung, die zunächst einmal vor allem die Leistung der Pflegenden in den Gesundheitseinrichtungen berührt. Dazu gehört zwingend, dass für akademisch qualifizierte Pflegende kompetenzorientierte Stellenprofile geschaffen werden. Kennzahlen erheben, grafisch darstellen, Modulpläne früh in zeigbare Versionen bringen, in der Öffentlichkeit präsent sein – die Aufstockung der Referentenstellen in der Fakultät und die Besetzung dieser Stellen mit gut qualifizierten Mitarbeiter(inne)n haben ermöglicht, dass auch die Fakultät Gesundheit und Pflege der KSH München mit ihrer hohen Innovationsstärke in und außerhalb der Hochschule noch sichtbarer wurde.

Die größte Berufsgruppe im Gesundheitswesen erhält zunehmend gesellschaftliche Aufmerksamkeit, die KSH München hat eine der größten Fakultäten für Pflegestudiengänge in Deutschland und konnte ihre Sichtbarkeit in den Jahren seit 2014 merklich erhöhen. Das ist keine Leistung einer Person, sondern Ergebnis konstruktiver Zusammenarbeit innerhalb der Fakultät und über die Grenzen hinaus – ich konnte dazu einen Beitrag leisten, worauf ich stolz bin.

Literatur

Bremer, R. und Haasler, B. (2004). Analyse der Entwicklung fachlicher Kompetenz und beruflicher Identität in der beruflichen Erstausbildung. *Zeitschrift für Pädagogik*, 50(2):162–181.

Gerlach, A. (2017). Zur Frage der professionellen Identität akademisch Qualifizierter in der Pflege. In Sander, T. und Dangendorf, S. (Hrsg.), *Akademisierung der Pflege. Berufliche Identitäten und Professionalisierungspotentiale im Vergleich der Sozial- und Gesundheitsberufe*, S. 60–82. Beltz Juventa, Weinheim Basel.

Heinzer, S. und Reichenbach, R. (2013). Die Entwicklung der beruflichen Identität. Schlussbericht zum Forschungsbericht. URL: https://www.ife.uzh.ch/dam/jcr:00000000-272b-1a72-0000-00002d44d5b6/Schlussbericht_zum_BBT-Projekt_Berufliche_Identitaet.pdf (letzter Aufruf: 16.05.2019).

Heyelmann, L. (2015). *Nach dem Pflege-Studium in die Altenpflege? Die Erwartungen der Arbeitgeber*. Mabuse, Frankfurt am Main.

Helma Kriegisch

25 Jahre Pflegestudiengänge an der Katholischen Stiftungshochschule München aus Sicht des Sozialreferats der Landeshauptstadt München

Studiengang Pflegemanagement Kennenlernen von Absolvent(inn)en

Erste Kontakte des Sozialreferats mit der Katholischen Stiftungshochschule (KSH) München entstanden durch eine Mitarbeiterin des Sozialreferats, Absolventin des Studiengangs Pflegemanagement an der KSH München. Fachlich war sie verantwortlich für das freiwillige städtisch geförderte Programm „Pflegeüberleitung“. Eine ihrer Kommilitoninnen war lange Jahre als Pflegeüberleitung in diesem Programm in einer vollstationären Pflegeeinrichtung in München tätig.

Praktikumspartnerschaft mit der KSH München

Studierende der KSH München haben die Möglichkeit, in der Stadtverwaltung, zum Beispiel im Sozialreferat, im Referat für Gesundheit und Umwelt oder im Kreisverwaltungsreferat, ein Praktikum zu absolvieren. Das kann im Rahmen des Bachelorstudiums Pflegemanagement sein oder konsekutiv im Masterstudium. Aktuelle Themen, für die ein Stadtratsbeschluss vorliegt, können als Praxisprojekt von Studierenden der KSH München bearbeitet werden. Zuletzt erfolgte dies im Rahmen eines Masterstudiums. Der Stadtrat hat ein Pilotprojekt zur Öffnung der Langzeitpflege für die Gemeinschaft der Lesben, Schwulen und Transgender (LGBT)[1] beschlossen. Dies ergänzte Daniel Braun (M. Sc.) im Rahmen seines Masterstudiums an der KSH München durch leitfadengestützte, problemzentrierte Interviews mit der Forschungsfrage „Wie erleben beruflich Pflegende die aktuelle Situation von Bewohner(inne)n der LGBT-Gemeinschaft im Kontext der stationären Langzeitpflegeeinrichtung, auch hinsichtlich Unterschiede und Besonderheiten?“ Ergebnisse gab es unter anderem zu einer nicht heteronormativ ausgerichteten Pflegeüberleitung vor dem Einzug sowie der bewussten Sichtbarkeit der Auseinandersetzung mit dem Thema LGBT wie durch ei-

1 LGBT: Lesbian, Gay, Bisexual, Transgender.

https://doi.org/10.1515/9783110623574-008

nen Aushang oder ein Regenbogensymbol. Dies kann zur Entkräftung von Vorbehalten beitragen. Daneben sind kontinuierliche Schulungen der Mitarbeitenden zu Themen der Historie, sexuellen Vielfalt, der Diskriminierung und der Konfliktlösung unverzichtbar. Auch diese Ergebnisse fließen in die Arbeit im Sozialreferat und damit auch in Befassungen im Stadtrat ein.

Pflegewissenschaftliche Begleitungen

Immer wieder stellt der Münchner Stadtrat Haushaltsmittel für pflegewissenschaftliche Begleitung von neuen Projekten zur Verfügung. Drei Projekte zeigen, wie sich die wissenschaftliche Arbeit mit der Arbeit in der Praxis verschränken kann.

1. Evaluation des Programms „Pflegeüberleitung"
   Das städtische Programm Pflegeüberleitung war der Anknüpfungspunkt für die erste pflegewissenschaftliche Kooperation. Der Münchner Stadtrat hatte beschlossen, das Programm zu evaluieren und nach einem entsprechenden Ausschreibungsverfahren begannen die konkreten Gespräche zur Umsetzung. Das Forschungs- und Beratungsprojekt wurde durch Rosmarie Reinspach in Kooperation mit Rafaela Kraus durchgeführt. Bis heute stellt der Münchner Stadtrat jährlich rund 1,9 Millionen Euro für das Programm „Pflegeüberleitung" bereit. Er folgt damit der abschließenden Empfehlung der Evaluation, das Programm unter Berücksichtigung der erarbeiteten Handlungsempfehlungen fortzuführen. Die Pflegeüberleitungen koordinieren das Einzugsmanagement von Kliniken oder von zu Hause in die vollstationären Pflegeeinrichtungen in München. Wie im Bericht der KSH München benannt, steigt die Bedeutung der Pflegeüberleitung weiter infolge der sich rapide verändernden Rahmenbedingungen. Das Klientenspektrum weist beim Einzug in die vollstationäre Pflege eine immer höhere Multimorbidität auf. Die Anforderungen an die medizinische Behandlungspflege, an die Begleitung von Demenzkranken und von Sterbenden werden komplexer. Auch der gesundheitspolitische Wandel und hier insbesondere die rasche Entlassung aus Kliniken wirken sich aus. Es konnte nachgewiesen werden, dass die Qualität der Pflegeleistung und damit die Zufriedenheit von Bewohner(inne)n sowie ihrer Angehörigen und Bezugspersonen durch das Programm Pflegeüberleitung positiv beeinflusst wurde.
2. Pflegewissenschaftliche Begleitung von Primary Nursing in der Langzeitpflege
   Eine zweite Kooperation erfolgt zurzeit in der Begleitung der KSH München im vom Stadtrat beschlossenen Projekt „Qualitätsoffensive stationäre Altenpflege in München". In zwei vollstationären Pflegeeinrichtungen in München soll Primary Nursing, ein ursprünglich amerikanisches Organisationsmodell aus der Akutpflege, eingeführt werden. Im Projekt zeigen sich unterschiedliche Ergebnisse und Fortschritte, es wird gemeinsam um Formulierungen und Interpretationen gerun-

gen. Dabei wird auf die unterschiedlichen Rahmenbedingungen der beiden teilnehmenden Projekteinrichtungen Rücksicht genommen. Weitere Effekte sind die Verbesserung der Langzeitpflege, die autonomere Gestaltung der Profession Pflege und ihre Weiterentwicklung. Neben der pflegewissenschaftlichen Begleitung durch Andrea Kerres und Johannes Kemser[2] werden die Kernanliegen des Gründungsdekans Pflege, Johannes Kemser, für die Profession Pflege deutlich: Es ist wichtig, der Pflege eine eigene Stimme und eine eigene Sprache zu geben, die Komplexität und Bedeutung des Berufs zu transportieren und den Stellenwert in der Gesellschaft und die Professionalität, die diesem Beruf immanent ist, in die Gesellschaft zu tragen.
Eine wichtige Kooperation in diesem Projekt erfolgt über die derzeitige Dekanin und Studiengangsleiterin des Studiengangs Pflege dual, Anita Hausen. Die Studierenden haben Gelegenheit, in diesem Projekt eine Befragung in den Projekthäusern durchzuführen. Sie entwickeln die Fragebögen, stimmen sie ab und präsentieren die Ergebnisse. Diese Option der Erprobung in der Praxis ist eine wichtige Erfahrung im Rahmen des Studiums.

3. Forschung zur Reduzierung sedierender Medikamente in der vollstationären Pflege
Mit dem – nun dritten – gemeinsamen Forschungsprojekt zum „Umgang mit Psychopharmaka und Antihistaminika in der vollstationären Pflege in München" hat aktuell eine weitere Zusammenarbeit begonnen. Dieses Projekt unter der wissenschaftlichen Leitung von Anita Hausen beruht auf einer Veranstaltung der „Initiative München" und wird erstmalig durch die Landeshauptstadt München und durch das Bayerische Staatsministerium für Pflege und Gesundheit finanziert. Ziel ist, die Verabreichung von Psychopharmaka zu untersuchen und generell für das Thema zu sensibilisieren. Auch alternative Möglichkeiten im Umgang mit wiederkehrenden Verhaltensweisen, die vom sozialen Umfeld als nicht situationsgerecht und unangepasst gewertet werden, sollen als Handlungsempfehlungen definiert werden. Hier schließt sich der Kreis zum „Werdenfelser Weg", der die Zahl der körpernahen Fixierungen reduzieren hilft.

Unterstützung im Expertenforum

Das Sozialreferat veranstaltet unter der Schirmherrschaft von Sozialreferentin Dorothee Schiwy das „Forum Altenpflege". Im Mittelpunkt stehen Wissenstransfer und Erfahrungsaustausch zwischen Expert(inn)en aus Geschäftsführung, Praxis, Ausbildung und Pflegewissenschaft. Beim ersten Forum Altenpflege im Jahr 2011 referierte

2 Vgl. hierzu den Beitrag Primary Nursing – ein Pflegeorganisationssystem. Longitudinalstudie in der stationären Langzeitpflege in der Festschrift.

Constanze Giese zur dualen Pflegeausbildung. Im Nachgang zum ersten Forum entstand die Frage, inwieweit Primary Nursing in der Langzeitpflege praktikabel ist und ob durch den Einsatz von Absolvent(inn)en des dualen Pflegestudiengangs eine Absenkung der Fachkraftquote in der vollstationären Pflege möglich wird. Daraus entwickelte sich das bereits erwähnte Projekt zum Primary Nursing in der Langzeitpflege.

2018 befasste sich das Forum Altenpflege mit der Berufseinmündung akademisch ausgebildeter Pflegender in die Praxis der Langzeitpflege. Der Titel der Veranstaltung lautete: „Was können die denn mehr? Akademisch qualifizierte Pflegende in der Altenpflege.“ Lena Heyelmann (M. A.) stellte ihre Masterarbeit an der KSH München vor. Anita Hausen informierte unter anderem über die Expertise, die die akademische Pflegeausbildung an der KSH München vermittelt.

Vordringliche Pflegethemen und Forschungsbedarf

Aus Sicht des Sozialreferates ergeben sich Forschungsbedarfe auch aus den städtischen Projekten und Programmen, die vordringliche Pflegethemen aufgreifen, beispielsweise im Rahmen des Gesamtprojekts zur interkulturellen Öffnung der Langzeitpflege in München. Hier sind weiterzuführende Themen die Unterstützung pflegender Angehöriger und migrationssensible Assessmentinstrumente für die Demenzdiagnostik. Für eine angemessene und zeitgemäße, das heißt auch diskriminierungsfreie, Betreuung und Pflege von Menschen der LGBTI[3]-Gemeinschaft wären die Langzeitfolgen von Hormonbehandlungen zu erforschen und die Sensibilisierung der (Langzeit-)Pflege für eine Heteronormativität durch entsprechende Forschung zu vertiefen.

Die pflegerische Versorgung stellt die Pflegelandschaft und die Gesellschaft weiterhin vor Herausforderungen. Forschungsfragen sind hier beispielsweise: Wie kann die Versorgung der Menschen in Pflegegrad 1 und darunter gelingen? Welche Expertise ist dafür erforderlich? Was kann greifen, um Pflegebedürftigkeit so lang wie möglich zu verhindern und den Verbleib in der eigenen Häuslichkeit zu ermöglichen – wie zum Beispiel digitale, Wohnumfeld verbessernde Techniken?

Was mit den Studiengängen Pflegemanagement und Pflegepädagogik begann, nimmt nun über die duale Ausbildung hin zur generalistischen Pflegeausbildung auf Hochschulniveau weiter Gestalt an. Auch hier stellt sich die Frage, wie die Berufseinmündung der akademisch qualifizierten Pflegenden gelingen wird. Ein Thema der Zukunft wird Advanced Nursing Practice sein mit dem Anspruch, für komplexe Versorgungssituationen oder anspruchsvolle organisatorische Aufgaben evidenzbasierte Lösungswege und Handlungsempfehlungen zu entwickeln. Damit wird die Zusammensetzung der Pflegeteams mit einem passenden Grade- und Skill-Mix zu einem weiteren wichtigen Pflege- und Forschungsthema.

3 LGBTI: Lesben, Schwule, Bisexuelle, Transgender und Intersex.

Fazit

Letztlich geht es immer noch darum, dass sich „die Pflege“ – nach wie vor ein Frauenberuf – eine professionelle Identität und ein berufliches Selbstbild gibt und die eigenen Bedarfe und Rechte in der Öffentlichkeit und in Gremien entsprechend einbringt. Die KSH München kann hier einen wesentlichen Beitrag leisten, indem sie die Studierenden befähigt, selbstbewusst und kritisch für die Pflege einzutreten und ihren Beruf weiterzuentwickeln.

Die Kooperation zwischen der KSH München und dem Sozialreferat zeigt, dass die Hochschule mehr sein kann als ein Ort bloßer Wissensvermittlung. Hier ist zu den vielen Facetten der Pflege ein anregender und sachlich weiterführender Austausch möglich.

Marcus Maier und Gisela Ludwig

Braucht die Praxis Studiengänge? Möglichkeiten und Einsatzfelder im Damenstift am Luitpoldpark für Pflege dual-Absolvent(inn)en jetzt und in Zukunft

Seit mehreren Jahren besteht eine Kooperation zwischen der Katholischen Stiftungshochschule (KSH) München und unserem Senioren Wohn- und Pflegeheim, dem Damenstift am Luitpoldpark. Gekennzeichnet ist diese Verbindung durch das gemeinsame Interesse beider Institutionen, die Professionalisierung des Pflegeberufs in allen seinen Facetten voranzubringen. Kernaufgabe ist die gemeinsame Ausbildung von Teilnehmer(inne)n des dualen Studiums der Pflege, welches mit dem Bachelor of Science (B. Sc.) und einem berufsqualifizierenden staatlichen Examen in der Altenpflege abschließt.[1]

Warum haben wir im Damenstift am Luitpoldpark uns als Partner für eine akademische Ausbildung begeistern lassen?

Sehr wohl erkannten wir den sich kontinuierlich verändernden Anspruch an die in der operativen Pflege Tätigen. Laut wurde der Ruf z. B. nach theoriegeleitetem Arbeiten oder nach Anwendung evidenzbasierter pflegerischer Versorgungskonzepte im Rahmen der Gestaltung des Pflegeprozesses. Dies nicht nur in Politik und Gesellschaft, sondern auch die Angehörigen der uns anvertrauten Pflegebedürftigen fordern von uns Pflegenden zunehmend eine hohe Beratungs- und Begründungskompetenz bezüglich unseres pflegerischen Handelns. Die KSH München reagierte als eine der ersten Hochschulen Bayerns mit der Einführung eines Studiengangs, dessen Absolvent(inn)en ihre Expertise in der Pflegepraxis im Sinne dieser Forderungen etablieren konnten.[2] Gute Erfahrungen hatten wir bereits mit den bei uns tätigen Diplompflegewirt(inn)en (FH) gemacht, Absolvent(inn)en eines Studiengangs, welcher in der KSH München ca. zehn Jahre vor dem oben genannten Studium begonnen hatte. Sie zeichneten sich durch reflektiertes, eigenverantwortliches und evidenzba-

1 Vgl. URL: https://www.ksh-muenchen.de/hochschule/Studienangebot (letzter Aufruf: 30.06.2019).
2 Vgl. URL: https://www.ksh-muenchen.de/hochschule/Studienangebot (letzter Aufruf: 30.06.2019).

https://doi.org/10.1515/9783110623574-009

siertes Arbeiten aus. Die Entscheidung war klar: Wir wollten Teil des neu entstandenen dualen Studiengangs an der KSH München sein.

Eine unserer ersten im dualen Studium Ausgebildeten erwarb im Jahr 2013 ihren Abschluss zur Altenpflegefachkraft an der Berufsfachschule für Altenpflege der Evangelischen Pflegeakademie in München, eine der Kooperationsschulen der KSH München und eine der führenden Ausbildungsstätten für Altenpflege in München.[3] Eineinhalb Jahre später beendete die heutige Kollegin erfolgreich ihr Studium mit dem Bachelor of Science. Derzeit ist sie Mitglied der „Steuerungsgruppe Organisationsentwicklung" in unserer Einrichtung und kompetente, engagierte Leitung eines beschützenden gerontopsychiatrischen Wohnbereichs.

Heute, zehn Jahre nach dem Einstieg in die Welt des dualen Studiums, finden sich im Damenstift am Luitpoldpark, einer Einrichtung mit 175 Bewohnerinnen, die von ca. 100 Mitarbeiter(inne)n auf vier Wohnbereichen versorgt werden, 24 Ausbildungsplätze, wovon sechs für Student(inn)en des dualen Pflegestudiums zur Verfügung stehen. Derzeit bilden wir eine dual Studierende im sechsten Semester und drei im zweiten Semester aus. Einen großen Teil ihrer Ausbildungsphasen in der Praxis verbringen diese Student(inn)en auf unserer im Jahr 2014 eröffneten Schülerstation. Im entsprechenden Konzept ist vorgesehen, dass alle Auszubildenden und Studierenden dort viel Zeit miteinander verbringen, um sich durch kollegiale Beratung und Unterstützung kontinuierlich fortzuentwickeln. Gezielt fördern die Praxisanleitenden dies durch Projekte wie „Drittes Ausbildungsjahr leitet erstes Ausbildungsjahr an" oder durch Gruppenanleitungen im Workshop-Charakter, in denen Auszubildende und Student(inn)en ihre Arbeit anhand selbst entwickelter Kriterien miteinander reflektieren.

Auf der Schülerstation wird projektorientiert, praxisnah und strukturiert gearbeitet. Innovative didaktische Ansätze und Methoden werden dort – vorzugsweise in Form von Pilotprojekten – getestet und nach erfolgreicher Beendigung in den Wohnbereichen etabliert. Eines dieser Projekte ist z. B. die zeitweise Übernahme der Gesamtverantwortung für den Stationsablauf durch Schüler/-innen und Student(inn)en. Selbstverständlich findet dies, ebenso wie weitere Lernsituationen, unter Anleitung und Beratung von pädagogisch geschultem Personal wie den nach DKG-Empfehlung ausgebildeten Praxisanleitenden, Lehrenden für Pflegeberufe und Absolvent(inn)en des dualen Studiengangs in geschützter Atmosphäre für die Auszubildenden statt.[4] Das didaktische Vorgehen auf der Schülerstation soll die Lernenden einerseits in ihrer pflegefachlichen Entwicklung fördern, andererseits dazu beitragen, dass selbstgesteuertes, eigenverantwortliches und mündiges Arbeiten, welches zur Bewältigung der komplexen Anforderungen von professioneller Pflege notwendig ist, erlernt wird.[5]

3 Vgl. URL: https://www.im-muenchen.de/aus-fort-und-weiterbildung (letzter Aufruf: 30.06.2019).
4 Vgl. URL: https://www.dkgev.de/themen/personal-weiterbildung/aus-und-weiterbildung-von-pflegeberufen/pflegerische-weiterbildung (letzter Aufruf: 30.06.2019).
5 Vgl. URL: https://docplayer.org/24045177-Schulstationen (letzter Aufruf: 30.06.2019).

Die nachfolgend kurz dargestellten Ergebnisse einer hausinternen Befragung der bei uns tätigen Absolvent(inn)en des dualen Studiums zum Thema „Studiengänge in der Pflege" verdeutlicht, dass wir uns hier in Kooperation mit der KSH München auf einen erfolgreichen Weg begeben haben. Es wurden Aussagen getroffen, die aufzeigten, dass die Akademiker/-innen sich nochmals für das duale Studium entscheiden würden. Als bereichernd beschrieben sie, dass sie sich im Laufe des Studiums ihrer theoretischen und praktischen Stärken bewusst wurden, wodurch sie sich im berufsbezogenen Diskurs gegenüber Kolleg(inn)en, Vorgesetzten und Kontrollinstanzen fachlich gut zu positionieren wussten. Die Befragten führten weiter aus, gelernt zu haben, sich selbstbewusst für die eigene Karriereentwicklung zu engagieren. Eine auffallend große Rolle spielt in diesem Kontext der Wunsch nach Aufgaben- und Tätigkeitsfeldern, in denen ein weitgehend selbstbestimmtes Arbeiten möglich ist. Betont wurde abschließend, dass die gute Betreuung und Begleitung durch Hochschule und ausbildende Einrichtung wichtige Erfolgsfaktoren beim Erlangen eines positiven Abschlusses waren.

Wir im Damenstift am Luitpoldpark konnten feststellen, dass die im dualen Studium erworbenen Skills unsere Hochschulabsolvent(inn)en befähigen, die Steuerung von komplexen pflegetherapeutischen Prozessen auf Basis wissenschaftlicher Erkenntnisse zu übernehmen. Insbesondere sind hier Kommunikations- und Koordinierungstätigkeiten zu nennen. Ebenso zeigte sich das Können auch in der zielorientierten Arbeit an Projektthemen, wie z. B. bei der Einführung des Primary Nursing oder der Entwicklung der entbürokratisierten Dokumentation.

Aus unternehmerischer Sicht können wir zusammenfassend feststellen, dass unsere akademisch ausgebildeten Mitarbeiter/-innen über ein hohes Maß an Begründungs- und Argumentationskompetenz, überdurchschnittliche Fähigkeiten im Projektmanagement und hohe Flexibilität in der Übernahme völlig unterschiedlicher Aufgabenstellungen verfügen. Für den gezielt in unserem Hause durchgeführten Qualifikationsmix innerhalb der einzelnen Teams sind die wissenschaftlich gebildeten Kolleg(inn)en somit unerlässlich. Unter Qualifikationsmix verstehen wir hierbei eine am Versorgungsbedarf der Bewohnerinnen orientierte Zusammensetzung von Personal mit verschiedenen Kompetenzen und unterschiedlichen pflegerischen Ansichten (vgl. Prölß, Lux, Bechtel 2019: 243).

Welche Perspektiven bieten sich für Absolvent(inn)en des dualen Studiengangs im Damenstift am Luitpoldpark?

Ständige Weiterentwicklung der Mitarbeiter/-innen ist in unserem Unternehmen sehr bedeutsam. Bereits Student(inn)en können sich im Damenstift am Luitpoldpark die

Frage stellen, welche Forschungs- und Entwicklungsbedarfe sie im Unternehmen für wichtig halten. Schon zu diesem Zeitpunkt können eigene Vorstellungen und die entsprechenden im Unternehmen angestrebten Positionen mit den Vorgesetzten abgestimmt werden. Ein gezielt geplantes Forum, in dem Student(inn)en ihre diesbezüglichen Anregungen einbringen können, bieten wir im dritten Ausbildungsjahr in Form eines Karriereprojekts mit anschließendem Karrieregespräch beim Geschäftsführer an.

Des Weiteren ermöglichen wir den Interessierten im Bereich der Verwaltung und Pflegeverwaltung, ihre Fähigkeiten im wissenschaftlichen Arbeiten – z. B. im Rahmen gemeinsamer Projekte – mit der KSH München zu vertiefen. Spannende Angebote, wie im Text bereits benannt, gab es seitens dieses Kooperationspartners immer wieder. Auch zukünftig werden wir als Einrichtung gerne an gemeinsamen Projekten teilnehmen. Wissenschaftliches Arbeiten steht in der Pflegepraxis immer auch im Zusammenhang mit der durch aktuelle Forschungsergebnisse unterstützten Entwicklung von unternehmerischen Konzepten. Bei der Entwicklung solcher Konzeptionen werden die Akademiker/-innen u. a. durch eine in unserem Haus tätige Gerontologin betreut. Der Zeitaufwand für konzeptionelle Aufgaben wird durch die Wohnbereichsleitung im Dienstplan hinterlegt und als Verwaltungstätigkeit in der Dienstzeit eingebracht. Aufgaben dieser Art können in Form von Homeoffice-Tätigkeit ebenso wie in den Räumlichkeiten unserer Einrichtung durchgeführt werden. Eine aus der Entwicklung von Konzepten resultierende Notwendigkeit besteht in der anschließenden Informationsvermittlung und Schulung derer, welche diese Konzepte umsetzen. Hierfür verantwortlich sind neben erfahrenen und spezialisierten Fachkräften auch oftmals unsere Akademiker/-innen.

Ein spannendes, sich im Damenstift am Luitpoldpark neu entwickelndes Einsatzfeld für dual Studierende und Akademiker/-innen ist unser neu entstandenes Simulations- und Skillslabor. Das Labor ist mit Simulationspuppe und kompletter SimView-Technologie ausgestattet. Die Lernenden sollen hier in Kleingruppen unterschiedliche, realitätsnah entwickelte Pflegeszenarien durchführen und diese anschließend in einer strukturierten Nachbesprechung reflektieren. Derzeit führen wir Inhouse-Seminare durch, um die Arbeit mit Simulationspuppe und SimView zu erlernen. Dual Studierende sind in diese Schulungen bereits mit eingebunden, um eventuelle Neigungen und Stärken im Umgang mit dieser Technologie zu erkennen und diese während des Studiums, gegebenenfalls auch nach dessen erfolgreicher Beendigung, in unserer Einrichtung einzubringen.

Die Zusammenarbeit mit der Hochschule gestaltete sich von Beginn an spannend und inspirierend. Für uns als Träger der praktischen Ausbildung ist das seit einigen Jahren an der Hochschule eingerichtete Praxis-Center ein fester Bezugspunkt und erste Anlaufstelle, wenn es um Fragen zum dualen Studium geht. Die für das Praxis-Center zuständige Referentin steht aus unserer Sicht für zeitnahe und in der Sache kompetente Beratung. Auch die Vielfalt der Vorträge auf Fachtagungen und Foren, welche „der Praxis“ über die Hochschule angeboten werden, eröffnet die Möglichkeit, über den Tellerrand bis hin in andere europäische Nationen und deren Pflegeausbildung zu blicken. Anregungen und Ideen aus diesen Treffen nehmen wir immer wieder gerne mit in unser Unternehmen, um sie hier einzubringen. Auch zukünftig wollen wir die fruchtbare Zusammenarbeit mit der KSH München keinesfalls missen und wünschen uns daher weiterhin ein gemeinsames Voranbringen des Pflegeberufs aus unseren unterschiedlichen Perspektiven.

Literatur

Deutsche Krankenhausgesellschaft. Bundesverband der Krankenhäuser in der Bundesrepublik Deutschland (2015). DKG-Empfehlung für die Weiterbildung zur Praxisanleitung. URL: https://www.dkgev.de/fileadmin/default/Mediapool/2_Themen/2.5._Personal_und_Weiterbildung/2.5.11._Aus-_und_Weiterbildung_von_Pflegeberufen/DKG-Empfehlung_fuer_die_Weiterbildung_zur_Praxisanleitung_vom_29.09.2015 (letzter Aufruf: 30.06.2019).

Evangelische Pflege Akademie Hilfe im Alter der Inneren Mission München. URL: https://www.im-muenchen.de/aus-fort-und-weiterbildung/evangelische-pflegeakademie-ausbildung.html (letzter Aufruf: 30.06.2019).

Hauck, C. und Schuster, E. (2014). Schulstationen – von der Definition zur Handlungsempfehlung. *Pädagogik der Gesundheitsberufe*, 1-2014. URL: https://docplayer.org/24045177-Schulstationen-von-der-definition-zur-handlungsempfehlung.html (letzter Aufruf: 30.06.2019).

KSH München. University of Applied Sciences. Studienangebot. URL: https://www.ksh-muenchen.de/hochschule/studienangebot (letzter Aufruf 30.06.2019).

Prölß, J., Lux, V. und Bechtel, P. (2019). *Pflegemanagement. Strategien, Konzepte, Methoden*. Medizinisch Wissenschaftliche Verlagsgesellschaft, Berlin.

Bernhard Heimkes

ICP München – Pflege hat Zukunft

Feiern heißt ja, den durchaus nicht immer gleichförmigen Alltag festlich anzuhalten, um gemeinsam nachzudenken und nachzufühlen, was mal war und was mal werden könnte.

Zu dem, was einmal war, darf ich aus meiner frühesten Erinnerung hervorholen, wie ich als Kind zum ersten Mal mit pflegerischen Maßnahmen konfrontiert war. Ich besuchte damals im Nachkriegsdeutschland einen Kindergarten, in dem sich jeden Vormittag dasselbe Ritual vollzog. Es erschien eine Schwester, die eine große braune Medikamentenflasche und einen großen Esslöffel bei sich hatte. Wir Kinder mussten nun eine lange, wohlgeordnete Schlange bilden und der Reihe nach vor die Schwester treten. Diese kippte dann aus der Flasche eine ölige Flüssigkeit auf den Löffel, gab das Kommando „Mund auf" und gab uns ein penetrant schmeckendes Medikament ein, von dem ich erst später erfuhr, dass es Lebertran war. Ohne weitere Desinfektion des Löffels war dann das nächste Kind an der Reihe, bis alle Kinder versorgt waren. Man mag heute über dieses Szenario lächeln, weil Hygiene noch nicht so von Bedeutung war und das Vorgehen eher militärischem Drill ähnelte, und trotzdem kann man an dieser kleinen Geschichte wesentliche Elemente des pflegerischen Berufes erkennen. Es war mit dieser flächendeckenden ritualisierten Medikamentengabe ein Pflegestandard geschaffen, der uns – die von der Sonne nicht verwöhnten Großstadtkinder – ausreichend Vitamin D zuführte, sodass die Anfang des 20. Jahrhunderts noch gefürchtete Rachitis ausblieb.

Ausgehend von dieser persönlichen Geschichte lade ich Sie ein, nachzudenken, welchen Stellenwert die Pflege in großen sozialen Institutionen hatte und heute mehr denn je hat. Auch hier möchte ich von persönlichen Erfahrungen berichten, die ich in meiner Tätigkeit im Integrationszentrum für Cerebralparesen der Stiftung ICP München gewinnen konnte, beginnend 1980 als Assistenzarzt, aktuell als Ärztlicher Vorstand dieses Sozialwerks. Am Anfang dieser Institution stand nicht, wie in den großen kirchlichen Hilfswerken, die karitative Motivation zur Betreuung von Menschen mit Behinderung und auch nicht, wie in den Landesschulen, der pädagogische Eros zur schulischen Betreuung. Es waren primär medizinische Notwendigkeiten, die in den 60er-Jahren des letzten Jahrhunderts zur Gründung des Spastikerzentrums München, der Vorgängerinstitution des ICP München, führten. In dieser Zeit mehrten sich das Wissen und auch die operativen Möglichkeiten zum Krankheitsbild der infantilen Cerebralparese entscheidend, sodass viele der Patient(inn)en zwar nicht geheilt waren, ihr Zustand aber sehr deutlich gebessert werden konnte. Sehr bald jedoch war klar, dass die Kinder und Jugendlichen nur dann ihren Weg ins Leben fanden, wenn zur dauerhaften medizinisch-therapeutischen Behandlung eine sozial- und heilpädagogische Betreuung stattfand. Parallel dazu war unerlässlich, eine der Behinderung

https://doi.org/10.1515/9783110623574-010

angepasste Beschulung und im Anschluss auch eine Berufsausbildung anzubieten. So ruht das Konzept des ICP auch heute noch auf den drei Säulen Medizin–Heilpädagogik–Schule, allerdings mit Weiterungen, die ins Erwachsenenalter bis hin zum Seniorenalter reichen. So entstanden in den letzten Jahren zusätzlich therapeutisch betreute Wohneinheiten mit strukturiertem Tagesablauf, eine Werkstätte, ein Altenheim und ein ambulantes medizinisches Zentrum für erwachsene Menschen mit Behinderung (MZEB).

Welche Rolle kam und kommt in einer solchen Institution der Pflege zu? Hier hilft ein Blick in Organigramme der letzten Jahre und das aktuelle Organigramm des ICP, wobei sich zeigt, dass die Pflege in alten Organigrammen überhaupt nicht auftauchte. Im medizinisch-therapeutischen Bereich waren die ärztlichen Tätigkeiten, der psychologische Dienst, die Ergotherapie, Physiotherapie und Sprachtherapie aufgeführt, die Pflege als eigenständiger Bereich existierte noch nicht. Dass dies nicht so bleiben konnte, hängt unter anderem auch mit der noch nicht so lange bestehenden Tendenz zur Inklusion behinderter Menschen zusammen. Bis vor einigen Jahren entsprach der Schweregrad der körperlichen Behinderung unserer Kinder und Jugendlichen in etwa demjenigen der Erkrankten in der Gesamtbevölkerung. Gefördert wurden demnach überwiegend leicht und mittelschwer Betroffene, deren pflegerische Probleme gering waren. Inzwischen betreuen wir einen hohen Anteil schwer- und schwerstbehinderter Kinder, die von inklusiven Betreuungsmodellen nicht erreicht werden, oft, weil diese die Eltern überfordern oder weil diese für Kinder mit hohem Schweregrad der Behinderung einfach (noch?) nicht angeboten werden. Nun besteht bei der Zerebralparese ein klarer Zusammenhang zwischen dem Schweregrad der körperlichen Behinderung und einer Fülle von Begleitsymptomen, die für das Kind, den Jugendlichen und deren Eltern oft schwerer wiegen als die Körperbehinderung selbst. Hier sind vor allem begleitende Seh- und Hörschwächen, kognitive Defizite, Essstörungen, Verhaltensauffälligkeiten bis hin zu psychiatrischen Symptomen und das epileptische Anfallsleiden zu nennen, das erst einmal erkannt und dann auch notfallmäßig therapiert werden muss. Da blieb es nicht aus, dass im ICP in den letzten Jahren eine selbständige Pflegeeinrichtung entstehen musste und entstand. Erfreulicherweise lässt sich feststellen, dass sowohl das Ausbildungsprofil der Pflegedienstleiterin und der Pflegekräfte als auch die Ausrüstung der Ambulanz dem einer kleinen Klinik entsprechen.

Als weitere Tendenz ist abzusehen, dass sich im ICP zusätzlich zu den bekannten Pflegestandards der Grundpflege, der Dekubitusprophylaxe und -behandlung, der chronischen Wundversorgung, des Schmerzmanagements, des Ernährungsmanagements, des Managements von Kontinenzstörungen und der Sturzprophylaxe neue pflegerische Aufgabenfelder auftun, die bisher wenig bedacht wurden.

So sind unsere Pflegekräfte verantwortlich für die Dokumentation und das Erstmanagement von zerebralen Anfallsleiden, sie sind mit einbezogen in ein interdisziplinäres Schutzkonzept, das Vernachlässigung, Gewalt und sexuellen Missbrauch verhindern soll, sie sind geschult in der Ersterkennung psychiatrischer Symptome und sie sind beteiligt an Überlegungen zur Vermeidung von freiheitsentziehenden Maßnahmen.

Auch können die überwiegend in der Krankenhaus- und Altenpflege entwickelten Pflegestandards nicht kritiklos auf das körperbehinderte Kind übertragen werden. Ein typisches Beispiel hierfür ist die Sturzprophylaxe. Hier ist es durchaus verständlich, dass man im Bereich der Senior(inn)en nur alles Erdenkliche unternehmen sollte, um Stürze zu verhindern, die einem alten Menschen einen langen Leidensweg bescheren. In der kindlichen Entwicklung, auch eines gesunden Kindes, ist ein Sturz jedoch eine nicht verhinderbare alltägliche Erfahrung. Ein Lauflernkind muss stürzen dürfen, sonst erreicht es den Status eines geschickten Homo erectus nicht. Dies gilt in differenzierter Weise auch für unsere, das Gehen lernenden zerebralparetischen Kinder. Würde man sie um alles in der Welt vor einem Sturz bewahren wollen, dann nähme man ihnen viel Potenzial, sich motorisch weiterzuentwickeln. Dieses Problem brennt uns seit Jahren auf den Nägeln, sodass wir eine Masterarbeit an der KSH München angeregt haben, deren Ergebnis in Kürze vorliegen wird und zu praktischen Handlungsanweisungen führen soll.

Eine weitere wichtige Aufgabe der Pflege, insbesondere der Pflegedienstleitung ist es, alle mit den Kindern befassten Berufsgruppen zu pflegerischen Fragestellungen fortzubilden und hierfür interdisziplinäre Konzepte zu entwickeln, bis hin zur Entwicklung von E-Learning-Programmen.

Sie haben jetzt einiges über fundierte Wissensbildung gelesen, über Konzepte und Expertenstandards, wobei sich die Liste der Fachbegriffe beliebig erweitern ließe, die da heißen Pflegeziele, Pflegeplanung, Prozesssteuerung, Prozessdokumentation, Erfüllungsgrad und vieles mehr. Dies alles ist notwendig und sinnvoll und trotzdem sollten wir nicht vergessen, dass die Pflegekräfte wie kein anderer Berufszweig am nächsten an unseren Kindern arbeiten, mit allen Sinnen, von der Berührung bis zum Sehen und Hören und vor allem Zuhören. In unserer Ambulanz halten wir einen Ruheraum vor, in den sich Kinder zurückziehen können, wenn ihnen einfach alles zu viel wird. Hier ist dann vom Pflegepersonal eine Eigenschaft gefragt, die in all den Konzepten nicht genannt ist, weil sie als selbstverständlich vorausgesetzt wird: die Empathie mit dem Kind.

Es sei noch ein Blick in die Zukunft erlaubt. Hier gilt das oft zitierte Wort des früheren Bundeskanzlers Helmut Schmidt, dass jemand, der Visionen habe, einen Arzt aufsuchen solle. Als kluger Politiker ließ er allerdings die Frage offen, wozu. Es könnte einerseits sinnvoll sein, Psychopharmaka zu verordnen, bis die Visionen abgeklungen sind, andererseits könnte der Herr Doktor auch verstärkend tätig sein, damit der Ratsuchende seine Vision durchträgt. Und Visionen haben wir im ICP. Wir wollen Kindern und Eltern nach durchgeführten Operationen mit „blutiger Entlassung“ ersparen, dass sie sich im Anschluss in fernab gelegene Rehabilitationseinrichtungen begeben müssen. So sind wir dabei, eine stationäre Anschlussrehabilitation zu etablieren, was für unsere Einrichtung Neuland ist. Es wird die Zeit kommen, hierzu auch die personelle Konzeption zu entwerfen, wobei wir uns für die Pflege junges, gut ausgebildetes Personal wünschen, das dafür brennt, mit uns den Anfang eines neuen Weges zu gehen.

Teil 3: Akademisierung der Pflege aus berufspolitischer Sicht

Rainer Ammende

25 Jahre innovative Pflegestudiengänge an der Katholischen Stiftungshochschule München – ein Dank aus einer Berufsfachschule

Herzlichen Glückwunsch zu diesem besonderen Jubiläum: Bedenkt man, wie mühselig und schwierig der Aufbau von Pflegestudiengängen und -fakultäten in Deutschland war und ist und wie dringend wir sehr gut qualifiziertes Pflegefachpersonal für die Daseinsvorsorge unserer Bevölkerung benötigen, so ist jeder Pflegestudiengang eine Innovation und sehr kostbar. Vielen Dank für Ihr Engagement und Ihr Ringen um diese Fakultät und deren stetige Weiterentwicklung. Die Katholische Stiftungshochschule (KSH) München ist ein Leuchtturm und wichtiger Hort des Wissens in der bayerischen Pflegelandschaft mit kräftigen Wurzeln in der Frauenbewegung, der Armenpflege und in sozialen Frauenschulen. Jede Person, die an der KSH München einen Pflegestudiengang abschließt, steht auf den Schultern von Ellen Ammann, Pauline Gräfin von Montgelas, Maria Hopmann und anderen, die sich um die Bildung von Frauen und die Daseinsvorsorge sehr verdient gemacht haben. Sie tragen dieses Licht weiter zu denen, die der Sorge bedürfen. Immer schwingt die Denomination mit, die den Auftrag der Hochschule stärkt und Studierende inspiriert.

1995 leitet Staatsministerin Barbara Stamm im Kabinett Stoiber das Ressort für Arbeit, Sozialordnung, Familie, Frauen und Gesundheit in Bayern. Hans Zehetmair führt das Wissenschaftsministerium. Der Gedanke, dass akademisch qualifizierte Führungskräfte in der Pflege in Bayern benötigt werden, trifft auf Resonanz. 35 Jahre nach Gründung der ersten Pflegestudiengänge in den heutigen neuen Bundesländern und 83 Jahre nach Gründung des ersten Pflegemanagementstudiengangs an der Frauenhochschule in Leipzig zieht Bayern nach. Jedem dieser Erfolge geht eine lange und zähe Debatte voraus.

Hochschulvertreter/-innen, Verbände und der Bayerische Landespflegerat treten früh für die Einrichtung von Pflegestudiengängen in Bayern ein. Das Altenpflegegesetz von 2000 und das Krankenpflegegesetz von 2003 ermöglichen durch eine „Experimentierklausel" die Einführung primärqualifizierender Studiengänge. Die Staatskanzlei lehnt das Anliegen 2004 klar ab. Auf einer Fachtagung an der KSH München im Jahr 2006 wiederholt Thomas Goppel, damaliger Gesundheitsminister, diese Ablehnung. Zwei Jahre später, 2008, immatrikulieren sich dann die ersten Studierenden in Bayern im ersten Studiengang dieser Art in München. Es zeigt sich, dass zähes Ringen oder der Vorsprung anderer Bundesländer bayerische Politik gelegentlich beflügeln kann. So wird hoffentlich auch das Ringen der Dekan(inn)e(n) und des Bayeri-

https://doi.org/10.1515/9783110623574-011

schen Landespflegerats um die Errichtung einer Pflegekammer in Bayern mittelfristig zum Erfolg führen.

Zwischenzeitlich kann die KSH München auf sehr viele Absolvent(inn)en verweisen, die ihre erworbenen Kompetenzen im Bereich Management, Pädagogik und Pflegewissenschaft in den Einrichtungen des Gesundheitswesens in Stadt und Land nachhaltig einbringen. Alle Bewohner/-innen, Patient(inn)en und Bürger/-innen, die davon einen Mehrwert in der Qualität der Versorgung erlebt haben, können Zeugnis ablegen über die Breitenwirkung der Entscheidung von 1995.

Die Berufsfachschulen für Pflegeberufe begleiten diesen Akademisierungsprozess durch das Krankenpflegegesetz seit 2004 mit Stolz und stiller Sorge. Die langersehnte Professionalisierung des Berufs kommt einen weiteren Schritt voran. Endlich! Die Weiterbildungen von Lehrer(inne)n für Pflegeberufe werden ersetzt durch Pflegepädagogikstudiengänge. Das verändert die Ausbildungsqualität. Endlose Debatten zur Notwendigkeit einer Akademisierung der Pflegepraxis führen endlich zu einer Experimentierklausel und zu Ausbildungskooperationen zwischen Berufsfachschulen für Pflegeberufe, Einsatzorten und Hochschulen. Es folgt eine Phase der Modellversuche zur Weiterentwicklung der Pflegeberufe vom Jahr 2004 bis voraussichtlich 2022 bzw. 2029. Dieser Prozess verändert Berufsfachschulen, Praxiseinsatzorte und Hochschulen und führt zu lebhaften Debatten über die Zukunft der Pflege. Verbände, Hochschulen und viele Berufsfachschulen setzen sich vehement für eine Ausbildungsreform ein. Die Verabschiedung des Pflegeberufegesetzes im Jahr 2017 ist eine Zäsur. Die Pflegeausbildung an Hochschulen wird in den Regelbetrieb überführt. Hochschulen bilden künftig selbstständig aus. Die Berufsfachschulen verlieren die Klassen im Modellversuch und künftig potenzielle Bewerber/-innen mit Hochschulzugangsberechtigung. Sie erhalten dafür Pflegepädagogennachwuchs und fachlich-wissenschaftliche Impulse.

„Was ist unser Abschluss denn dann noch wert?“, fragt ein Auszubildender der Gesundheits- und Krankenpflege im Berufskundeunterricht, wohlwissend, dass im Klassenzimmer nebenan „die Bachelorstudierenden“ sitzen, die auch eine Ausbildung in der Gesundheits- und Krankenpflege absolvieren. Die „Pflegestudierenden“ fragen sich, wie sich ihre Rolle von jener des herkömmlich qualifizierten Pflegefachpersonals unterscheiden wird. In Fachweiterbildungslehrgängen wird die Angst vor Akademiker(inne)n laut, „die die Praktiker/-innen verdrängen werden.“ Lehrer/-innen für Pflegeberufe hadern mit den „Studierten“. Das Gespenst der Pflegewissenschaft geht um. Veränderungen sind auch immer Verwerfungen, die über Jahre im System bearbeitet werden müssen. Um sie einordnen zu können, sind viele Gespräche und Fortbildungen notwendig.

Warum hat sich der Prozess der Akademisierung der Pflegeberufe so lange hingezogen? Die Berufsbildung im Sekundarbereich führt in Deutschland über viele Jahrzehnte zu einer geringen Jugendarbeitslosigkeit und für den Industriestandort zu einem sehr guten Angebot an qualifiziertem Fachpersonal. Die Krankenpflegeausbildung wurde seit 1906, die Säuglings- und Kinderkrankenpflegeausbildung seit 1917 und die Altenpflegeausbildungen wurden in den Ländern seit 1970 analog entwickelt. Zahlreiche Richtlinien der Europäischen Wirtschaftsgemeinschaft und der Europäischen Union setzten Rahmenvorgaben, die seit 1985 in den Krankenpflege- und Altenpflegegesetzen in Deutschland schrittweise in nationales Recht umgesetzt wurden. So erfolgten stets auch kleine Schritte zur Angleichung an europäische Ausbildungsstandards in der Pflege. Der große Erfolg des berufsbildenden Systems in Deutschland ist ein wesentlicher Faktor, der eine frühe Akademisierung der Pflege- und Therapieberufe in Deutschland verhinderte.

Unter anderem setzt sich Julian Nida-Rümelin seit Jahren sehr kritisch mit dem Bologna-Prozess, den OECD-Forderungen, dem eigentlichen Auftrag von Hochschulen und Universitäten, der Reformbedürftigkeit des berufsbildenden Systems und dem „Akademisierungswahn“ auseinander. Er stellt grundsätzlich infrage, ob Trainings mit dem Ziel schnellstmöglicher Employability sinnentleerend wirken und ökonomische Verwertungsinteressen einen Teil der hohen Unzufriedenheit in der Bildungslandschaft ausmachen. Er vertritt die These, dass eine kulturelle Leitidee fehle und der Persönlichkeitsbildung zu wenig Beachtung geschenkt werde.[1] Ein brisanter und sehr kontroverser Diskurs entwickelt sich in der Bildungslandschaft.

Vertreter/-innen und Gegner/-innen einer Voll- oder Teilakademisierung der Pflege- und Hebammenwissenschaft sowie der Therapieberufe debattieren ebenso heftig wie Pflegefachpersonal zur Rolle der Bachelor- und Masterabsolvent(inn)en von Pflegestudiengängen und der befürchteten Verdrängung herkömmlich qualifizierter Personen. Der Mangel an Fachpersonal und die Sinnentleerung in der professionellen Pflegepraxis durch eine (überwunden geglaubte) taylorisierte Patient(inn)en- und Bewohner(innen)abfertigung in unterfinanzierten Versorgungsstrukturen wird zunächst ignoriert, ist nun aber so offensichtlich, dass das Thema Pflege die Medien dominiert und Politiker/-innen zum Handeln drängt.

„Zur Beseitigung des Fachkräftemangels sind verschiedene Maßnahmen erforderlich, zu denen auch eine Ausweitung der Ausbildungskapazitäten und eine Reform der Pflegeausbildung mit Integration der Grundausbildung gehören. Zugleich ist es notwendig, die Attraktivität der Pflege zu steigern und neue Karrieremöglichkeiten zu eröffnen. Dazu gehört auch, die Professionalisierung der Pflege aktiv weiter zu fördern, den Ausbau von grundständigen, ausbildungsintegrierenden Bachelor- und konsekutiven Masterstudiengängen voranzubringen und die Förderung des wissenschaftlichen Nachwuchses zu intensivieren. Dazu ist auch ein erheblicher Ausbau universitärer pflegewissenschaftlicher Standorte erforderlich. Um den Fachkräftemangel zu beseitigen, ist außerdem eine Verbesserung der Arbeitsbedingungen und der Bezahlung der Pflege erforderlich.“[2] Diese Empfehlungen des Sachverständigenrats zur Begutachtung der Entwicklung im Gesundheitswesen begründet mehrfach, dass eine Teil-

1 Vgl. URL: https://www.bibb.de/de/36890.php (letzter Aufruf: 10.06.2019).

2 Vgl. URL: https://www.svr-gesundheit.de/index.php?id=528 (letzter Aufruf: 10.06.2019).

akademisierung des Pflegeberufs in Deutschland notwendig ist. Die Pflegeberufsausbildung im Sekundarbereich wird durch dieses Gutachten nicht infrage gestellt. Vielmehr verdeutlicht das Gutachten, dass zusätzlich zur herkömmlichen Ausbildung im Sekundarbereich eine neue Rolle und ein neues Tätigkeitsfeld in der Pflege entwickelt werden muss. Pflegewissenschaftliche Erkenntnisse sollen Eingang finden in Pflegeinterventionen und Versorgungsstrukturen, und Fragen aus dem Pflegealltag sollen von der Pflegewissenschaft aufgegriffen und beantwortet werden. Die Frage der Substitution stellt sich in diesem Kontext nicht, weil die neue Rolle in der pflegerischen Versorgung sich von der herkömmlichen unterscheidet. Eine Ausdifferenzierung und Abgrenzung der Berufsprofile ist notwendig, denn gleichlautende Berufsabschlüsse mit und ohne pflegewissenschaftliche Kompetenzen sind nicht gleich. Der Mehrwert des Studiums muss verdeutlicht werden. Möglichkeiten der Durchlässigkeit im Bildungs- und Pflegesystem sind gegeben und werden weiterentwickelt. Das Niveau der Lehre an Hochschulen darf nicht abgesenkt und das der beruflichen Ausbildung nicht künstlich „hochgeredet“ werden. Klare Rollen und Profile sind das Ziel.

Das Pflegeberufegesetz unterstreicht die Weiterführung der Berufsausbildung im Sekundarbereich. Die neue Geschäftsstelle nach PflBG am Bundesinstitut für Berufsbildung ist auch ein Indikator in diese Richtung. Die Einführung der Vorbehaltsaufgaben in der Pflege (§ 4 PflBG) und die „Ausbildung im Rahmen von Modellvorhaben nach § 63 Absatz 3 c des Fünften Sozialgesetzbuchs“ (§ 14 PflBG) wird den Diskurs zum notwendigen Kompetenzprofil des Pflegefachpersonals mit und ohne akademischem Abschluss verstärken. Derzeit sieht der Gesetzgeber vor, dass sowohl die Ausübung von Vorbehaltsaufgaben als auch die Ausübung heilkundlicher Tätigkeiten an Berufsfachschulen für Pflege und an Hochschulen erlernt werden und in den im Pflegeberufegesetz benannten Settings von beiden Gruppen umgesetzt werden können. Mit den erforderlichen Reformen der Verfassungen der Kostenträger werden höchstwahrscheinlich Zulassungskriterien eingeführt, die Abrechnungsmöglichkeiten aufgrund von Qualifikationen differenzieren.

Im Deutschen Bildungsrat für Pflegeberufe wird an einer Rahmenweiterbildungsordnung gearbeitet. Die Arbeit dieses Gremiums soll mittelfristig in die entstehende Bundespflegekammer überführt werden. Pflegekammern erlassen Weiterbildungsordnungen in den Ländern. Die Einführung der generalistischen Pflegeausbildung verdeutlicht erneut den Bedarf einer einheitlichen, strukturierten Fort- und Weiterbildungslandschaft in der Pflege. Wie das Pflegefachpersonal mit und ohne akademischem Berufsabschluss in Weiterbildungen einmünden und wie Anrechnungen im Sekundar- und Tertiärbereich erfolgen werden, ist offen.

Nach 25 Jahren blickt die KSH München auf einen rasanten Entwicklungsprozess der Fakultät für Gesundheit und Pflege zurück. Sie ist expandiert. Neben den Bachelorstudiengängen sind Masterstudiengänge entstanden, und weitere Programme werden hinzukommen.

Ein Merkmal der KSH München ist ihr Leitbild. Sie ist eine moderne, flexible und zukunftsgerichtete Bildungsstätte, mit zentralen, beständigen Werten. Diese erden, verleihen Sicherheit und geben Richtung in einer granularen Gesellschaft. Das wirkt auf die Bildungsarbeit mit den Studierenden und auf Inhalte. Ganzheitliche Sichtweisen sind möglich, was den zentralen Werten professionell Pflegender entspricht. Das schafft den Raum, in dem das Wesen der professionellen Pflege verstanden werden kann.

Caritas Christi urget nos

Edith Dürr und Pascale Hilberger-Kirlum

25 Jahre berufspolitische Entwicklungen in Bayern

„Wir können nicht mit dem Pflegewissen des 20. Jahrhunderts ins 21. Jahrhundert gehen.“[1]

Anhand der Entwicklungsstränge zur „Akademisierung der Pflege“ und zur „Einrichtung einer Pflegekammer“ möchte der folgende Beitrag den besonderen Stellenwert eines erfolgreichen Zusammenwirkens zwischen Hochschule und Berufspolitik aufzeigen. Die genannten Entwicklungen traten mit großer zeitlicher Überschneidung auf und sind von zentraler Bedeutung für die Professionsentwicklung und den pflegepolitischen Diskurs in Bayern. Die Etablierung des ersten Studiengangs für Pflege(-management) in Bayern an der Katholischen Stiftungshochschule (KSH) München im Jahr 1995 darf neben der primär hochschulpolitischen Pionierleistung ebenso als berufspolitischer Erfolg betrachtet werden.

Blickt man in die Archive der Bayerischen Arbeitsgemeinschaft zur Förderung der Pflegeberufe (Bay. ARGE) wird deutlich, dass aus diesem Gremium schon seit Ende der 1980er-Jahre große Aufgeschlossenheit für die Etablierung von Pflegestudiengängen in Bayern signalisiert wurde. Das hat insofern hohen Bedeutungsgehalt, da hochschulpolitische Impulse vonseiten der (pflege-)berufsverbandlichen Vertretungen in der Vergangenheit und Gegenwart unterstützt wurden und umgekehrt.

Der pflegehistorisch äußerst interessante Fundus im Archiv der Bay. ARGE, dem heutigen Bayerischen Landespflegerat (BLPR), gibt hierzu eindrucksvolle Einzelheiten preis. Nicht nur aufgrund des satzungsgemäßen Auftrags findet sich der Themenkomplex Aus-, Fort- und Weiterbildung von Pflegekräften nahezu im gesamten Zeitverlauf des Dokumentationsarchivs wieder. Auch zeugen diverse Dokumente von der intensiven Begleitung der Bay. ARGE bei der Etablierung und Entwicklung des ersten Pflegestudiengangs in Bayern.

Zunächst wurde in der Bay. ARGE Ende der 1980er-Jahre der (fach-)hochschulische Qualifizierungsweg der „Lehrerin für Krankenpflege“ intensiv diskutiert.[2] Die berufspolitische Erfahrung lehrt, dass ein Aktivwerden vonseiten der Politik erst bei mehr oder weniger drohenden Mangel- oder Notsituationen in der Gesundheitsversorgung erfolgt. Ernst zu nehmende Hinweise oder die Bitte um einen konstruktiven Dialog vonseiten der pflegerischen Berufsvertretungen bleiben oft lange unbeach-

1 Vgl. Zopfy 1999.
2 Vgl. Bay. ARGE 10.11.1989.

https://doi.org/10.1515/9783110623574-012

tet, ganz zu schweigen von einem Einbezug der professionellen Pflege in relevante Entscheidungsprozesse (vgl. Grosse 1997). So wies der sogenannte Krankenpflegeausschuss der Bay. ARGE[3] in seinem Situationspapier vom 31.05.1989 eindrücklich „[...] auf die sich weiter zuspitzende Situation in den Pflegeberufen" (Bay. ARGE 1989) hin und konstatierte eine Missachtung seiner wiederholt vorgetragenen Vorschläge und Lösungsstrategien durch die Verantwortlichen für das bayerische Gesundheitswesen (vgl. Bay. ARGE 1989a). In einem Berichtspapier einer interministeriellen Arbeitsgruppe unter Federführung des Bayerischen Staatsministeriums für Arbeit und Sozialordnung zum „Mangel an Pflegekräften in Krankenhäusern sowie in Alten-und Pflegeheimen in Bayern" sprechen sich die beteiligten Ministerien zum gleichen Zeitpunkt gegen die „Integration der Weiterbildung in den Fachhochschulbereich" (Bayerisches Staatsministerium für Arbeit und Sozialordnung 1989: 103) aus. Argumentiert wird, dass mit einer „[...] Akademisierung der Weiterbildung [...] kaum eine Qualifikationsverbesserung" (Bayerisches Staatsministerium für Arbeit und Sozialordnung 1989: 103) erreicht werden kann und die Mehrzahl der Pflegekräfte mangels notwendiger Zugangsvoraussetzungen von einem hochschulischen Studium ausgeschlossen ist (vgl. Bayerisches Staatsministerium für Arbeit und Sozialordnung 1989). Zwar wird das erklärte Ziel verfolgt, eine Aufwertung der Pflegeberufe voranzutreiben, dennoch sei der „[...] Beitrag, den hierzu ein Lehrstuhl für Pflegeforschung leisten könnte [...] nicht so gewichtig, um deswegen die fachlichen Gegenargumente hintenanzustellen" (Bayerisches Staatsministerium für Arbeit und Sozialordnung 1989: 104).

Dessen ungeachtet rief der Bayerische Staatsminister für Arbeit und Sozialordnung, Gebhard Glück, im Oktober desselben Jahres eine „Konzertierte Aktion Pflege in Bayern" ins Leben: „Die Situation der Pflegeberufe ist ernst und hat sich in der letzten Zeit weiter zugespitzt [...]. [D]ie Schere zwischen dem Bedarf an Pflege und der Möglichkeit zur Bedarfsdeckung klafft immer weiter auseinander." (Bayerisches Staatsministerium für Arbeit und Sozialordnung 1990: 7) Landesweit tätige Organisationen, u. a. die Bay. ARGE, wurden zur Mitarbeit aufgerufen (vgl. Bayerisches Staatsministerium für Arbeit und Sozialordnung 1990). Über diesen Weg gelang es in den Folgejahren, zahlreiche wichtige Impulse zur Zukunftsgestaltung der Pflegeprofession einzubringen. Der dezidiert formulierte Auftrag von ministerieller Seite an die Bay. ARGE lautete, sich „[...] um die Akademisierung in der Pflege [zu] bemühen und auf einen patientenorientierten Tagesablauf in den Kliniken hin[zu]wirken" (Bayerisches Staatsministerium für Arbeit und Sozialordnung 1990a). Im Hauptfokus der erarbeiteten Vorschläge und Ergebnisse, welche im September desselben Jahres vom genannten Ministerium veröffentlicht wurden, standen zuvorderst Empfehlungen zur Verbesserung der Aus-, Fort- und Weiterbildung, zur betrieblichen Organisation sowie zu Tariffragen und zur Gewinnung von Personal (vgl. Bayerisches Staatsministerium

3 Der Bayerische Krankenpflegeausschuss bestand als Unterausschuss innerhalb der Bay. ARGE mit eigener Verbandsstruktur bis Mai 1990 und verstand sich als Arbeits- und Beratungsorgan der Arbeitsgemeinschaft (vgl. § 5, Satzung der Bay. ARGE vom 30.11.1981).

für Arbeit und Sozialordnung 1990a). Die aufgeführten Beispiele zeigen sicher nicht zufällig eine hohe Übereinstimmung mit den aktuellen Themenfeldern der von drei Bundesministerien initiierten „Konzertierten Aktion Pflege“ von 2019 auf (vgl. Bundesministerium für Gesundheit 2019).

Einig war man sich im Rahmen der bayerischen Initiative, dass Lehrer/-innen an Schulen für Pflegeberufe und Pflegedienstleitungen zukünftig über einen Studiengang an einer Fachhochschule für die „Übernahme der Funktion einer Leitung des Pflegedienstes in Krankenhäusern und größeren Alten- und Pflegeheimen und die der Lehrtätigkeit und Leitung an Krankenpflegeschulen“ (Bayerisches Staatsministerium für Arbeit und Sozialordnung 1990: 17) qualifiziert werden sollen. Die konkrete Ausgestaltung des angedachten Diplomstudiengangs bedarf laut Ministerium noch eingehender Diskussion, darüber hinaus wurde die dringende Empfehlung zur Erarbeitung einer staatlichen Weiterbildungsordnung ausgesprochen (vgl. Bayerisches Staatsministerium für Arbeit und Sozialordnung 1990).

Der Bayerische Senat unterstützte eine Eingabe der Bay. ARGE zur Akademisierung von Lehrenden und Leitenden in der Pflege und brachte am 10.07.1991 einen Antrag zur Errichtung von Lehrstühlen auf den Weg:

1. Für Studiengänge im Fachhochschulbereich zur Vorbereitung auf die Leitungs- bzw. Ausbildungstätigkeit im Pflegedienst
2. Für Pflegewissenschaft an Universitäten, um das vorhandene Pflegewissen nach gängigen Forschungsstandards systematisch aufzuarbeiten und zu erweitern. (Bayerischer Senat 1991)

Aufgrund zweier Beschlüsse des Bayerischen Senats im Jahr 1992 und des Bayerischen Landtags im darauffolgenden Jahr erhielt das Bayerische Staatsministerium für Unterricht, Kultus, Wissenschaft und Kunst den Auftrag, im Rahmen einer Arbeitsgruppe „[...] ein Konzept zur Einführung eines Studiengangs ‚Pflegemanagement‘ im Fachhochschulbereich zu entwickeln“ (Bayerisches Staatsministerium für Unterricht, Kultur, Wissenschaft und Kunst 1993). Weitere Arbeitsgruppen beschäftigten sich mit der Ausbildung von Unterrichtskräften für Pflegeberufe, deren Ansiedlung analog zum Berufsschullehramt an Staatsinstituten bzw. Universitäten geplant war und mit der Schaffung eines möglichen Universitätsstudiengangs „Gesundheit“ (vgl. Bayerisches Staatsministerium für Unterricht, Kultur, Wissenschaft und Kunst 1993). Wie aus der Archivdokumentation hervorgeht, wurden die Expertenverbände der Bay. ARGE zunächst nicht an der Arbeitsgruppe zur „Einrichtung von Studiengängen im Pflegebereich“ beteiligt, forderten dies jedoch beim zuständigen Ministerium ein (Bay. ARGE 1992). In einer konsentierten Stellungnahme zur Weiterbildung für Pflegeberufe im tertiären Bildungsbereich verlangten die Berufsverbände explizit die Mitgestaltung und -bestimmung durch Bildungs- und Pflegeexpert(inn)en, da „Praxisrelevanz [...] nur durch die Berufsangehörigen entwickelt werden“ kann (Bay. ARGE 1992a). Zentrale Punkte wie die Studieninhalte, -ziele sowie unterschiedliche Auffassungen zur Gestaltung der Zugangsvoraussetzungen stellten sich auch innerhalb der Bay. ARGE zunächst als Hauptauseinandersetzungspunkte dar. Als Sachverständigengremium wirkte die Bay. ARGE aktiv an der Bildungsdiskussion mit und tat sich u. a. mit Vertretungen der bayerischen Hochschulen, der Bayerischen Krankenhausgesellschaft und der Praxis zusammen. So nahm Peter Obermaier-van Deun von der KSH München an einer Sitzung zur gemeinsamen Eruierung der notwendigen Voraussetzungen von Hochschulen bzw. Fachhochschulen für Pflegestudiengänge teil (vgl. Bay. ARGE 1992b). Im Entwurf des Konzeptpapiers heißt es, dass „[...] die Forderung der Pflege-Weiterbildung im tertiären Bildungsbereich auch immer die Entwicklung der Pflegewissenschaft und damit der Pflegeforschung [beinhaltet]" (Bay. ARGE 1992b) und Pflegewissenschaft darüber hinaus eine relevante Stellung bei der Vertretung der Pflegebelange gegenüber der Politik zukommt (vgl. Bay. ARGE 1992b).

Nachdem die politischen Mühlen bekanntermaßen langsam mahlen, erfolgte erst rund zwei Jahre später vom zuständigen Ministerium das Startsignal für den ersten Studiengang „Pflegemanagement" in Bayern. Wie die Vorsitzende der Bay. ARGE bei der Vorstandssitzung am 05.12.1994 berichtete, wurde Johannes Kemser zum Gründungsdekan des neuen Fachbereichs „Pflege" an der KSH München bestellt. Damit wurde endlich eine zentrale politische Forderung der bayerischen Berufsverbände der Pflege in konkrete Taten umgesetzt. Die seit der Jahrtausendwende stark forcierte Forderung und Argumentation des BLPR für die Einrichtung universitärer Lehrstühle für Pflegewissenschaft in Bayern dauert bis heute an (vgl. BLPR).

Nahezu zeitgleich mit dem Fortschreiten der Akademisierungsentwicklungen in Bayern wurden die Stimmen nach einer eigenständigen Standesvertretung immer lauter. Eine stattliche Anzahl an Dokumentationen zu Gesprächen, Anhörungen, Stellungnahmen, Runden Tischen, Arbeitsgruppen etc. zeugt von den intensiven Bemühungen des BLPR ab Mitte der 1990er-Jahre, einen politischen Meinungsbildungsprozess bezüglich einer Pflegekammer, zunächst innerhalb der pflegerischen Berufsgruppe, in Gang zu bringen. Verschiedene Anträge vonseiten der Opposition im Bayerischen Landtag unterstützen diese Idee (vgl. Bayerischer Landtag 1992 und 1994). Der Vorstoß der SPD zur Vorlage eines Entwurfs eines Bayerischen Pflegekammergesetzes im Juli 1996 wurde, ebenso wie die genannten Anträge, von der Regierungspartei abgelehnt (vgl. Bayerischer Landtag 1996). Aus heutiger Sicht kam dieser Vorschlag vor allem für die Berufsangehörigen in Bayern zu früh, da die Information und der professionsinterne Diskurs um die Thematik „Pflegekammer" gerade erst begonnen hatten (vgl. Jahn 1996). Im Februar 2011 überraschte der bayerische Gesundheitsminister Markus Söder mit der Initiative „Bündnis für Pflegekammer", welches gemeinsam mit den Vertreter(inne)n der Pflege-und Berufsverbände geschlossen wurden. Die Unterzeichner/-innen bekannten sich damit zur Errichtung einer bayerischen Pflegekammer mit dem Ziel, den professionell Pflegenden damit eine starke Stimme und dem Pflegeberuf eine ideelle Aufwertung zu geben (vgl. Bayerisches Staatsministerium für Umwelt und Gesundheit 2011). Ein dementsprechender Gesetzesentwurf wurde zwar in den Bayerischen Landtag eingebracht, vom damaligen Koalitionspartner FDP aber entschieden abgelehnt, sodass das Vorhaben

„Pflegekammer" nicht weiterverfolgt wurde. Nicht so in den Reihen der Pflegeprofession: Im November 2011 sprachen sich die Professor(inn)en der pflegebezogenen Studiengänge in Bayern in einem offenen Brief für die baldige Errichtung einer Pflegekammer aus, mit dem deutlichen Hinweis auf die Notwendigkeiten zur Sicherung der Versorgungsqualität (vgl. KSH München 2011). Unter dem Motto „Rettet die Pflege" rief der BLPR im gleichen Monat zu einer ersten Demonstration vor der Bayerischen Staatskanzlei auf, um seiner Forderung nach besseren Rahmenbedingungen und Mitsprache bei politischen Entscheidungen Gehör zu verschaffen (vgl. Bay. ARGE 2011). Im Ringen um eine adäquate berufsständische Vertretung agierten die Berufsverbände und -organisationen im BLPR und die bayerische Dekanekonferenz Pflege fortan geschlossen als Verbündete. Bei einer Expertenanhörung im Landtag zum Thema „Ausgestaltung einer bayerischen Pflegekammer" am 18. Oktober 2012 äußerte sich Johannes Kemser als Experte der Hochschulen dahingehend, dass mangels einer eigenständigen Standesvertretung „[...] dieser Berufsgruppe auch die Möglichkeit, ihre Interessen in politischen, gesetzgeberischen und gesellschaftlichen Diskursen angemessen deutlich zu machen [fehlt]" (Bayerischer Landtag 2012). Faktisch gelang es in den intensiven Diskussionen mit der zuständigen Staatsministerin für Gesundheit und Pflege, Melanie Huml, in den folgenden Jahren nicht, einen gemeinsam getragenen Lösungsweg einzuschlagen. Die bayerischen Dekan(inn)e(n), vertreten durch Constanze Giese von der KSH München, und die bayerischen Pflegeverbände ließen nichts unversucht, um eine wirksame berufsständische Vertretung der Pflege auch für Bayern zu erreichen. Trotz der positiven Ergebnisse einer bayerischen Pflegekräftebefragung (vgl. Bücker, Lademann 2013) und massiver Widerstände aus den Reihen der berufsverbandlichen Vertretungen favorisierten die politisch Verantwortlichen schließlich eine Sonderlösung, die als sog. „Vereinigung der Pflegenden in Bayern" im April 2017 gesetzlich beschlossen wurde (vgl. Bayerische Staatsregierung 2017). Da im bayerischen Sonderweg weder der Inhalt noch die Struktur überzeugen können und eine wirksame Interessensvertretung damit ausgeschlossen ist, was nicht zuletzt durch ein rechtswissenschaftliches Gutachten (vgl. Hanika 2016) bestätigt wurde, bleibt der BLPR bei seiner Forderung nach einer „echten" Pflegekammer (vgl. BLPR 2018).

Die bewährte vertrauensvolle und gute Zusammenarbeit mit der Dekanekonferenz Pflege möchte der BLPR auch in Zukunft fortführen und gemeinsam die pflege- und berufspolitischen Belange der Profession bei den Verantwortlichen in Politik und Ministerien zur Sprache bringen.

Mit den Worten der Physikerin und mehrfachen Nobelpreisträgerin Marie Curie gratuliert der Bayerische Landespflegerat der Fakultät Pflege sehr herzlich zum 25jährigen Jubiläum: *„Man merkt nie, was schon getan wurde, man sieht immer nur, was noch zu tun bleibt."*[4]

4 URL: https://www.agitano.com/zitate-sprueche/marie-curie (letzter Aufruf: 22.07.2019).

Literatur

Bay. ARGE (31.05.1989a). Situationspapier des Krankenpflege Ausschusses. Archiv BLPR.

Bay. ARGE (10.11.1989b). Protokoll der Sitzung Vorstand, Regensburg. Archiv BLPR.

Bay. ARGE (11.09.1992). Schreiben an Staatssekretär Dr. Otto Wiesheu, Bayerisches Staatsministerium für Unterricht und Kultur, Wissenschaft und Kunst. Archiv BLPR.

Bay. ARGE (27.11.1992a). Stellungnahme zur Weiterbildung für Pflegeberufe im tertiären Bildungsbereich. Archiv BLPR.

Bay. ARGE (02.12.1992b). Entwurf „Voraussetzungen von Hochschulen und Fachhochschulen, die Pflegestudiengänge anbieten wollen". Archiv BLPR.

Bay. ARGE (10.11.2011). Pressemitteilung: Große Pflege-Demo am Odeonsplatz. Archiv BLPR.

Bayerische Landtag. LT-Drs. 12/7051 vom 26.06.1992 und LT-Drs. 13/84 vom 30.11.1994.

Bayerische Landtag. LT-Drs. 13/5190 vom 20.06.1996.

Bayerischer Landtag. Wortprotokoll (nicht autorisiert), Anhörung zum Thema „Ausgestaltung einer bayerischen Pflegekammer", 77, UG 18.10.2012.

Bayerischer Senat. Sen-Drucksache 237/91 vom 10.07.1991.

Bayerisches Staatsministerium für Arbeit und Sozialordnung (1989). Bericht der interministeriellen Arbeitsgruppe zum Mangel an Pflegekräften in Krankenhäusern sowie in Alten-und Pflegeheimen in Bayern. München (Archiv BLPR).

Bayerisches Staatsministerium für Arbeit und Sozialordnung (1990). Konzertierte Aktion Pflege in Bayern – Ergebnisse und Vorschläge. München (Archiv BLPR).

Bayerisches Staatsministerium für Arbeit und Sozialordnung (06.09.1990a). Schreiben an die Mitgliedsverbände der „Konzertierten Aktion Pflege in Bayern". München (Archiv BLPR).

Bayerisches Staatsministerium für Umwelt und Gesundheit (09.02.2011). Bündnis für Pflegekammer. München (Archiv BLPR).

Bayerisches Staatsministerium für Unterricht, Kultur, Wissenschaft und Kunst. Schreiben an die Bay. ARGE vom 30.09.1993. Archiv BLPR.

Bayerische Staatsregierung. Gesetz zur Errichtung einer Vereinigung der Pflegenden in Bayern (Pflegendenvereinigungsgesetz – PfleVG) vom 24.04.2017 (GVBl. S. 78) Bay RS 2124-2-G (Art. 1–8). URL: https://www.gesetze-bayern.de/Content/Document/BayPfleVG (letzter Aufruf: 22.07.2019).

BLPR. Forderungen des Bayerischen Landespflegerats zur Landtagswahl am 14.10.2018. URL: https://bayerischer-landespflegerat.de/presse/pressemitteilungen/page/2/ (letzter Aufruf: 22.07.2019).

Büker, C. und Lademann, J. (2013). Befragung der beruflich Pflegenden zur Einrichtung einer Pflegekammer in Bayern- Abschlussbericht, Hochschule München. URL: https://www.hm.edu/allgemein/aktuelles/news/newsdetail_81537.de.html (letzter Aufruf: 22.07.2019).

Bundesministerium für Gesundheit (2019). Konzertierte Aktion Pflege, Abschlussbericht Vereinbarungen der Arbeitsgruppen 1 bis 5, Berlin. URL: https://www.bundesgesundheitsministerium.de/konzertierte-aktion-pflege.html (letzter Aufruf: 17.07.2019).

BLPR (13.06.2018). Forderungen des Bayerischen Landespflegerats zur Landtagswahl am 14. Oktober 2018. URL: https://bayerischer-landespflegerat.de/presse/pressemitteilungen/page/2/ (letzter Aufruf: 22.07.19).

Grosse, R (4.2.1997). „Münchner Erklärung" – Krankenpfleger reden mit. *Süddeutsche Zeitung*.

Hanika, H. (2016). Rechtswissenschaftliches Gutachten zum Gesetzesentwurf der Staatsregierung zur Errichtung einer Vereinigung der bayerischen Pflege (Pflegendenvereinigungsgesetz – PfleVG).

Jahn, R. (1996). Pflegekammer – greifbares Ziel oder ferne Utopie? *Die Schwester/Der Pfleger*, 9:813–820.

Katholische Stiftungsfachhochschule München. Pflegeprofessoren fordern baldige Gründung einer Pflegekammer. Presseinformation vom 03.11.2011. URL: https://idw-online.de/de/news449113 (letzter Aufruf: 22.07.2019).

Zopfy, I. (Vorsitzende Bay. ARGE). Festrede anlässlich des 50-jährigen Bestehens der Bay. ARGE am 16.04.1999 in München.

Claudia Hauck

Zukunft Pflege – Perspektive Berufspolitik

Es ist mir eine große Ehre, anlässlich des Jubiläums „25 Jahre Pflege an der KSH München" meine berufspolitische Perspektive einbringen zu dürfen. Zum einen bin ich der Hochschule durch die Zeit meines dortigen Pflegepädagogikstudiums (B. A.) von 2009 bis 2013 und zum anderen im Zusammenhang mit meiner Leitungsfunktion bei der Caritas-Gemeinschaft für Pflege- und Sozialberufe Bayern e. V. durch die regelmäßige Zusammenarbeit mit dem Institut für Fort- und Weiterbildung der KSH München verbunden.

Zu Beginn der Entwicklung der Studienangebote für Pflege vor 25 Jahren gab es wenige Berührungspunkte mit der Caritas-Gemeinschaft. Der Aufbau des Instituts für Fort- und Weiterbildung durch Bernhard Lemaire und Charlotte Uzarewicz, bei dem ein Schwerpunkt der Themenkomplex Pflege wurde, und die Berufung der damaligen Leiterin der Caritas-Gemeinschaft, Maria Kober, in den Institutsrat trugen zum regelmäßigen Austausch bei. Daraus entstand u. a. die gemeinsame Fachtagungsreihe „Neues PflegeWISSEN nutzen – aus der Hochschule für die Praxis" mit dem Ziel, die anfänglichen Berührungsängste zwischen nicht akademisierten Pflegefachpersonen und der Hochschule abzubauen. Dies ist über die Jahre zunehmend gelungen. Aus der Fachtagung 2017 zum Thema „Neue Technologien in der Pflege – Möglichkeiten und Grenzen" entwickelte sich sogar eine gemeinsame Publikation „I, Robot – I, Care" als erweiterter Tagungsband, der ebenfalls im De Gruyter Verlag erschienen ist.

Durch ein Forschungsprojekt zum Thema „Kinaesthetics in der Pflege", das von der Caritas-Gemeinschaft zur wissenschaftlichen Begleitung bei Bernd Reuschenbach in Auftrag gegeben wurde, entstand 2010 mein Kontakt zu dieser Berufsorganisation. Damals war ich als studentische Hilfskraft an dem Forschungsprojekt beteiligt. An vier Standorten wurden von der Caritas-Gemeinschaft Kinaesthetics-Grund- und -Aufbaukurse durchgeführt. Die Teilnehmenden wurden vor, zwischen und nach den zwei Kinaesthetics-Kursen von meiner Kollegin Evelyn Kern und mir zu ihrem jeweiligen Belastungserleben befragt und die Ergebnisse systematisch ausgewertet. Zudem gab es an den vier Standorten je ein Gruppeninterview. Dieser Forschungsauftrag erfüllte eine der satzungsgemäßen Aufgaben der Caritas-Gemeinschaft als Berufsorganisation, beruflich Pflegende in ihrem Berufsalltag durch Bildungsangebote und Beratung zu unterstützen sowie in Fragen der vorbeugenden Gesundheitspflege und Gesundheitsvorsorge mitzuwirken.

Die Caritas-Gemeinschaft für Pflege- und Sozialberufe Bayern e. V. ist ein Zusammenschluss katholischer Pflegefachpersonen in Bayern und besteht in dieser Form seit 1948. Bereits in der Zeit des Nationalsozialismus wurde die Reichsgemeinschaft freier Caritasschwestern in Freiburg gegründet. Dies war die Antwort auf die Entwicklung, dass sich per Anordnung der Nazi-Regierung alle freien Schwestern den

https://doi.org/10.1515/9783110623574-013

sogenannten braunen Schwestern anschließen mussten. Nach dem Zweiten Weltkrieg wurde neben der Caritas-Schwesternschaft Freiburg e. V. auch die Caritas-Schwesternschaft Bayern e. V. gegründet. Es wurde ein sogenanntes Mutterhaus in der Nymphenburger Straße errichtet, in dem eine Krankenpflegeschule und Unterkünfte für ca. 100 Pflegeschülerinnen ihren Sitz hatten. Gerade in den Nachkriegsjahren waren Wohnung, Arbeit, Essen und Kleidung Mangelware und ein großer Anreiz für einen Ausbildungsvertrag, zu dem auch die Mitgliedschaft zur Caritas-Gemeinschaft gehörte. Auch wenn damals ein höherer Organisationsgrad als heute vorlag, stellt sich doch die Frage, ob mit dieser Mitgliedschaft die Vorstellung berufspolitischer Gestaltung einherging oder eher die Suche nach einer renommierten Ausbildungs- und Arbeitsstelle.

Nun besteht die Caritas-Gemeinschaft für Pflege- und Sozialberufe Bayern e. V. seit über 70 Jahren und bringt sich mit ihrer langjährigen Expertise als Berufsorganisation und Bildungsanbieter in die fachliche und berufspolitische Diskussion ein. Diese Erkenntnisse fließen in die folgenden Überlegungen zu den Themen Organisationsgrad, Akademisierung und Entwicklungen in der Pflege mit ein.

Bei der Mobilisierung von Pflegefachpersonen für berufspolitisches Engagement gibt es einige Herausforderungen zu meistern. Da sind zunächst allgemeine gesellschaftliche Entwicklungen zu nennen, die eine rückläufige Bereitschaft aufzeigen, Mitglied in Verbänden oder Organisationen zu werden.[1] Spezifisch am Beispiel der Caritas-Gemeinschaft ist festzuhalten, dass katholische Anbieter zudem indirekt von den Auswirkungen der Skandale in und um die katholische Kirche betroffen sind, welche das Vertrauen der Bevölkerung empfindlich zerrüttet haben. Auch wenn die eigene Organisation nicht in Skandale involviert ist, fällt der Schatten dennoch auch auf unbeteiligte katholische Organisationen und reduziert die Bereitschaft, sich einer dieser Organisationen anzuschließen. Neben diesen gesellschaftlichen Entwicklungen ist im Bereich der Profession Pflege der Organisationsgrad der Pflegefachpersonen sehr gering ausgeprägt. In der Literatur sind dazu nur wenige Angaben zu finden. Es ist anzunehmen, dass lediglich ca. 5 bis 10 Prozent der Pflegefachpersonen Mitglied eines Berufsverbandes, einer Berufsorganisation oder einer Gewerkschaft sind. Die mit ca. 1,2 Mio. Beschäftigten (vgl. Tomic, Wiesner 2013: 56) größte Berufsgruppe im Gesundheitswesen wird deshalb häufig als „schlafender Riese“ bezeichnet, denn sie nutzt diese zahlenmäßige Stärke nicht in dem Maß, wie es möglich wäre und notwendig ist.

Hirt et al. (2016) zeigen in ihrer Untersuchung zur politischen Partizipation Pflegender, dass dieses Engagement mit „Alter, Geschlecht, höchster berufsbildender Abschluss, Leitungsposition sowie [dem] politische[n] Interesse und [der] politische[n] Informiertheit“ zusammenhängt (Hirt et al. 2016: 358). Das Besondere an dieser Studie

1 Im Jahr 2014 gaben 44 Prozent der Deutschen an, Mitglied in einem Verein zu sein. Im Vergleich: 1990 waren es noch 62 Prozent (Stiftung für Zukunftsfragen 2014: 1).

ist, dass sie von Studierenden der KSH München durchgeführt wurde. Zunächst inspiriert durch die Beantwortung einer pflegewissenschaftlichen Fragestellung in einer Vorlesung, entwickelte sich ein Forschungsprojekt, welches mehrere Semester dauerte. In diesem Zusammenhang ist der Vergleich der Zahlen im Bereich der Auszubildenden und Studierenden interessant, die bei der Befragung im Rahmen einer Evaluationsstudie von Reuschenbach (2014) ermittelt wurden. Von den 221 befragten Studierenden gaben 55,5 Prozent an, im Bereich der Berufspolitik aktiv zu sein, im Vergleich nur 2,8 Prozent der befragten 228 Auszubildenden. Es liegt die Vermutung nahe, dass sich die zunehmende Akademisierung positiv auf das berufspolitische Engagement in der Berufsgruppe auswirken könnte.

Aktuell reagiert v. a. der Bereich der Altenpflege noch sehr verhalten auf die Angebote der Akademisierung, so ist es immer noch üblich, z. B. Leitungskräfte in Weiterbildungen zu qualifizieren. Beachtenswert ist der Zusammenhang der eigenen Einschätzung der Attraktivität des Berufes mit der Kreativität von Führungskräften, Einsatzmöglichkeiten für Pflege dual-Absolvent(inn)en zu finden. Heyelmann (2015) konnte in ihrer Studie über die Erwartungen der Arbeitgeber zur Einmündung von Pflege dual-Absolvent(inn)en zeigen, dass sich die Karrierepläne der Führungskräfte für die Absolvent(inn)en in drei Bereiche einteilen lassen. Entgegen der Zielrichtung der Studiengänge Pflege dual sehen Führungskräfte Pflege dual-Absolvent(inn)en in Führungspositionen, wie z. B. Wohnbereichsleitung. Des Weiteren können sie sich klassische Stabsstellen für diese Mitarbeitergruppe vorstellen. Erst als dritter Bereich wird der Einsatz in der direkten Bewohner(innen)versorgung genannt, mit zusätzlichen Planungs- und Steuerungsaufgaben, wie z. B. im Konzept Primary Nursing oder Case-Management, vorgesehen (Heyelmann 2015: 133–140). Die Akademisierung ist ein wichtiger Baustein, Antworten auf die herausfordernden Zukunftsfragen geben zu können. Wenn Pflegekräfte zunehmend Mangelware werden, müssen die wenigen, die zur Verfügung stehen, bestmöglich ausgebildet sein, um mit den zukünftigen Herausforderungen zurechtzukommen. Zudem ist es wichtig, attraktive Karrierechancen zu bieten im Kampf um zukünftige Fachkräfte auf dem (deutschen) Ausbildungsmarkt. Bei Rund 50 Prozent der Schulabgänger/-innen mit Abitur wäre es fahrlässig, diese Chance nicht zu nutzen.

Um für die Zukunft gut ausgerichtet zu sein, hat der Bayerische Landespflegerat (BLPR) 2017 im Rahmen der Landtagswahlen pflegepolitische Forderungen an die Politik formuliert, die die Caritas-Gemeinschaft als Mitgliedsorganisation zusammen mit den 16 anderen in Bayern tätigen Berufsorganisationen und Mitgliedsverbänden konsentiert hat und auch weiterhin unterstützt.[2] Darin fordert der BLPR „mit Nachdruck die Etablierung einer echten Selbstverwaltung in Form einer Berufskammer und die sofortige Registrierungspflicht für die Pflegeberufe“ (BLPR 2017: 4). Um die Experti-

2 Die Antworten der Parteien sind zu finden unter URL: https://www.caritas-gemeinschaft-bayern.de/download/pflegepolitische-ausrichtung-der-parteien-zur-landtagswahl-2018/?wpdmdl=2680&refresh=5d2235723fb391562522994 (letzter Aufruf: 07.07.2019).

se der Berufsgruppe adäquat einzubeziehen, ist die Errichtung eines Ressorts Pflege mit pflegewissenschaftlicher Expertise (sog. Chief-Nurse) im Staatsministerium für Gesundheit und Pflege (StMGP) unumgänglich. Ebenso ist die Verpflichtung geboten, die Expertise der Profession Pflege kontinuierlich aktiv in landespolitische Prozesse einzubeziehen.

Die Politik ist aufgerufen, sich für die erfolgreiche Umsetzung des Pflegeberufegesetzes einzusetzen. In diesem Zusammenhang besteht die Forderung, die Absenkung des Ausbildungsniveaus im Bereich des besonderen Abschlusses Altenpfleger/-in rückgängig zu machen.[3] Zudem muss die Finanzierung der hochschulischen Pflegeausbildung verbindlich und auskömmlich auf Landesebene geregelt werden.

Professionelle Pflege wird im Gesundheitswesen immer noch zu wenig als Leistungserbringer anerkannt. „Der BLPR fordert die adäquate Abbildung, Ausweisung und Vergütung der pflegerischen Leistungen, unabhängig vom Sektorenbezug (SGB V, XI etc.) und die regelhafte Möglichkeit, für pflegerische Leistungen Kassenverträge abschließen zu können" (BLPR 2017: 5). Dazu ist es notwendig, Vertreter/-innen des BLPR an relevanten Gremien zu den Themen E-Health und elektronische Gesundheitskarte in Bayern zu beteiligten. Darüber hinaus wird eine Registrierung aller Pflegefachkräfte benötigt, um die Beteiligung an E-Health-Lösungen zu gewährleisten (da Zugangsberechtigungen geregelt sein müssen).

Besonders zentral sind die umfassenden Forderungen des BLPR zur Verbesserung der Wahrnehmung der Profession Pflege.

> Zur Steigerung der Attraktivität und Verbesserung des Images des Pflegeberufes fordern wir [der BLPR – Anm. d. Verf.] die Politik um Unterstützung zur schnellen und dringenden Umsetzung folgender Maßnahmen auf:
> - Etablierung eines „Förderprogramm Pflege"
> - Nachwuchsgewinnung (Ausbildungsoffensive, positive Werbung für den Pflegeberuf, mehr Ausbildungsplätze)
> - Förderung der Akademisierung in der Pflege
> - Angemessene pflegerische Personalausstattung in allen Versorgungsbereichen (Verbesserung der Arbeitsbedingungen, Verringerung der Arbeitsbelastung)
> - Höhere Vergütung bei den Zeitzuschlägen
> - Neustrukturierung der Aufgabenverteilung im Gesundheitswesen (mehr Entscheidungskompetenz – bessere Karrierechancen)
> - Zulassung von Selbstverwaltung des professionellen Berufes (Kammer)
> - Immaterielle wie materielle Anerkennung des Beitrags der Pflege zu Gesundheit und Lebensqualität (Wertschätzung)
> - Einbeziehung der pflegerischen Fachexpertise in den berufs- und versorgungsrelevanten Entscheidungsgremien (BLPR 2017: 6).

3 Diese Forderung stellt auch der Deutsche Bundesrat in seiner Entschließung zur Ausbildungs- und Prüfungsverordnung für die Pflegeberufe (PflAPrV). URL: https://www.bundesrat.de/SharedDocs/drucksachen/2018/0301-0400/355-18(B).pdf?__blob=publicationFile&v=1 (letzter Aufruf: 07.07.2019).

Es ist dringend geboten, die Entwicklung der Pflegewissenschaft in Bayern zu fördern. Deshalb besteht die Forderung, die Einrichtung von Lehrstühlen für Pflegewissenschaften an den bayerischen Universitäten voranzutreiben, die auch über Lehrstühle der Medizin verfügen. Zudem ist es unabdingbar, Leitungsstellen im StMGP und im Landesamt für Pflege mit Pflegewissenschaftler(inne)n zu besetzen. Einrichtungen, in denen professionelle Pflege stattfindet, benötigen finanzielle Förderungen, um Strukturen für akademische Lehreinrichtungen in der Praxis zu entwickeln und umzusetzen.

Die sozialen Rahmenbedingungen müssen für Pflegefachpersonen stimmen, um ihre Arbeit gut ausüben und lange im Beruf verbleiben zu können. Eine weitere Forderung des BLPR liegt in der „Aufwertung der professionellen Pflege als sozialer Dienstleistung für eine zukunftsfähige Gesellschaft. Hierzu gehört auch eine leistungsgerechte Bezahlung, die Bereitstellung von bezahlbarem Wohnraum (auch Ortszuschläge für Ballungsräume) und verbesserte Strukturen für die Vereinbarkeit von Familie und Beruf“ (BLPR 2017: 7). Um einen Überblick über die aktuelle Situation und die weiteren Entwicklungen zu erhalten, ist eine jährliche Landesberichterstattung zur Situation der Pflege in Bayern notwendig. Darin soll die Lage der beruflichen Pflege, der Pflegebedürftigen und der pflegenden Angehörigen settingübergreifend dargestellt und beschrieben werden. Weiter ist es notwendig, „dass Mindestbesetzungen durch Nurse-to-Patient-Ratios durch staatliches Recht vorgegeben werden und Bestrebungen nach einer Absenkung der Fachkraftquote in der stationären Langzeitpflege unterbunden werden“ (BLPR 2017: 8). Auf Bundesebene ist es dringend an der Zeit, dass das Entscheidungsgremium der Selbstverwaltungspartner um die Expertise der Profession Pflege erweitert wird, um diese wichtige Perspektive in Entscheidungsprozesse gleichberechtigt einzubeziehen. Zur adäquaten Anerkennung ausländischer Pflegefachpersonen und zur Förderung des Integrationsprozesses ist das Anerkennungsverfahren so auszugestalten, dass es „effizient, professionell und nicht korruptionsanfällig ist“ (BLPR 2017: 4–8).

Dieser „bunte Blumenstrauß“ an notwendigen pflegepolitischen Forderungen zeigt einerseits die Brisanz der Situation auf, die einen Maßnahmenkomplex an Antworten benötigt. Andererseits wird daraus deutlich, dass Veränderungen nur aus der Profession Pflege heraus angestoßen werden können. Auch wenn politische Entscheidungen für die Umsetzung notwendig sind, ist es doch an der Zeit, dass wir uns unserer Stärke bewusst werden und diese ebenso (selbst-)bewusst einsetzen und für unsere Belange und die Belange der pflegebedürftigen Menschen eintreten. Denn nur wir können einschätzen, welche Veränderungen für unsere Berufsgruppe notwendig sind, und nur wenn es uns gut geht, können wir unsere Aufgaben in der Sorge um andere adäquat erfüllen. Es braucht Anstrengungen in allen Ebenen und Fachrichtungen der Profession, um Veränderungen wirkungsvoll anzustoßen. Die Pflegepädagogik sowie die Hochschulen haben mit der Umsetzung des neuen Pflegeberufegesetzes die Weichen für eine zukunftsfähige Ausbildung zu stellen, Novizen zu befähigen, diesen schönen Beruf selbstsicher und professionell auszuüben und durch wissenschaftlich fundierte Fort- und Weiterbildungsangebote die Berufsgruppe in der Aktualisierung ihres Fachwissens zu unterstützen. Das Pflegemanagement ist dabei für den praktischen Teil der Ausbildung mitverantwortlich. Dazu sind zeitgemäße und auch visionäre Modelle der Mitarbeiterführung und Arbeitsorganisation zu implementieren. Die Zeiten, in denen alle alles machen und in denen wir uns von außen – also von Berufsfremden – vorschreiben lassen, wie wir unseren Beruf auszuüben haben, müssen überwunden werden. Die Pflegewissenschaft ist in dem Sinn gefragt, dass sie neben der klinischen Pflegeforschung und der Grundlagenforschung u. a. auch im Bereich der politischen Partizipation forscht und diese Forschungsergebnisse für die Diskussionen zugänglich macht. Pflegefachpersonen sind dazu aufgerufen, sich zu organisieren. Wenn Pflegefachpersonen aufgrund der aktuell sehr angespannten Situation selbst nicht genug Energie haben, sich zu engagieren, gibt es die Möglichkeit, dass sie dieses Mandat auf andere Pflegefachpersonen übertragen, die sich dadurch stärker um die Vertretung der Berufsgruppe einsetzen können und damit wirksamer werden. Dieser Zusammenschluss ist auch ein Zeichen der Solidarität mit der eigenen Berufsgruppe. Gewerkschaften müssen weiter für adäquate Lohnerhöhungen zur Steigerung der Attraktivität des Berufsbildes eintreten, bei der auch unterschiedliche Qualifikationsniveaus und neue Aufgabengebiete Berücksichtigung finden. Berufsorganisationen und -verbände sorgen für den pflegefachlichen und berufspolitischen Austausch und vertreten ihre Mitglieder gegenüber der Politik. Hier werden Trainee-Programme benötigt, die politikinteressierte Pflegende auf das politische „Spiel" vorbereiten und sie in ihrer Entwicklung unterstützen. Denn Pflege muss auch in der Politik auf allen Ebenen sichtbar werden und Ämter von der Lokal- über die Landes- bis zur Europapolitik bekleiden.

Die Fakultät Gesundheit und Pflege zeigt, wie durch Engagement und Visionen eine Idee in die Tat umgesetzt werden kann und sich exponentiell zu einem großartigen Werk weiterentwickelt. Dafür wünsche ich ihr alles erdenklich Gute und Gottes Segen.

Literatur

BLPR (Bayerischer Landespflegerat) (2017). Für eine zukunftsorientierte und nachhaltige Pflegepolitik in Bayern. Forderungen des Bayerischen Landespflegerats zur Landtagswahl am 14. Oktober 2018. URL: https://www.caritas-gemeinschaft-bayern.de/download/forderungen-des-bayerischen-landespflegerates-zur-landtagswahl-am-14-oktober-2018/?wpdmdl=2644&refresh=5d2235724033b1562522994 (letzter Aufruf: 07.07.2019).

Heyelmann, L. (2015). *Nach dem Pflege-Studium in die Altenpflege? Die Erwartungen der Arbeitgeber.* Mabuse, Frankfurt/Main.

Hirth, J., Münch, M., Sticht, S., Fischer, U., Strobl, R. und Reuschenbach, B. (2016). Politische Partizipation von Pflegefachkräften (PolPaP) – Ergebnisse einer Online-Erhebung. *Pflege und Gesellschaft*, 21(4):346–361.

Stiftung für Zukunftsfragen (2014). Forschung Aktuell. Immer mehr Vereine – immer weniger Mitglieder. Das Vereinswesen in Deutschland verändert sich. *Newsletter Ausgabe*, 254(35). 16. April 2014. URL: https://web.archive.org/web/20140430054857/http://www.stiftungfuerzukunftsfragen.de/uploaup/media/Forschung-Aktuell-254-Immer-mehr-Vereine-Immer-weniger-Mitglieder_01.pdf (letzter Aufruf: 07.07.2019).

Tomic, P. und Wiesner, C. (2013). Politik in der Pflege. Das Erleben politischer Einflussnahme von beruflich Pflegenden. *Dr. med. Mabuse*, 20.

Marliese Biederbeck

Der DBfK gratuliert zu 25 Jahren Pflege an der KSH München

Der Beitrag der KSH München zur Akademisierung der Pflege in München und Bayern

25 Jahre Pflege an der KSH München – ein Vierteljahrhundert hat die KSH München ganz wesentlich die Akademisierung der Pflege in München und Bayern vorangebracht. Den Anfang macht ein Studiengang Pflegemanagement für berufserfahrene Pflegepraktiker/-innen im Jahr 1995. Es folgt zehn Jahre später die Qualifizierung von Pflegepädagoginnen und -pädagogen in einem integrierten Studiengang sowie die Umstellung des Angebots in Bachelorstudiengänge im Rahmen des Bolognaprozesses. Seit 2009 wird das Angebot um einen grundständig qualifizierenden Modellstudiengang Pflege ergänzt.[1] Mit dem neuen Pflegeberufereformgesetz soll dieser Studiengang ab dem Jahr 2020 zu einem regulär grundständig qualifizierenden Studiengang Pflege weiterentwickelt werden. Zudem hat die KSH München mit dem Angebot eines pflegewissenschaftlichen Masterstudiengangs zur angewandten Versorgungsforschung bzw. innovativen Versorgungskonzepten[2] ganz wesentlich zur Entwicklung der Pflegewissenschaft in Bayern und damit zur Professionalisierung der Pflege beigetragen.

Die Professionalisierung und Akademisierung der Pflegeberufe – eine zentrale Forderung des Deutschen Berufsverbands für Pflegeberufe (DBfK)

Die Professionalisierung der Pflege ist seit Gründung des Deutschen Berufsverbands für Pflegeberufe, kurz DBfK, bzw. seiner Vorgängerorganisation der Berufsorganisati-

1 Vgl. URL: https://www.ksh-muenchen.de/hochschule/campus-muenchen/fakultaeten-muenchen/fakultaet-pflege-muenchen (letzter Aufruf: 05.09.19).

2 Vgl. URL: https://www.ksh-muenchen.de/hochschule/campus-muenchen/fakultaeten-muenchen/fakultaet-pflege-muenchen/masterstudiengaenge-fakultaet-pflege-muenchen (letzter Aufruf: 05.09.2019).

https://doi.org/10.1515/9783110623574-014

on der Krankenpflegerinnen in Deutschland, kurz BOKD, durch Agnes Karll neben der Verbesserung der Rahmenbedingungen der Berufsausübung das zentrale Thema der berufspolitischen Interessenvertretung (vgl. Wagner 2003: 10). Während Anfang des letzten Jahrhunderts eine qualifizierte Ausbildung im Pflegeberuf im Zentrum stand, werden seit den 1970er-Jahren Forderungen zur Akademisierung der Pflege und zur Entwicklung der Pflegewissenschaft und Pflegeforschung in Deutschland erhoben. Bereits im Jahr 1976 bietet der DBfK erste Seminare zum Thema Pflegeforschung an, zu denen Pflegewissenschaftlerinnen aus Großbritannien eingeladen werden (vgl. Bartholomeyczik, Müller 1997: 13). Seit dem Jahr 1986 richtet zunächst der DBfK und ab dem Jahr 1990 seine Zentrale Arbeitsgruppe Pflegeforschung alle zwei Jahre einen Pflegeforschungstag aus, der mit seinem Standort in Nürnberg im Süden der Republik zur Tradition wird. Im Jahr 1991 wird dann das Agnes Karll Institut für Pflegeforschung in Eschborn gegründet (vgl. Bartholomeyczik 1992: 322).

Die Entwicklung der Pflegewissenschaft in Deutschland

Bartholomeyczik (vgl. 2017: 103) beschreibt die Entwicklung der Pflegewissenschaft in Deutschland in einem Vierphasenmodell: Die Vorphase ist durch verpasste Gelegenheiten verschiedener Versuche der Akademisierung nach dem Zweiten Weltkrieg bis in die 1980er-Jahre hinein gekennzeichnet. Phase 1 beinhaltet Aktivitäten einzelner Pionier(inn)e(n) in der Regel unter dem Dach des DBfK und ist in den 1980er-Jahren bis Anfang der 1990er-Jahre zu verorten. In Phase 2, den 1990er-Jahren, werden akademische Strukturen aufgebaut; hierzu gehört auch der Aufbau der Studiengänge an der KSH München. Die Phase 3 seit Beginn der 2000er-Jahre beschreibt Bartholomeyczik als Konsolidierungsphase, in der sich die Drittmittelfinanzierung von Forschungsvorhaben entwickelt.

Der erste Studiengang Pflegemanagement in Bayern an der KSH München

Mit der Einrichtung der ersten Professur für Pflege- und Sozialwissenschaften an der Fachhochschule Osnabrück im Jahr 1987, die mit Ruth Schröck als erster Professorin besetzt wird, beginnt die Entwicklung von Studiengängen für Pflegende in leitenden und lehrenden Positionen in Deutschland. In Bayern dauert es weitere acht Jahre, bis auch hier der erste Studiengang für Leitungspersonen in der Pflege eingerichtet wird. Die KSH München ist neben der staatlichen Fachhochschule Würzburg-Schweinfurt führend. Ein Jahr später folgt die Evangelische Fachhochschule in Nürnberg.

Johannes Kemser ist der Pionier und Treiber der Entwicklungen an der KSH München. Als Sozialpädagoge, Erziehungswissenschaftler und Soziologe sowie Professor für Pädagogik und Soziale Arbeit an der KSH München und wegen seines fehlenden pflegefachlichen Hintergrunds hat er in der pflegewissenschaftlichen und -fachlichen Community keinen leichten Stand. Dies hält ihn jedoch nicht davon ab, sich mit viel Elan und hohem Engagement für die Etablierung des Studiengangs Pflegemanagement und die Entwicklung der Fakultät Gesundheit und Pflege an der KSH München stark zu machen. Fast zwei Jahrzehnte engagiert er sich als Dekan für die weitere Entwicklung der Fakultät sowie die Professionalisierung der Pflege.

Auch die Verortung der Studiengänge an einer katholischen Fachhochschule, die zudem ihre Expertise im Bereich Sozialpädagogik und Soziale Arbeit, nicht aber in der Gesundheits- und Pflegewissenschaft hat, löst in pflegefachlichen Kreisen zunächst Kritik und Unbehagen aus. Denn schließlich stellt ja gerade die historische Loslösung von konfessionellen Strukturen, den Ordensgemeinschaften und dem Mutterhausprinzip für den modernen Pflegeberuf einen bedeutenden Emanzipationsgewinn dar. Mit Kenntnis und Würdigung dieses Emanzipationsbestrebens der Berufsangehörigen entwickelt sich die Fakultät Gesundheit und Pflege an der KSH München zu der in Bayern größten und bekanntesten Pflegehochschule mit namhaften Professor(inn)-en und einem vielfältigen Angebot an pflegebezogenen Studiengängen.

Pflegeforschung an der KSH München

Seit einigen Jahren ist die KSH München durch die mit Drittmitteln finanzierten Forschungsprojekte in der dritten Phase der Akademisierung angekommen. Hierzu zählt u. a. die durch die Robert Bosch Stiftung geförderte und durch die Agnes Karll Gesellschaft für Gesundheitsbildung und Pflegeforschung des DBfK in Auftrag gegebene Studiengangsentwicklung „Community Health Nursing“.[3]

Wer hätte es Mitte der 80er-Jahre für möglich gehalten, dass Anfang 2000 bereits 50 Studiengänge mit pflegebezogenen Studienmöglichkeiten an Hochschulen und Universitäten in Deutschland existieren (vgl. Weidner 2003: 22). Bayern stellt jedoch in vielerlei Hinsicht das Schlusslicht dieser Entwicklung dar. Während sich Pflegefachpersonen mit mehrjähriger Berufserfahrung an drei Standorten lediglich im Bereich Pflegemanagement ausbilden können, wird die Qualifizierung von Pflegewissenschaftler(inne)n sowie von Pflegepädagog(inn)en in Bayern lange vernachlässigt.

3 Vgl. URL: https://www.dbfk.de/de/themen/Community-Health-Nursing.php (letzter Aufruf am 02.09.2019).

Der Studiengang Lehramt an beruflichen Schulen an der TU München und der Studiengang Pflegepädagogik an der KSH München

Eine Ausnahme stellt der Studiengang zur Ausbildung von Lehrer(inne)n an beruflichen Schulen im Bereich Gesundheit und Pflege an der TU München dar. Dieser Studiengang entspricht zwar mit seiner Ansiedelung an einer Universität dem üblichen Bildungsweg, stößt aber wegen der Verortung an der Fakultät für Sport- und Gesundheitswissenschaften und vor allem aber wegen des fehlenden pflegewissenschaftlichen Lehrstuhls auf Kritik der Pflegeberufsverbände. Wie soll an einer Universität ohne pflegewissenschaftlichen Lehrstuhl und ohne pflegewissenschaftliche Professur Pflegeforschung, Pflegebildungsforschung und Forschung zur Pflegedidaktik weiter voranschreiten und sich weiterentwickeln können? Zudem erweist sich dieser Studiengang auch wenig geeignet, um die dringend gesuchten Lehrer/-innen an den Schulen für Alten- und Krankenpflege zu gewinnen. Eine hohe Zahl von Absolvent(inn)en mündet in die Berufsschulen für Gesundheit ein, da ihnen hier mit dem Status einer Beamtin bzw. eines Beamten und geregelten Schulferien bessere Bedingungen geboten werden als an den Schulen für Alten- und Krankenpflege.

Um die Lücke zu schließen und den wachsenden Mangel an Pflegepädagog(inn)-en zu beheben, etabliert die KSH München im Jahr 2005 schließlich den integrierten Studiengang Pflegepädagogik. Wieder wird diese Entwicklung nicht ohne Kritik begleitet. Denn erneut wird hier ein Studiengang außerhalb des üblichen Bildungssystems mit vielen Nachteilen für die Absolvent(inn)en geschaffen. Diese können ihre pädagogische Qualifizierung lediglich auf Bachelorniveau absolvieren, müssen zur Weiterqualifizierung auf Masterniveau große Hürden überwinden und werden in den Pflegeschulen in Bayern lediglich als sog. Praxislehrende eingesetzt und bezahlt.

Schon im Jahr 1992 hat Helga Krüger vor diesem Sonderweg der Lehrerbildung an Fachhochschulen abseits aller Berufsbildungsspektren gewarnt, der in eine Sackgasse für die Pflegeberufe führen müsse. Auch wenn die Absolvent(inn)en der KSH München vom Arbeitsmarkt regelrecht aufgesogen werden und die Qualifizierung an der KSH München bei vielen Pflegeschulen hohe Anerkennung findet, setzt sich der DBfK nach wie vor für die Normalisierung von Bildungswegen in der Pflege ein, insbesondere auch mit Blick auf das Studium von angehenden Lehrer(inne)n für Gesundheit und Pflege. Im Jahr 2006 fordert der Deutsche Bildungsrat für Pflegeberufe mit seinem Bildungskonzept „Pflegebildung offensiv", die Qualifizierung für das Lehramt ausschließlich in Form von konsekutiven Studiengängen zu konzipieren und den Zugang zur höheren Laufbahn an diesen Abschluss zu binden (vgl. Deutscher Bildungsrat für Pflegeberufe 2007: 7). Somit hat die bereits vor fast 30 Jahren erhobene Forderung auch heute nicht an Bedeutung verloren. Im Gegenteil – sie hat vor dem Hintergrund des extremen Mangels an Lehrenden im Fach Gesundheit und Pflege, aber auch mit den Anforderungen des Pflegeberufereformgesetzes an die Lehrerqualifikation (vgl. § 9 Pflegeberufereformgesetz 2017) neue Sprengkraft gewonnen. Dringender Handlungsbedarf besteht nach wie vor darin, pflegewissenschaftliche Lehrstühle an Universitäten zu errichten und die Zahl der Studienmöglichkeiten für das Lehramt an beruflichen Schulen im Fach Gesundheit und Pflege an Universitäten auszubauen. Die Landesregierung in Bayern ist zudem aufgefordert, Lehramtsstudierende mit Stipendien zu unterstützen. Auch Arbeitgeber sollten Lehrende im Rahmen der Personalentwicklung und zur Mitarbeiterbindung entsprechend fördern (vgl. DBfK 2019: 11).

Der grundständig qualifizierende Studiengang Pflege an der KSH München

Die Etablierung eines grundständig dual qualifizierenden Studiengangs Pflege in Bayern lässt dann noch rund 15 Jahre auf sich warten. Sie kommt aber dann eher unerwartet und überraschend. Im Jahr 2008 startet der erste grundständig qualifizierende Modellstudiengang in Bayern an der Hochschule München. Die KSH München etabliert dieses Angebot ein Jahr später im Jahr 2009. Ab Herbst 2020 sollen nun die ersten regulären grundständig qualifizierenden Studiengänge in der Pflege nach den Vorgaben des Pflegeberufereformgesetzes eingerichtet werden. Viele Gespräche mit Politiker(inne)n, Abgeordneten und Minister(inne)n sowie politische Stellungnahmen sind hierfür erforderlich.

Am 16.07.2019 verkündet der bayerische Wissenschaftsminister den Kabinettsbeschluss, dass primärqualifizierende Studienangebote an den bayerischen Hochschulen in drei Stufen eingeführt werden sollen. Im ersten Schritt wird die KSH München mit sechs weiteren Hochschulen, die bereits Erfahrung mit primärqualifizierenden dualen Studiengängen im Bereich der Pflege haben, entsprechend den Vorgaben der Bundesgesetzgebung dieses Angebot umsetzen. In einem zweiten Schritt sollen Augsburg und Würzburg als universitäre Standorte mit medizinischer Fakultät und Universitätsklinikum folgen. Im dritten Schritt sollen weitere Hochschulen Pflegestudiengänge anbieten, sofern die ersten beiden Schritte erfolgreich waren.[4]

Auch wenn dieser Beschluss des bayerischen Kabinetts zunächst positiv stimmt, ist von einem Kabinettsbeschluss bis zur tatsächlichen Umsetzung noch ein weiter Weg zu beschreiten. Die Umsetzung dieses Beschlusses an den Hochschulen für angewandte Wissenschaften, insbesondere aber an der KSH München wird sicher gelingen. Die Dekan(inn)e(n) der Fakultät Gesundheit und Pflege an der KSH München, von Johannes Kemser über Constanze Giese bis Anita Hausen, und ihre Kolleg(inn)en

4 Vgl. URL: https://www.stmwk.bayern.de/pressemitteilung/11678/zukunftsweisende-reform-der-pflegeausbildung-neue-studienangebote-ab-dem-wintersemester-202021.html (letzter Aufruf: 05.09.2019).

haben sich mit ihrem berufspolitischen Einsatz und ihrem Engagement immer dafür stark gemacht, dass sich das Studienangebot an der KSH München weiterentwickelt und dem aktuellen Stand der Wissenschaft und der Gesetzgebung entspricht. So werden sie erneut auch diese Hürde nehmen. Der DBfK wird sich dafür einsetzen, dass die Landesregierung Studierende mit Stipendien fördert und dass Arbeitgeber Mitarbeitende in ihrer Entwicklung unterstützen.

Pflegewissenschaft und Pflegeforschung an Universitäten in Bayern

Die Erfahrungen aus der Vergangenheit mit der Etablierung von Studienangeboten an Standorten mit medizinischer Fakultät und Universitätsklinikum stimmen eher verhalten optimistisch. Viel zu oft erleben die Berufsvertreter/-innen, dass anfängliche Schritte und Entwicklungsansätze in diese Richtung wieder zunichte gemacht werden. Der DBfK und die weiteren Pflegeberufsverbände des Bayerischen Landespflegerats werden hier weiter dicke Bretter bohren müssen.

Mit der Errichtung von Lehrstühlen für Pflegewissenschaften an Universitäten ist dafür Sorge zu tragen, dass auch in Bayern die Gesundheits- und Pflegewissenschaft weiterentwickelt wird, dass Pflegeforschung zu neuen evidenzbasierten Erkenntnissen in der Pflege führt und dass für den pflegewissenschaftlichen Nachwuchs in Bayern Qualifizierungsmöglichkeiten, vor allem aber auch Promotionsprogramme geschaffen werden. Schließlich müssen an den Hochschulen, die wie die KSH München pflegewissenschaftliche Studiengänge anbieten, Professuren entsprechend qualifiziert besetzt werden können.

Pflegewissenschaft und Pflegeforschung an der KSH München

Die Masterstudiengänge für innovative Versorgungskonzepte bzw. angewandte Versorgungsforschung an der KSH München füllen in diesem Sinne keine Lücke, bis entsprechende Studiengänge an den Universitäten eingerichtet sind. Absolvent(inn)en dieser Studiengänge werden dringend in der Praxis gebraucht. Laut Pflegestatistik 2017 liegt die Zahl der Beschäftigten mit pflegewissenschaftlichem Abschluss bei den ambulanten Diensten bei 0,34 Prozent und bei den stationären Einrichtungen bei 0,45 Prozent (vgl. Statistisches Bundesamt, Pflegestatistik 2017). Der Wissenschaftsrat hatte bereits im Jahr 2012 eine Quote von 10 bis 20 Prozent akademisch gebildeter Pflegefachpersonen gefordert (vgl. Wissenschaftsrat 2012: 85). Um diese Quote zu erreichen, bedarf es des massiven Ausbaus pflegewissenschaftlicher Studienangebote sowohl an Hochschulen für angewandte Wissenschaften als auch an Universitäten.

Der DBfK gratuliert zum Jubiläum an der KSH München

Zu 25 Jahren Pflege an der KSH München gratuliere ich im Namen des DBfK ganz herzlich und freue mich auch weiterhin auf intensiven berufspolitischen Austausch und weitere vertrauensvolle Zusammenarbeit. Für die weitere Entwicklung der Fakultät Gesundheit und Pflege an der KSH München, die Anpassung des grundständig qualifizierenden Studiengangs Pflege an das Pflegeberufereformgesetz, den weiteren Ausbau des Studienangebots der Pflegewissenschaft und Pflegeforschung wünsche ich allen Beteiligten der KSH München, insbesondere aber der Dekanin der Fakultät Gesundheit und Pflege, Anita Hausen, und ihren Mitstreiter(inne)n alles Gute und immer eine glückliche Hand.

Literatur

Bartholomeyczik, S. (1992). Die Bedeutung der Pflegeforschung für die Krankenpflege. *Deutsche Krankenpflegezeitschrift*, 45(5):322–327.

Bartholomeyczik, S. und Müller, E. (1997). *Pflegeforschung Verstehen*. Urban & Schwarzenberg, München.

Bartholomeyczik, S. (2017). Zur Entwicklung der Pflegewissenschaft. Deutschland – eine schwere Geburt. *Pflege & Gesellschaft*, 22(2):101–118.

Bundesgesetzblatt (2017). Gesetz zur Reform der Pflegeberufe (Pflegeberufereformgesetz – PflBRefG) vom 17.07.2017, Teil 1 Nr. 49. ausgegeben am 24.07.2017; URL: https://www.bgbl.de/xaver/bgbl/start.xav?start=%2F%2F*%5B%40attr_id%3D%27bgbl117s2581.pdf%27%5D#__bgbl__%2F%2F*%5B%40attr_id%3D%27bgbl117s2581.pdf%27%5D__1567795893265 (letzter Aufruf: 04.09.2019).

Deutscher Bildungsrat für Pflegeberufe (2007). Pflegebildung offensiv. URL: http://bildungsrat-pflege.de/wp-content/uploads/2014/10/Bildungskonzept-Eckpunkte.pdf (letzter Aufruf: 06.09.2019).

DBfK (2019). Informationen zum Pflegeberufegesetz. URL: https://www.dbfk.de/media/docs/download/Allgemein/Informationen-zum-Pflegeberufegesetz-2019.pdf (letzter Aufruf: 06.09.2019).

Krüger, H. (1992). Lehramtskonzeptionen – auf dem Weg aus den Sackgassen der Pflegeberufe. *Deutsche Krankenpflege-Zeitschrift*, 45 (10).

Statistisches Bundesamt. Pflegestatistik 2017. URL: https://www.bundestag.de/presse/hib/653192-653192 (letzter Aufruf: 06.09.2019).

Wagner, F. (2003). Den Pflegeberuf neu erschaffen. *Pflege Aktuell*, 56(1):10–14.

Weidner, F. (2003). Pflegewissenschaft ist eine Notwendigkeit. *Pflege aktuell*, 56(1):22–26.

Wissenschaftsrat (2012). Empfehlungen zu hochschulischen Qualifikationen für das Gesundheitswesen. URL: https://www.wissenschaftsrat.de/download/archiv/2411-12.html (letzter Aufruf: 06.09.2019).

Teil 4: **Karrierewege in der Pflege**

Anna Haupeltshofer

Das duale Prinzip im Studium der Pflege – eine Alumni-Retrospektive

Sich heute als junge Erwachsene nach dem Abitur für ein Studium zu entscheiden, ist gerade aufgrund der großen Auswahl und Vielfalt an Möglichkeiten nicht unbedingt einfach. Da sind es Praktika oder ein Freiwilliges Soziales Jahr, die eine erste Orientierungshilfe geben können. Dies sind Chancen, einen Einblick in die Berufswelt zu gewinnen und erste Erfahrungen im Tätigkeitsfeld zu sammeln. Im günstigsten Fall können noch verborgene Fähigkeiten und die eigene Selbstwirksamkeit entdeckt werden. In diesem Rahmen lernte ich beispielsweise bereits die hohe Arbeitsbelastung in der Pflege kennen. Vor allem jedoch lernte ich die Pflege als einen erfüllenden Beruf kennen, der anspruchsvoll und vielfältig ist, aber insbesondere auch Begegnung schafft und Beziehungen herstellt. Mit der Entscheidung, diesen Berufsweg zu gehen, erhoffte ich mir mit der Kombination aus Ausbildung und Studium mehr berufliche Perspektiven und ein höheres persönliches Entwicklungspotenzial.

Das Pflege dual-Studium

Wir befassten uns durch die gerontologische und palliative Ausrichtung des Pflege dual-Studiengangs intensiv mit dem Alter und Altern im Kontext von Gesellschaft und (Pflege-)Wissenschaft. Das Spektrum der hochschulischen Lehre umfasste pflegewissenschaftliche, anthropologische, ethische, soziologische und psychologische Theorien, ökonomische Aspekte, aber auch das Verstehen der Kontexte, in denen Pflege stattfindet. Im Mittelpunkt der Bearbeitung stand auch immer die Frage, wie eine qualitativ hochwertige Pflege (zukünftig) gestaltet werden kann.

Je nach Arbeitsethos und dem zugrunde liegenden Menschenbild und Wertesystem kann diese Frage unterschiedlich beantwortet werden. Für ein professionelles Selbstverständnis aber bedarf es immer der kritischen Reflexion des eigenen Handelns und den Einbezug des systemischen Kontextes. Prägend war für mich in diesem Zusammenhang die Erkenntnis, dass selbstverständlich ein/-e Jede/-r alt wird und einmal erkranken und pflegebedürftig werden kann, sich jedoch die wenigsten Menschen mit dieser Situation und diesem Lebensabschnitt im Vorhinein auseinandersetzen. Des Weiteren wird in unserer Gesellschaft oftmals Altsein mit Kranksein gleichgesetzt. Dagegen erkennt bereits jede/-r Pflegeauszubildende/-r, dass dieser Umstand im doppelten Sinne nicht richtig ist. Zum einen, dass das Alter auch viele Potenziale birgt, und zum anderen existenzielle Erfahrungen und Krisen zum Leben dazu gehören. Umso schwerwiegender ist die Tatsache hinzunehmen, dass ältere Menschen –

https://doi.org/10.1515/9783110623574-015

gerade jene, die auf Hilfe angewiesen sind – solch einen niedrigen Stellenwert in unserem Gesundheitswesen und damit in unserer Gesellschaft einnehmen.

Pflege, die immer den Menschen im Zentrum der Tätigkeit stellt, fehlt die Transparenz nach außen. Das begründet auch die gegensätzlichen Reaktionen, die ich bei der Berufswahl zur Gesundheits- und Krankenpflegerin erlebte. Sie schwankten zwischen Anerkennung und geringer Wertschätzung, die sich im Gespräch meist in einer Unwissenheit über Verantwortungs- und Aufgabenbereiche der Pflege zeigten. Aussagen wie „Das finde ich toll, aber ich könnte das nicht" oder „Warum muss man Pflege studieren?" spiegelten diese Intransparenz der Komplexität und Reichweite des Pflegeberufs im gesellschaftlichen Raum wieder.

Des Weiteren wurde unsere Kohorte als Vorreiter/-innen und Pflegespezialist(inn)en gefeiert, mit dem Auftrag, die wissenschaftliche Fachexpertise möglichst in der unmittelbaren Versorgung – am Bett – zu erbringen. Der Euphorie stand zum anderen jedoch auch ein großes Unverständnis gegenüber, dass Pflegende nun auch studieren (müssten). Diese Erfahrung erlebten wir Studierenden in den Praxisphasen der fachpraktischen Ausbildung sowohl in den Reihen der eigenen Profession als auch vonseiten der Mediziner/-innen. Dies galt auch für die Zeit nach dem erfolgreichen Abschluss von Ausbildung und Studium. Die Bereitschaft der Träger und Einrichtungen, neu zu denken und Stellenausschreibungen und Tätigkeitsfelder entsprechend anzupassen, war sehr gering. Aber wie sollen neue Wege gegangen werden, ohne Einsatzfelder und Arbeitsaufgaben neu zu bestimmen? Wie kann die Qualität der Pflege und damit die Aufrechterhaltung und die Weiterentwicklung einer guten Gesundheitsversorgung, die ein menschenwürdiges Dasein ermöglicht, gesichert werden, ohne die Zusammenarbeit der Akteur(inn)e(n) zu fördern? Und nicht zuletzt: Wie soll dies ohne eine darauf ausgerichtete politische Agenda funktionieren?

Denn Theorie und Praxis werden gerade in der aktuell prekären Lage der Pflegepraxis (Mangel an Pflegefachpersonen) als Gegensatz gesehen, ohne dass ihr wechselseitiges Verhältnis wahrgenommen wird. Wie kann das Pflege dual-Studium einerseits gefordert werden und andererseits die Politik vertreten, dass lediglich auf kurzfristige „Lösungsmöglichkeiten" (beispielsweise einen vereinfachten Zugang in den Pflegeberuf, Herabsetzung von Personalbemessungsgrenzen) gesetzt wird? Dabei findet professionelles Pflegen oftmals in hochkomplexen Settings statt, die eine individuelle Abstimmung von pflegerischen Maßnahmen auf die jeweilige Situation erfordern (Menche et al. 2007). Als deren Grundlage für das Gelingen ist die ethische Reflexion der eigenen Ansprüche und des Handelns zu sehen. Es ist gerade die Pflege, die den Menschen jeglichen Alters im Kontext seiner aktuellen Lebenssituation und seines sozialen Umfelds in den Mittelpunkt stellt und ein unabdingbarer Bestandteil einer guten Gesundheitsversorgung ist. Die Not in der Pflege gilt es als gesellschaftliche Verantwortung zu tragen, die jeden Einzelnen von uns betrifft und unser bürgerliches Engagement erfordert.

Rüstzeug

Diese Umstände sind für einen jungen, motivierten Menschen eine hohe Belastung. Nun kann dies sicherlich zu einer inneren Zerrissenheit bzw. einer Verunsicherung in Bezug auf das (professionelle) Selbstverständnis oder aufgrund der widersprüchlichen Erfahrungen gar zu einem Ohnmachtserleben führen.

Retrospektiv betrachtet, ermöglichte erst die Dualität des Studiums, die Ursachen vieler negativer Symptome der Arbeit am zu Pflegenden (die hohe subjektive Arbeitsbelastung, fehlende finanzielle Wertschätzung, Wahrnehmung der Profession als ärztlicher Assistenzberuf) zu verstehen. Zum einen zu erkennen, dass die Praxis zwar einer eigenen Logik folgt, diese jedoch auf politische und wirtschaftliche Interessen zurückzuführen ist. Und zum anderen gilt es, diesen Umstand in den Kontext der eigenen alltäglichen Arbeit zu setzen. Dazu gehört auch zu hinterfragen, welches Bild in der Gesellschaft vom Pflegeberuf gezeichnet wird und welchen Einfluss es auf das professionelle Selbstverständnis nimmt. So werden im Studium Zusammenhänge, die an den historischen Wurzeln des Berufsstands ansetzen, von den vorherrschenden Arbeitsbedingungen bis hin zum politischen Lobbyismus kontrastiert und in den Kontext der eigenen Wirksamkeit gesetzt, beispielsweise an welchen Stellschrauben eigentlich im Gesundheitssystem geschraubt werden müsste, um eine qualitativ hochwertige Pflege erst zu ermöglichen. Diese Kontrastierung und der sich immer wiederholende Perspektivwechsel helfen, dem Gefühl der Machtlosigkeit und der eigenen Zerrissenheit entgegenzuwirken.

Ein „big picture" zu zeichnen und prospektiv und visionär zu denken, habe ich dank klarer Worte und des Zuspruchs seitens unseres damaligen Professors für gerontologische Pflegewissenschaft, Bernd Reuschenbach, gelernt. Er betitelte vor nun zehn Jahren Bayern in Bezug auf die Professionalisierung der Pflege als Entwicklungsland. Es hat mich wachsen lassen und inspiriert, das Gefüge kritisch zu reflektieren, jedoch nicht den Mut zu verlieren und für die Profession in der Praxis sowie in der Wissenschaft einzustehen. Aus meiner Perspektive ist das bedeutendste Rüstzeug, welches im Studium vermittelt wurde, das professionelle Selbstbewusstsein und die Fähigkeit zur kritischen Reflexion.

Heute – und berufliche Perspektiven

Damals wie heute bin ich froh, den dualen Weg gegangen zu sein. Das Bearbeiten von pflegerelevanten Fragestellungen, beispielsweise das Erleben von Pflegenden und Pflegeempfänger(inne)n qualitativ abzubilden und in den Kontext des pflegerischen Handelns zu setzen, reizte mich bereits im Studium. Es war eine logische Konsequenz, dies im Anschluss in einem weiterführenden Studium zu vertiefen. Nach meinem Bachelorabschluss absolvierte ich ein konsekutiv-angewandtes Masterstudium der Sozial- und Bildungswissenschaften mit einem Schwerpunkt auf Communities und Netzwerkmanagement. Sehr förderlich war in dieser Zeit, dass es mir möglich war, in Teilzeit auf einer interdisziplinären Intensivstation zu arbeiten. Die Kombination aus Praxis und Theorie waren auch hier herausfordernd, jedoch sehr bereichernd.

Heute arbeite ich als wissenschaftliche Mitarbeiterin an der Hochschule Osnabrück in einem Forschungsprojekt, in dessen Fokus die Mensch-Technik-Interaktion der (zukünftigen) Gesundheitsversorgung steht. Meine Aufgabe ist es, eine pflegewissenschaftliche Perspektive in das Modellvorhaben einzubringen, einen Bezug zur Praxis herzustellen und damit stellvertretend Pflegenden und Pflegeempfänger(inne)n eine Stimme zu geben. Insbesondere der Theorie-Praxistransfer im Rahmen der Hochschulforschung birgt für mich als akademisch qualifizierte Gesundheits- und Krankenpflegerin die Chance, einen Beitrag für die individuelle Gestaltung von Versorgungspfaden im Gesundheitswesen zu leisten. Zusätzlich bin ich Doktorandin des Instituts für Gesundheitsforschung und Bildung/Department für Pflegewissenschaft an der Universität Osnabrück. In meinem Dissertationsvorhaben geht es um eine vertiefte Untersuchung, welche Erfahrungen ältere Menschen (65 Jahre und älter) in der Modellregion mit (modernen IuK-)Technologien[1] machen, von welchen Vorstellungen von Technik sie sich leiten lassen und welche Technikbereitschaft sie zeigen. Von besonderem analytischen Gewicht sind Aspekte individueller Technikaneignungsgeschichten älterer Menschen, deren Kenntnis entscheidende Ansätze für die Heranführung an Technik und die pädagogisch-didaktische Konzeption angemessener Bildungs- und Informationsangebote darstellen. Als eine besondere Herausforderung gilt es, pflegerische Konzepte zu entwickeln (z. B. einen technikbezogenen Gesundheitskiosk), um die subjektiven Erwartungen von Handlungsmöglichkeiten in technikrelevanten Situationen positiv zu besetzen.

Fazit

„Daß [sic] zwischen der Theorie und Praxis noch ein Mittelglied der Verknüpfung und des Ueberganges [sic] von der einen zur anderen erfordert werde, die Theorie mag auch so vollständig sein wie sie wolle, fällt in die Augen; denn, zu dem Verstandesbegriffe, welcher die Regel enthält, muß ein Aktus der Urtheilskraft [sic] hinzukommen, wodurch der Praktiker unterscheidet, ob etwas der Fall der Regel sei oder nicht“ (Kant 1793).

Im Rahmen meiner Tätigkeit an der Hochschule arbeite ich regelmäßig mit Pflege dual-Studierenden zusammen. Denn gerade sie können dieses notwendige Bindeglied

1 Informations- und Kommunikationstechnologien.

als Pflegeexpert(inn)en darstellen und einen nachhaltigen Beitrag leisten. Den Willen, einen persönlichen Beitrag zu einer qualitativ hochwertigen Pflege zu leisten und sich dafür gezielt einzusetzen, erkenne ich in ihnen wieder. Jedoch erleben die Pflege dual-Studierenden auch heute die Dichotomie von Theorie und Praxis. Ein Ergebnis ist eine Unsicherheit im Selbstverständnis. Dabei bekunden die Studierenden regelmäßig den Wunsch, zielgerichtet in den Theoriephasen genau das zu lernen, was sie in der Praxis zu professionellem pflegerischen Handeln befähigt. Dies wird von der Praxis oft als weniger relevant wahrgenommen, denn die vorherrschenden Arbeits- und Rahmenbedingungen lassen oftmals ein Denken über die Mikroebene hinaus nicht zu. Es gilt also auch weiterhin zu verdeutlichen, wo die in der hochschulischen Ausbildung erlangten Kompetenzen – die Stärke des dualen Studiums – liegen und welchen Mehrwert und welche Chancen sich dadurch für die direkte Pflegepraxis ergeben.

Zudem fehlen immer noch gesetzliche Rahmenbedingungen und eine politische Forcierung im Sinne einer Verantwortungsteilung, um der Spannung zwischen Theorie und Praxis entgegenzuwirken. Es sollte unumstritten sein, dass eine reflexive hochschulische Pflegeausbildung das Bindeglied zwischen beiden Feldern für eine qualitativ hochwertige pflegerische Versorgung darstellt. Pflege dual-Studierende sind heute wie damals Vorreiter/-innen, die sich in einem Entwicklungsland befinden – und dennoch werden sie zukünftig eine tragende Rolle in der Versorgung einnehmen.

Literatur

Kant, I. (1793). Über den Gemeinspruch: Das mag in der Theorie richtig sein, taugt aber nicht für die Praxis. 12 Bände. URL: http://www.zeno.org/nid/20009191968 (letzter Aufruf: 13.06.2019).

Menche, N., Asmussen-Clausen, M., Baumeister, H. und Brandt, I. (Hrsg.) (2007). *Pflege heute. Lehrbuch für Pflegeberufe*. Elsevier, Urban & Fischer, München.

Elisabeth Linseisen

Weichenstellung für die Zukunft – Studium öffnet Augen und eröffnet Wege ...

Vorbemerkung

„In der vorliegenden Arbeit wird die Frage ‚Braucht Pflege ein spezielles Management?' diskutiert. [...] Wie gezeigt, benötigt Pflegemanagement zur Gestaltung und Lenkung der Pflegepraxis Erkenntnisse aus der Pflegewissenschaft. Hierzu ist jedoch Pflegeforschung [...] erforderlich"[1] – so lauteten 2003 die ersten bzw. resümierenden Zeilen eines Abschlussberichts einer studentischen Arbeitsgruppe im Diplomstudiengang Pflegemanagement der KSH München. Der Bericht zum Themenkomplex „Berufliches Selbstverständnis und Identität" entstand im Rahmen des zweisemestrigen Projektstudiums im siebten und achten Semester im sogenannten Studienbereich 1: Sinnfragen und Menschenbild. In dem Studienbereich wurden Studierende u. a. befähigt, Menschenbilder in der Pflege aus verschiedenen Perspektiven und unter Berücksichtigung wissenschaftlicher Methoden zu analysieren und zu interpretieren. „In der Pflege" bedeuten in dem Fall sowohl ein anthropologisches Phänomen als auch die institutionalisierten Tätigkeitsfelder in verschiedenen Settings (vgl. Uzarewicz 2005: 58).

Das Zitat mit der Frage und die nachfolgenden Zeilen stehen bewusst am Anfang meines Beitrags für die Festschrift zum 25-jährigen Bestehen von Pflegestudiengängen an der KSH München. Er wurde aus dem Blickwinkel einer Alumna des Diplomstudiengangs Pflegemanagement und nunmehr Lehrbeauftragten in der Fakultät Gesundheit und Pflege verfasst. Die Erinnerungen an das Projekt, das sicherlich ein Schlüsselerlebnis im Studienverlauf war, fungieren mit als Basis für die nachfolgende auszugsweise Rückschau und die Gedanken zur heutigen Situation.

Pflegestudiengänge – unbekannt, nicht immer erwünscht, aber sinnvoll

Obwohl der Studiengang Pflegemanagement in Bayern nach einer langjährigen Diskussionsphase seit 1995 etabliert war, kannten ihn zehn Jahre später oftmals Gesundheits- und Pflegeeinrichtungen noch nicht oder die genaue Qualifikation und

1 Projektgruppe Pflege-Management 2003: III, 40.

https://doi.org/10.1515/9783110623574-016

das Tätigkeitsfeld einer Diplompflegewirtin waren unklar. Das mussten die damaligen Pflegemanagementstudierenden immer wieder erfahren, wenn sie im dritten Semester auf der Suche nach adäquaten Stellen für die anschließenden zwei praktischen Studiensemester waren.[2] Durch das Projekt in den letzten Semestern wurde die intensive Auseinandersetzung und Reflexion mit der eigenen Identität als zukünftigem/r Pflegemanager/-in gefördert. Es bedeutete, dass erneut tradierte und vertraute Denkmuster aufgegeben werden mussten. Die inhaltlichen und wissenschaftlichen Debatten über den Kern und das Wesen von Pflege zur Jahrtausendwende (z. B. Remmers 2000, DV Pflegewissenschaft 2003) eröffneten für die meist langjährig in der Pflegepraxis erfahrenen Expert(inn)en quasi eine neue Welt mit vielen offenen Fragen. Dieses Staunen, Nachdenklich-werden und manchmal Unbehagen darf ich jetzt als Lehrbeauftragte bei Studierenden in den verschiedensten Pflegestudiengängen erneut erleben und fördern. Und ähnlich wie in unserer Projektgruppe damals führt die scheinbar so einfache Frage „Was ist denn eigentlich Pflege?“ auch heute bei den meisten Pflegestudierenden zu der Erkenntnis, dass pflegetheoretisches bzw. pflegewissenschaftliches Wissen eine unabdingbare Voraussetzung für ihr Studium darstellt. Gerade im Kontext Pflegemanagement und Pflegepädagogik müssen die inhaltlichen pflege(wissenschaftlichen) Begründungen für das jeweilige Setting interdisziplinär sehr gut argumentiert werden können. Ohne hinreichende Auseinandersetzung wird es beispielsweise Pflegemanager(inne)n schwer fallen, die Bildungsbedarfe und Arbeitsfelder zu erkennen, die einer sehr raschen Änderung des Pflegewissens unterliegen (vgl. Elsbernd 2011: 172). Um die nötigen Finanzmittel zu erlangen, müssen Pflegemanager/-innen gute Übersetzungsleistungen für andere Disziplinen, die in den Einrichtungen mitwirken, erbringen.

Ein Ergebnis des Projekts irritierte die Studierenden stark: Um den Entstehungshintergrund des Studiengangs an der KSH München zu erforschen, analysierte eine Teilgruppe Briefe und Unterlagen der zuständigen Ministerien. Noch vier Jahre vor dem Start des neuen Studienangebots hatte das Wissenschaftsministerium mitgeteilt, dass es

> sich nicht in der Lage [sieht], [...] Studienplätze für einen neuen Studiengang für Pflegeberufe und die dafür erforderlichen Mittel und Stellen bereitzustellen. Im Hinblick auf die [...] ausgeführte Sach- und Rechtslage aber auch angesichts der allgemeinen Haushaltslage, die für weitere kostenwirksame Initiativen keinen Spielraum eröffnet, könnten etwaige Anträge auf Einführung eines Fachhochschulstudienganges für Pflegeberufe in absehbarer Zeit nicht zum Ziel führen. Um Kenntnisnahme wird gebeten“ (StMUKWK 1991: 3).

Für die Implementierung des Studiengangs waren intensive und stetige Interventionen und Überzeugungsarbeit seitens kirchlicher Verbände, politischer Vertretungen

---

2 Ähnliche Erfahrungen schildern die heutigen Pflege dual-Studierenden für ihren Studiengang und ihre Situation in den Pflegeeinrichtungen in den Lehrveranstaltungen zu professionstheoretischen Ansätzen.

und netzwerkender Persönlichkeiten notwendig, um eine ausreichende Finanzierungssituation zu erlangen. Parallelen zur Situation knapp 30 Jahre später lassen sich finden ... Irgendwie hatten wir als dreijährig ausgebildete Pflegende geahnt, dass die Bedeutung einer guten pflegerischen Versorgung für die Gesellschaft noch nicht allgemein verstanden war. Nun erkannten wir als Studierende, dass auch auf (berufs)politischer und Makro-Ebene viele Herausforderungen auf uns warteten. Die derzeitigen Bachelorstudierenden machen zum Teil immer noch ähnliche Erfahrungen, wenn sie z. B. vom Unverständnis ihres unmittelbaren und weiteren sozialen Umfelds für ihre Studienwahl berichten. Als Lehrbeauftragte möchte ich die Studierenden ermutigen, sich der gesellschaftlichen Bedeutung ihres jeweiligen Aufgabenfelds bewusst zu werden und dafür auf allen Ebenen als „widerständige Pflege" (Kellner 2016) einzutreten, denn „Pflege sollte aufhören, berufliche und moralische Fragen so zu behandeln, als ob sie nicht auch politische Fragen wären" (Giese 2015).

Neue und andere Wege und Perspektiven in der Pflege

Das zuständige Ministerium legte Mitte der 1990er-Jahre als primäres Ziel des Studiengangs Pflegemanagement fest, „Pflegekräfte für *leitende Funktionen auszubilden*, die in der Lage sind, die ihnen übertragenen Aufgaben [in verschiedenen Pflegebereichen – Anm. d. Verf.] selbständig, eigenverantwortlich und fachkundig wahrzunehmen" (Ad-hoc-Arbeitsgruppe 1993: V) und neben „der pflegerischen Seite besonderes Gewicht auf betriebswirtschaftliche Zusammenhänge" zu legen. Dennoch wurden in der Konzeptionierung erfreulicherweise keine bestimmten Tätigkeitsfelder festgelegt; durch die inhaltliche Breite und Offenheit des Studiengangs eröffneten sich neben der klassischen Leitungstätigkeit im Gesundheitswesen weitere postgraduierte Wege.

So gab es im Studienschwerpunkt[3] Gesundheitsförderung erneut bis dato unbekannte Sichtweisen auf „die Pflege" und damit verbundene Implikationen zu entdecken. Eine Gastreferentin berichtete beispielsweise, dass sie als Absolventin der vierten Kohorte des Studiengangs Pflegemanagement an der KSH München als wissenschaftliche Mitarbeiterin an einem neu gegründeten pflegewissenschaftlichen Institut in Köln in der Pflegeforschung im Bereich „Prävention von Pflege(bedürftigkeit)" tätig sei.[4] Die inhaltlich kontroverse Diskussion im Anschluss an den Gastvortrag verdeutlichte die fatalen Folgen von einmal geprägten Termini. Es

---

3 In den theoretischen Studiensemestern des Hauptstudiums (sechstes bis achtes Semester) konnten die Pflegemanagementstudierenden einen Schwerpunkt auswählen, in dem inhaltlich vertieft studiert wurde.

4 Anne Gebert (geb. Ströbel) hat zwischenzeitlich an einer Vielzahl von Forschungsprojekten am DIP (Deutsches Institut für angewandte Pflegeforschung e. V.) in Köln führend mitgewirkt. Siehe auch ih-

ging um die Begrifflichkeiten „Pflegeprävention" und „Reha vor Pflege". Wir stellten uns Fragen wie: Wollen diejenigen, die den Begriff verwenden, wirklich Pflege (also auch die Pflegepersonen) vorbeugen/vermeiden? Ist ihnen bewusst, was der Terminus „Pflege" umfasst? Oder ist nicht vielmehr gemeint, dass dem Zustand der Pflegebedürftigkeit vorgebeugt werden soll? Welche Bedeutung von Pflege wird implizit ausgedrückt, wenn „Pflege" ganz „am Ende, erst nach der Reha" steht? Spannende Fragen – sie tauchen in ähnlicher Form in den Lehrveranstaltungen in den Pflegestudiengängen wieder auf.

Die Aufbruchsstimmung im Pflegesektor und die Begeisterung für neue Wege und Ideen waren nicht nur bei diesem Gastvortrag sicht- und spürbar und haben nachhaltig gewirkt! Beigetragen zu dieser Stimmung hatte vermutlich ebenso die Teilnahmemöglichkeit an den „Münchner Pflegekongressen". Einige *unserer* Professor(inn)-en waren als Referierende geladen; wir durften erleben, wie sie sich in der internationalen Science Community bewegten und konnten als Teilnehmende selbst erste Erfahrungen sammeln.[5] Spätestens zu diesem Zeitpunkt war klar, dass ein Pflegemanagementstudium kein ausschließlicher Weg ohne jegliche Abzweigungen hin nur zu einem bestimmten Tätigkeitsfeld im Bereich Management war, sondern eine Vielfalt an beruflichen Möglichkeiten öffnete.

Als wichtige und nachhaltige Elemente im Diplomstudiengang erwiesen sich die Studienangebote, die zunächst keinen unmittelbaren Zusammenhang mit dem eigenen Fach erkennen ließen. Sowohl im Grund- als auch im Hauptstudium mussten verpflichtend einige so genannte allgemeinwissenschaftliche Wahlpflichtfächer (AW) belegt werden. Diese Fächer waren fakultäts- und semesterübergreifend angelegt; Studierende der Fakultäten Gesundheit und Pflege[6] sowie Soziale Arbeit hatten so zum einen die Möglichkeit, ein Netzwerk aufzubauen und andere Studierende kennenzulernen. Zum anderen förderten diese AW-Fächer die Entwicklung einer erweiterten Denkweise auf das Leben, das Studium und die eigene Person. So durften Studierende im Angebot „Kunst öffnet Augen: Von Dürer bis Rembrandt – Meisterwerke in der Alten Pinakothek" (vgl. KSFH 2001: 227) vor Originalwerken mit einem Kunsthistoriker üben, wie in der Kunstgeschichte Bildbetrachtungen stattfinden. Diese Übungen öffneten nicht nur Augen für die Kunst, die neuen Erkenntnisse und Methoden konnten gut auf eigene Tätigkeitsfelder übertragen werden. Leider können seit der Umstrukturierung nach dem Bologna-Prozess die Angebote nicht mehr in dem Maße stattfinden; ich erlebe als Lehrbeauftragte den Studienverlauf nun als stringenter und vonseiten der Studierenden vor allem auf den jeweiligen Abschluss ausgerichtet.

---

ren Beitrag in diesem Band. URL: https://www.dip.de/personen/wissenschaftliche-mitarbeiterinnen-und-mitarbeiter/anne-gebert/#c52 (letzter Aufruf: 06.07.2019).

5 Der „European Congress of Nursing" wurde in den Jahren 2000, 2002 und 2004 von den Kliniken der Stadt München veranstaltet. Die KSH war als Kooperationspartnerin beteiligt, im wissenschaftlichen Beirat wirkten Charlotte Uzarewicz und Johannes Kemser mit.

6 Seit 2019 heißt die Fakultät „Gesundheit und Pflege".

Fazit

Die Rückschau auf mein Studium an der KSH München konnte nur kurz und auszugsweise ausfallen. Wichtige Elemente wie der Aufbau eines noch heute tragfähigen Netzwerks, neue Freundschaften und manch traurige oder bedrückende Erlebnisse im Studienverlauf könnten wie das studentische Leben ausführlicher beschrieben werden. Sie haben die Studienzeit ebenso geprägt wie auf Inhalte fokussierte interessante Lehrveranstaltungen. Die Entwicklung einer konstruktiv fragenden, werteorientierten Grundhaltung und die Überzeugung, dass während eines Studiums in Pflegestudiengängen *scheinbar nicht Denkbares* gedacht werden darf und soll, war und ist wertvoll – auch und gerade heute!

Literatur

Ad-hoc-Arbeitsgruppe (1993). *Empfehlung zur Einführung eines Studiengangs „Pflegemanagement" an den Fachhochschulen in Bayern. Präambel.* StMUKWK Bayerisches Staatsministerium für Unterricht Kultus, Wissenschaft und Kunst.

Deutscher Verein für Pflegewissenschaft (2003). *Das Originäre der Pflege entdecken. Pflege beschreiben, erfassen, begrenzen.* Mabuse, Frankfurt am Main.

Elsbernd, A. (2011). Strategische Ausrichtung und Aufgaben eines innovativen Pflegemanagements. In Käppeli, S. (Hrsg.), *Pflegewissenschaft in der Praxis. Eine kritische Reflexion*, S. 166–186. Hans Huber, Bern.

Giese, C. (2015). Warum brauchen wir die Pflegekammer? Eine professionsethische Perspektive. Frühjahrsakademie 2015. Bayerische Arbeitsgemeinschaft zur Förderung der Pflegeberufe (Bay ARGE). München. URL: http://www.bay-arge-pflege.de/upload/Giese_Fruehjahrsakademie2015.pdf. (letzter Aufruf: 09.07.2019).

Kellner, A. (2016). Kritische Genealogien als Instrumente einer widerständigen Pflegepädagogik. In Brinker-Meyendriesch, E. und Arens, F. (Hrsg.), *Diskurs Berufspädagogik Pflege und Gesundheit. Wissen und Wirklichkeiten zu Handlungsfeldern und Themenbereichen*, S. 605–622. wvb Wissenschaftlicher Verlag, Berlin.

KSFH – Katholische Stiftungsfachhochschule München (2001). Vorlesungs- und Personenverzeichnis. Wintersemester 2001/2002. Sommersemester 2002.

Projektgruppe Pflege-Management (2003). Braucht Pflege ein spezielles Management? Eingereicht als Projektarbeit im Studienbereich 1 mit dem Thema: Pflege-Management – Berufliches Selbstverständnis und Identität. Katholische Stiftungsfachhochschule München, Abteilung München.

Remmers, H. (2000). *Pflegerisches Handeln. Wissenschafts- und Ethikdiskurse zur Konturierung der Pflegewissenschaft.* Hans Huber, Bern.

StMUKWK Bayerisches Staatsministerium für Unterricht Kultus, Wissenschaft und Kunst (1991). Schaffung von Ausbildungsmöglichkeiten für Pflegeberufe an Fachhochschulen. Schreiben an die staatlichen und nichtstaatlichen Fachhochschulen in Bayern. München.

Uzarewicz, C. (2005). Was ist Pflege? Eine Argumentationshilfe. *Heilberufe*, 57(4):58–59.

Sabine Berninger

Pflege – mein Beruf

Mein Name ist Sabine Berninger. Mein Beruf ist die Pflege – erst als Krankenschwester, dann als Pflegedirektorin und parallel als Vizepräsidentin des Deutschen Berufsverbandes für Pflegeberufe (DBfK).

Mit „meiner" Hochschule bin ich, auch nach 18 Jahren, noch sehr verbunden. Hier liegen meine akademischen Wurzeln, die mich über die Jahre zur Promotion geführt haben. Ich blicke auch heute noch gerne auf die Zeit zurück, als ich dort das Handwerkszeug für meinen beruflichen Werdegang erlernen konnte. Daher freue ich mich sehr, dass ich zum 25-jährigen Jubiläum der Fakultät Gesundheit und Pflege an der Katholischen Stiftungshochschule (KSH) München einen ganz persönlichen Artikel beitragen darf.

Blicken wir einige Jahre zurück, zu den Anfängen meiner beruflichen Laufbahn: Ich wollte immer Krankenschwester werden und begann 1984 mit der Ausbildung. Daran anschließend wurde der Intensiv- und Anästhesiebereich 17 Jahre meine berufliche Heimat. Im Laufe der Berufsjahre und vor allem während der Qualifizierung zur Stationsleitung entstand der Wunsch, die Rahmenbedingungen der Pflege mit zu gestalten. Mein Ziel war, eine Qualifikation bzw. eine Funktion zu erlangen, mit der mir dies auch tatsächlich möglich sein würde. Ich wollte Pflegedienstleitung werden. Aus diesem Grund habe ich mich, als die ersten Studiengänge starteten, 1997 für ein Pflegemanagementstudium entschieden. Während des Studiums an der KSH München wurde mir nicht nur das theoretische Hintergrundwissen vermittelt, sondern mir wurden auch jene praktischen Instrumente an die Hand gegeben, die für die Anforderungen an die Verantwortung für das Pflegefachpersonal und die Pflege in einer Klinik essenziell sind. Das Spektrum der damaligen Lehrveranstaltungen umfasste u. a. pflegewissenschaftliche Themen, Ethik und Führung und im Hauptstudium spezielle Vorlesungen und Übungen je nach gewähltem Schwerpunkt im Bereich Altenhilfe, Gesundheitsförderung oder Krankenhausmanagement. Ich entschied mich für den Schwerpunkt Krankenhausmanagement. Mit Vorlesungen zur Bilanzierung, Krankenhausfinanzierung, Abrechnungssystemen, Stellenberechnungen, Managementstrukturen und Kommunikation wurde ich „fit gemacht" für den Klinikalltag.

Sich für gute Arbeitsbedingungen in der Pflege einzusetzen und eine qualitativ hochwertige Pflege umsetzen zu wollen, ist das eine. Dies dann aber auch erfolgreich zu meistern und sich im Alltag des Krankenhausmanagements zu behaupten, ist sehr viel herausfordernder. Dazu ist neben persönlichem Engagement auch fachliche Kompetenz nötig: Wissen um die Prozesse, die Rahmenbedingungen und um die Möglichkeiten, den Alltag in der Pflege positiv zu beeinflussen. Gehört und ernst genommen wird man nur dann, wenn die eigenen Argumente stichhaltig sowie die Instrumente im Alltag umsetzbar sind und stets der Gesamtkontext, nämlich die Versorgung und

https://doi.org/10.1515/9783110623574-017

Pflege der uns anvertrauten Patienten, im Fokus bleibt. Das ist nicht immer leicht, zumal die Arbeitsbedingungen in der Pflege einen Brennpunkt darstellen, der vermutlich noch länger bestehen bleiben wird. Genau deswegen möchte ich gehört werden, um etwas zu bewegen – heute und morgen.

So beschloss ich, weiter zu studieren und entschied mich für das Masterstudium „Personalentwicklung im lernenden Unternehmen". Der Fokus lag bei den Mitarbeiter(inne)n – der Gewinnung, Bindung, Förderung und dem persönlichen Kontakt, ebenso wie der Weiterentwicklung jeder einzelnen Person. Durch den Masterabschluss hatte ich die Voraussetzung zum Promotionsstudium erlangt und nutze diese auch. Obwohl es damals leider nur sehr wenige Möglichkeiten der Promotion in der Pflege gab, machte ich mich auf die Suche und wurde fündig: Ich entschied mich für den Studiengang Pflegewissenschaften mit dem Schwerpunkt Pflegemanagement. Dies war ein langer, aber auch ein spannender und erfüllender Weg.

Heute bin ich immer noch mit Freude und Überzeugung im Pflegemanagement tätig. Mein Anliegen ist, mich im Klinikalltag aktiv für die Pflege einzusetzen. Und da gibt es viele Ansatzpunkte. Eine gute und am Behandlungsverlauf ausgerichtete Patientenversorgung und die Erbringung hochwertiger Pflegequalität stehen ebenso im Fokus wie das Miteinander der Berufsgruppen, gute Kommunikations- und Informationsstrukturen sowie die Herausforderung, meinen Mitarbeiter(inne)n einen guten Arbeitsplatz bieten zu können. Ich habe 17 Jahre mit Freude und Engagement als Krankenschwester gearbeitet und wünsche mir das auch für meine Kolleg(inn)en. Doch seit meinem Einstieg in den Pflegeberuf sind die Rahmenbedingungen nicht mehr dieselben – der Pflegealltag und die Aufgaben haben sich stark verändert: Der Mangel an Pflegefachpersonen, der demografische Wandel, die Verkürzung der Verweilzeiten, die Sparmaßnahmen von Unternehmen des Gesundheitswesens und vieles mehr sind große Herausforderungen, die inzwischen auch von der Politik wahrgenommen werden.

Da es für mich noch immer wichtig ist, gehört zu werden, habe ich mich parallel zum Berufsalltag ehrenamtlich für ein berufspolitisches Engagement entschieden. Der Weg führte über diverse Interessensvertretungen zur Bundesarbeitsgemeinschaft Pflegemanagement des Deutschen Berufsverbandes für Pflegeberufe (DBfK) und schließlich zum Bundesvorstand des DBfK, in dem ich heute als Vizepräsidentin tätig bin. Hier setze ich mich in der strategischen Arbeit des Bundesvorstandes zur Ausrichtung der Pflege und auf Kongressen wie beispielsweise dem Deutschen Krankenhaustag für die Belange der Pflege ein.

Pflege ist mein Beruf. Pflege soll auch für andere ein Beruf mit Zukunft sein. Eine Chance dazu bietet das neue Pflegeberufegesetz ebenso wie die akademische Ausbildung. Wir benötigen für eine gute Pflege viele und gut qualifizierte Pflegefachpersonen: dreijährig ausgebildete Pflegefachfrauen und -fachmänner, ebenso wie hochschulisch ausgebildete Pflegefachpersonen. Beides muss in der direkten Patient(inn)enversorgung seinen Platz finden.

Wenn ich mein eigenes Berufsleben reflektiere und an meine Tätigkeit auf Station zurück denke, ist es mir ein großes Anliegen, dass die Pflegefachpersonen an ihrem Arbeitsplatz angemessene, motivierende und gesundheitsförderliche Arbeitsbedingungen vorfinden. Dies umfasst die Personalausstattung, Personalgewinnung und Personalbindung ebenso wie die Alltagsgestaltung der Arbeitsorganisation und einer adäquaten Führungsstruktur in der Pflege. Pflege soll ein Lebensberuf und nicht nur für eine kurze Lebensphase attraktiv sein. Dies einzufordern und zu gestalten, dafür setze ich mich sowohl in der Berufspolitik, aber vor allem auch vor Ort in meiner Klinik ein.

Pflege ist ein Beruf, den wir gestalten und auf den wir stolz sein können. Dieses Selbstverständnis zu fördern, das auf beruflicher und fachlicher Kompetenz basiert, sehe ich als genauso wichtig an wie die berufliche Selbstverwaltung durch Pflegekammern. Und: Pflege muss deutlich in der gesellschaftlichen Wertschätzung steigen. Nur so kann eine adäquate Entlohnung und ein berufliches Ansehen erreicht werden. Ich bin stolz darauf, Pflege gelernt zu haben und in der Pflege in verantwortlicher Position tätig zu sein!

Mit guten und schlechten Zeiten bin ich nun schon seit über 35 Jahren in der Pflege aktiv. Und dabei habe ich immer eines bedacht: Man kann nur etwas verändern, wenn man etwas tut! Meine Bitte an alle, die Interesse an der Pflege haben und engagiert sind: Wir brauchen viele Kolleg(inn)en, die mitmachen, die unterstützen, die sich in allen Bereichen der Pflege engagieren. Wir müssen weiterhin gemeinsam mit den politisch Verantwortlichen an zukunftsfähigen Konzepten für die Weiterentwicklung der Pflege und für gute Arbeitsbedingungen in der Pflege arbeiten – nicht nur im Hinblick auf die Pflegefachpersonen, sondern vor allem für unsere Patient(inn)en in deutschen Kliniken.

Bettina Kieslinger

Eine individuelle Pflegekarriere – von der direkten Patientenversorgung zur kommunalen Gesundheitsplanung und -koordinierung

Lassen Sie mich Ihnen meine berufliche Karriere vorstellen. Mein Weg ist nur einer von vielen und soll zeigen, welche beruflichen Möglichkeiten ein Hochschulstudium und ein Masterabschluss im Gesundheits- und Pflegesektor bieten. Meine Laufbahn beginnt mit der Ausbildung und Arbeit zur Arzthelferin, anschließend zur Krankenschwester und Fachkrankenschwester für Intensivpflege und Anästhesie, setzt sich fort über das Bachelorstudium Pflegemanagement, dem konsekutiven Master „Management in Sozial- und Gesundheitsbetrieben" und einer anschließenden Beschäftigung als Fachbereichsreferentin im Dekanat der Fakultät Gesundheit und Pflege an der Katholischen Stiftungshochschule (KSH) München. Heute bin ich als wissenschaftliche Mitarbeiterin im Bereich Kommunale Gesundheitsplanung und -koordinierung bei der Landeshauptstadt München tätig.

Das Motiv für meine erste Ausbildung zur Arzthelferin war die Lust am Umgang mit Menschen im medizinischen Umfeld. In der Ausbildung merkte ich allerdings schnell, dass ich mich unterfordert fühlte und mehr als nur die Assistenz des Arztes sein wollte. Deshalb entschloss ich mich, eine Ausbildung zur Pflegefachkraft anzusteuern, in der Erwartung, hier selbstständig in einem international geachteten Beruf tätig zu werden. So landete ich in der Nähe meiner Heimat im Klinikum Passau und absolvierte dort die Ausbildung zur staatlich examinierten Krankenpflegerin. Nach der Ausbildung wollte ich als junge Schwester mit großem Wissensdurst in einem großen und modernen Klinikum arbeiten und habe mich für die Uniklinik Regensburg entschieden. Neben zwei Jahren auf einer onkologischen Station und hämatologischen Intensiveinheit war ich überwiegend im intensivmedizinischen Bereich und in der Anästhesie tätig. Gleichzeitig hatte ich die zweijährige Weiterbildung zur Intensivpflege und Anästhesie abgeschlossen und habe – mal so „nebenbei" – mein Abitur nachgeholt. Diese Zeit in der Uniklinik in der direkten Patientenversorgung und in der attraktiven Stadt Regensburg hat mir sehr gut gefallen, weil ich dort sowohl fachlich als auch menschlich sehr viel gelernt habe, ein gutes Team um mich hatte und sich viele gute Freundschaften entwickelten.

Die vielfältigen Möglichkeiten der beruflichen Weiterentwicklung im Pflege- und Gesundheitsbereich haben dazu geführt, dass ich „Luft und Lust nach noch mehr" geschnuppert und mich deshalb nach Abschluss des Abiturs für den Bachelorstudiengang Pflegemanagement an der KSH München entschieden habe. Dieser Studiengang

https://doi.org/10.1515/9783110623574-018

war genau die richtige Wahl für mich. Er war sehr bereichernd, da ich mir ethisch fundierte managementbezogene und gesundheitswissenschaftliche Kompetenzen aneignen und mich speziell für Leitungstätigkeiten und Querschnittsaufgaben im Bereich des Gesundheitswesens qualifizieren konnte. Besonders die interdisziplinäre Ausrichtung des Studiengangs, die Verzahnung verschiedener Kompetenzbereiche, schien mir bildungspolitisch auf der Höhe der Zeit zu sein. Auch die Hochschule war die richtige Wahl. Ich war mit den Studienbedingungen, dem Campusflair, der Qualität der Lehrveranstaltungen, der Praxisorientierung und der fachlichen Beratung und Betreuung durch die Lehrenden hoch zufrieden.

Im Anschluss an das Bachelorstudium konnte ich mich aufgrund des erreichten Notenschnitts für den Managementmasterstudiengang bewerben. Durch diesen Master konnte ich mein Wissen weiter vertiefen, ein differenziertes Managementverständnis entwickeln und zugleich wissenschaftliche Grundlagen in der empirischen Sozialforschung erwerben. Finanziert hatte ich mir das BA- und das MA-Studium, indem ich nebenbei – mit über 50 Prozent Arbeitszeit – im Klinikum Bogenhausen auf der herzchirurgischen Intensivstation und gleichzeitig in der „Heimbeatmung" gearbeitet habe.

Auf die Frage, was mir letztlich der Master gebracht bzw. ob sich der Aufwand für das Masterstudium gelohnt hat, kann ich nur antworten: Ja, es hat sich gelohnt. Ich konnte dadurch eindeutig meine Karrierechancen erhöhen. Der Masterabschluss war schließlich ausschlaggebend, dass ich unmittelbar im Anschluss eine direkte Berufseinmündung erfahren durfte, da ich die Stelle als Fachbereichsreferentin im Dekanat Pflege an der KSH München angeboten bekam. Diese Stelle habe ich dem damaligen Dekan des Fachbereichs zu verdanken, der mich schon von meinem ersten Studium kannte, mich außerdem sehr geschätzt und gefördert hat. Das Aufgabenfeld Pflege war außerordentlich abwechslungsreich, in dem vor allem Kommunikation, Information, Planung und Koordination im Vordergrund standen. So habe ich z. B.

- das Dekanat bei der Geschäftsführung des Fachbereichs Pflege unterstützt,
- die Studienplanung, Studienkoordination und Studienberatung für die Studiengänge Pflegemanagement, Pflegepädagogik und Pflege dual übernommen,
- die Administration und Dokumentation der Lehre im Fachbereich durchgeführt,
- öffentliche Veranstaltungen und wissenschaftliche Tagungen organisiert und
- an Entwicklungsaufgaben des Fachbereichs und der Hochschule mitgewirkt.

Außerdem durfte ich als wissenschaftliche Mitarbeiterin in der Lehre tätig sein, da ich einen Lehrauftrag übertragen bekam. Hier konnte ich wichtige Erfahrungen im Bereich der Lehre und Projektbegleitung sammeln. Der Lehrauftrag bezog sich auf ein Projektstudium des Studiengangs Pflege dual. Hier wurde im Auftrag des Sozialreferats der Landeshauptstadt München in Zusammenarbeit mit der KSH das Pflegeorganisationssystem Primary Nursing in der stationären Altenhilfe implementiert, das unter professoraler Leitung im Rahmen eines Projektmoduls mit Pflege dual-Studierenden evaluiert wurde.[1] Diese empirische Untersuchung war der Beginn einer im Jahr 2017 erfolgreichen Einführung von Primary Nursing in einer vollstationären Pflegeeinrichtung der Münchenstift GmbH.

Nach zweieinhalb Jahren an der Hochschule suchte ich eine neue berufliche Herausforderung und habe mich bei der Landeshauptstadt München im Referat für Gesundheit und Umwelt (RGU) als wissenschaftliche Mitarbeiterin im Bereich Kommunale Gesundheitsplanung und -koordinierung beworben. Hierfür war ein Masterabschluss Voraussetzung. Das RGU München ist die größte kommunale Gesundheits- und Umweltbehörde in Deutschland. Es nimmt Aufgaben in den Bereichen Gesundheitsvorsorge, Gesundheitsschutz, Umweltvorsorge, Umweltschutz und städtische Friedhöfe wahr.

Seit sechs Jahren bin ich nun in der Abteilung Kommunale Gesundheitsplanung und Koordinierung und dabei im Sachgebiet Koordination Versorgung und Pflege tätig. Dieses Sachgebiet ist eine Planungsabteilung und beinhaltet fachliche und konzeptionelle Arbeiten. Dabei sind wir in einem Team für folgende Aufgaben zuständig:

- Bedarfserhebung und Entwicklung im Bereich der medizinischen, pflegerischen und gesundheitlichen Versorgung und Versorgungskonzepte. Hierzu wurde speziell ein medizinisches Versorgungsmanagement eingerichtet. München ist ein führender Standort für Hochleistungsmedizin. Dennoch kommt es sowohl im ambulanten wie auch im stationären Sektor in München immer wieder zu Versorgungsengpässen. Es ist Aufgabe unseres Teams, Fehlentwicklungen frühzeitig zu erkennen, Zusammenhänge aufzuzeigen und gemeinsam mit den relevanten Akteuren im Gesundheitswesen Lösungsansätze zu finden und umzusetzen.
- Zum anderen koordinieren und vernetzen wir die schon bestehenden stadtweiten Maßnahmen und bauen diese bei Bedarf weiter aus, wie z. B. die Hospiz- und Palliativversorgung, das Angebot der ergotherapeutischen Hausbesuche sowie der zahnärztlichen Hausbesuche bei älteren und hilfsbedürftigen Menschen in München.
- Des Weiteren bringen wir Gesundheits- und Pflegethemen in den Stadtrat ein, beantragen Gelder für verschiedene Projekte und liefern den Stadträt(inn)en die Informationsgrundlagen, die sie benötigen, um entsprechende Entscheidungen treffen zu können. Die Themen sind dabei sehr vielfältig. Aktuell sind dies z. B. Maßnahmen zur Stärkung der Pflegekräfte sowie die Durchführung einer Münchner Pflegekampagne.
- Zudem initiieren und moderieren wir verschiedene Gremien, Arbeitsgruppen und Fachveranstaltungen wie z. B. den Runden Tisch Pflege und sind in stadtinternen und stadtexternen Gremien aktiv.

---

1 Vgl. hierzu den Beitrag Primary Nursing – ein Pflegeorganisationssystem. Longitudinalstudie in der stationären Langzeitpflege in der Festschrift.

Nach diesem biografischen Abriss einer persönlich erlebten und dementsprechend individuell geschilderten Pflegekarriere wird deutlich, dass es sich bei all den von mir genannten Tätigkeitsbereichen zwar um einmalige, aber dennoch jeweils exemplarische Arbeitsfelder handelt. Heute bin ich auf der kommunalen Ebene der Gesundheitsversorgung jeden Tag mit neuen und spannenden Aufgaben und Herausforderungen konfrontiert. Besonders interessant daran ist, dass ich die Möglichkeit habe, Versorgungsangebote auf Münchener Ebene zu initiieren und mitzugestalten. So kann ich Lösungsvorschläge erarbeiten, gleichzeitig Verantwortung übernehmen, mich für die Gesundheit und Versorgung der Bürger/-innen einsetzen. Das macht nicht nur richtig Spaß, sondern es gibt einer – den Pflegeberuf von der Pieke auf – gelernten Fachkraft das gute Gefühl, für die Profession der Pflege einen kleinen, aber feinen Beitrag leisten zu können.

Schon jetzt bin ich dankbar und stolz, so viele verschiedene berufliche Bereiche und Felder kennengelernt zu haben. Das Studium hat mir dabei die wesentlichen Wege und Karrieremöglichkeiten eröffnet.

Katharina Lüftl

Ein Studium, das überrascht – ein Rückblick

Als ich im Oktober 1998 als Pflegemanagementstudierende an die KSH München kam, hatte ich spezielle Vorstellungen davon, was mich dort wohl erwarten würde. Diese Vorstellungen speisten sich zum großen Teil daraus, was meine Mitschüler/-innen aus Gymnasialzeiten und Medizinstudierende aus meinem Pflegealltag im Krankenhaus von ihren Studiengängen berichteten. Dazu zählten große Semestergruppen mit mehr als 100 Studierenden, große Hörsäle mit langen Tischreihen, lange Lehrvorträge haltende Professor(inn)en ganz weit vorne am Rednerpult, komplizierte Stundenpläne mit schwer zu ergatternden Plätzen in Übungen oder Seminaren, einsame Paukphasen vor Prüfungsbeginn und am Schluss ein Zeugnis, das den Wissenszugewinn – hier stellte ich mir primär einen Zugewinn in rechtlichen und betriebswirtschaftlichen Fragen vor – in Note mit Dezimalstelle bemisst. Es kam anders.

Ich lernte in einer kleinen Gruppe von ca. 20 Studierenden, saß schon am ersten Tag im ersten Stuhlkreis meines Lebens und meine erste Aufgabe bestand darin, meine Studienmotive und meine Erwartungen an das Studium zu reflektieren. Noch in der ersten Studienwoche erhielt ich meine ersten Referatsthemen, die nicht allein, sondern in Kleingruppen zu bearbeiten waren. An eines der Referate kann ich mich noch besonders gut erinnern: Es ging dabei um das Menschenbild des Holismus in Abgrenzung zum Menschenbild von Descartes. Statt mit Bilanzen und Paragrafen ging es los mit Kommunikationspsychologie und identitätsfördernden Fähigkeiten. Statt in großen Hörsälen saßen wir in Kleingruppenräumen, und statt reiner Wissensvermittlung wurden wir dazu angeleitet, fachlich begründet zu argumentieren und zu diskutieren sowie Lerninhalte selbstständig zu erarbeiten. Ich war bass erstaunt von dieser mir völlig neuen Art der Lernkultur ... und manchmal war ich auch überfordert.

Tag für Tag wuchs mir aber genau diese Lernkultur mehr und mehr ans Herz, und ich begann allmählich zu erahnen, wie sehr ich davon profitieren könnte, wenn ich mich auf die angestrebten Prozesse der Persönlichkeitsentwicklung und auf die damit verbundenen Herausforderungen einlassen würde. Was mir dabei half, war eine heterogene, ja bunte und sympathische Semestergruppe, die immer dazu neigte, unterschiedlichste Perspektiven in die Diskussion einzubringen und Arbeitsaufträge kreativ sowie engagiert anzugehen. Ein Highlight in meiner Erinnerung war beispielsweise eine schauspielerisch inszenierte Interpretation des Pflegeverständnisses vom Mittelalter bis in die Neuzeit.

Ja, und über die Semestergruppe hinaus fand ich auch eine Kleingruppe, mit der ich viele Referate sowie Prüfungssituationen bearbeitete und die mir besonders vertraut wurde. Eine Kleingruppe, mit der sich eine bis heute währende Freundschaft entwickelte, die damit begann, dass wir für unsere Arbeitsgruppentreffen bis abends

https://doi.org/10.1515/9783110623574-019

an den Tischen des Infocafés saßen, große Thermoskannen mit Tee leerten und neben Pflegemanagementthemen auch private Anliegen diskutierten.

Was sich durch die Jahre meines Pflegemanagementstudiums primär zog? Dass ich überrascht wurde, und das immer wieder aufs Neue. Mich überraschten Herangehensweisen, Blickwinkel, Denkanstöße, Menschen – und auch Lerninhalte. Bei Rosmarie Reinspach etwa faszinierte mich das Thema der lernenden Organisation, bei Charlotte Uzarewicz das Thema Altern und Migration, bei Constanze Giese der informed consent und bei Andrea Kerres die Bedeutung eines ritualisierten Konfliktmanagements. Und nicht vergessen werde ich die von Johannes Kemser betreute Phase meiner Diplomarbeit. Er stellte mir die Frage, nach welchen Kriterien ich die von mir recherchierten und beschriebenen Theorien kritisch zu beurteilen plane. Ich muss vermutlich nicht dazusagen, dass ich genau diesen Arbeitsschritt nicht im Blick gehabt hatte, aber gerade ihn als besonders lehrreich wahrnahm.

Ich verließ die KSH München im Jahr 2002 mit einem Diplom als Pflegewirtin und hatte so viel mehr dabei gewonnen! Ohne die dort gewachsene Bereitschaft zur kommunikativen Aushandlung, ohne die dort entwickelten Arbeitsstrategien und ohne die dort erworbene Lust daran, neue Wege einzuschlagen, hätte ich meine anschließende Berufstätigkeit – den Aufbau einer interdisziplinären Fortbildungsabteilung – nicht meistern können.

Nun könnte dieser Beitrag zum Ende kommen, aber die Geschichte ist noch nicht zu Ende. Nach ein paar Jahren nämlich zog es mich wieder an die KSH München, wo ich in den Jahren 2007 bis 2009 auch noch ein Studium der Pflegepädagogik absolvierte. Muss ich erwähnen, dass ich es wieder genoss? In dieser zweiten Studienphase hatte ich bereits Kinder und war die älteste Studierende der Gruppe – wieder eine ganz neue sowie spannende Erfahrung! Die Berufsjahre in der Fort- und Weiterbildung hatten mein Interesse an pädagogischen Fragen genährt und ich kam eigentlich, um mir den Zugang zur Lehrtätigkeit an Berufsfachschulen für Pflegeberufe zu erarbeiten, wo ich Lernende länger und intensiver begleiten wollte als dies im Rahmen von Fort- oder Weiterbildung möglich gewesen war. Und auch dieses Mal wurde ich wieder überrascht. Statt beruflich in eine Berufsfachschule einzumünden, nahm ich eine Stelle als wissenschaftliche Mitarbeiterin in der Begleitforschung des dualen Pflegestudiengangs bei Andrea Kerres an. Während des Pflegepädagogikstudiums war nämlich ein neuer Funke auf mich übergesprungen: Mich hatte die Faszination von Forschung zu pflegepädagogischen Fragestellungen gepackt, und es entwickelte sich daraus schließlich eine Promotion über den Berufsfachschulunterricht in dualen Pflegestudiengängen, die ich im Jahr 2014 abschloss.

Während ich den vorliegenden Beitrag verfasse, stelle ich mir die Frage, inwiefern meine intensiven und positiven Studienerfahrungen an der KSH München meine heutige Berufsentscheidung geprägt haben. Seit fünf Jahren bin ich selbst als Professorin im Studienbetrieb tätig. An der Technischen Hochschule Rosenheim versuche ich jeden Tag aufs Neue, Studierende in einem dualen Pflegestudiengang damit zu überraschen, dass ein Studium mehr ist als Wissensvermittlung. Ich denke über sinnvolle

Referatsthemen nach und betreue Studierende dabei, diese zunehmend selbstständig zu bearbeiten. Ich arbeite daran, sie zu Arbeits- und Entwicklungsprozessen zu motivieren, an denen sie persönlich wachsen können. Ich sitze in Stuhlkreisen und reflektiere Motive sowie Erwartungen, greife Praxiserfahrungen auf und unterstütze Studierende dabei, Praxissituationen wissenschaftlich fundiert weiterzudenken und weiterzuentwickeln. Möglicherweise möchte ich das weitergeben, was ich selbst in meinen Studiengängen an der KSH München als so inspirierend erleben durfte. Und möglicherweise geht es nicht nur mir so, denn an die Technische Hochschule Rosenheim wurde ich gemeinsam mit einem weiteren Kollegen berufen. Wo er studiert hat? Auch seine Laufbahn begann mit einem Pflegemanagementstudium an der KSH München. Immer wieder ergeben sich Situationen, in denen wir bei der Aufbauarbeit des Rosenheimer Pflegestudiengangs auf ein gemeinsames Fundament, unsere gemeinsamen KSH-Wurzeln, zurückgreifen können.

Liebe Fakultät Gesundheit und Pflege der KSH München, du feierst das 25-jährige Bestehen der Pflegestudiengänge. Eigentlich solltest du beschenkt werden. Stattdessen stelle ich fest, dass du es warst, die mir ein riesengroßes Geschenk gemacht hat. Ich danke dir und deinen Lehrenden dafür!

Theresa S. Wied

Von Zweifel und fehlendem Zugehörigkeitsgefühl

*Wer wir sind, hängt entscheidend davon ab, wem wir begegnen. (Thomas Berger, *1952, deutscher Theologe und Schriftsteller)*

Zweifel und fehlendes Zugehörigkeitsgefühl sind meine ständigen Begleiter. Sie sitzen rechts und links auf meiner Schulter, mal sind sie still, mal schreien sie mir rücksichtslos laut ins Ohr. Mal ist die Last, sie zu tragen, groß, mal bin ich froh, sie dabei zu haben. Sie sind Fluch und Segen zugleich.

Der Zweifel

Erstes Lehrjahr. Ich sitze im Unterricht an der Berufsfachschule für Krankenpflege und die kleine, blonde Lehrerin mit dem breiten Lächeln erzählt uns etwas über das Erstellen von Pflegeplanungen. Drei Spalten einer Tabelle gilt es auszufüllen: Pflegeprobleme, pflegerische Maßnahmen und Pflegeziele. Dabei müsse zwischen Nahzielen, die leichter und schneller durch pflegerische Maßnahmen und Fernzielen, die schwerer und langsamer durch pflegerische Maßnahmen zu erreichen seien, unterschieden werden. Und am allerwichtigsten sei, die Pflegeplanung positiv zu formulieren, insbesondere die Pflegeziele. Also bitte nicht schreiben „der Patient hat keinen Dekubitus", sondern besser „der Patient hat intakte, gepflegte Haut". Während sie also vor der Klasse steht und erklärt, bemühe ich mich, zuzuhören und mich zu konzentrieren. Beides jedoch fällt mir schwer, da in meinem Hinterkopf „mein kleiner engagierter Professor" sitzt und sich darüber echauffiert, wie sinnfrei das Schreiben von Pflegeplanungen in üblicher Art und üblichem Umfang sei. Etwas zu tun, nur weil man es immer schon so getan habe, rechtfertige nicht dessen Nutzen und Fortführung. Mehrere Stunden damit zu verbringen, eine ausufernde, zum Teil zehnseitige Planung zu schreiben, die erstens niemand liest, da kaum Zeit dafür vorhanden sei und die gering bemessene Zeit der Pflegenden doch lieber den Patient(inn)en selbst zukommen solle, und die zweitens höchst wahrscheinlich morgen schon wieder hinfällig sei, da sich der Gesundheits- und Pflegezustand der Patient(inn)en maßgeblich verändert habe, müsse kritisch hinterfragt werden.

So sitze ich da, jung, unbedarft und ein wenig ratlos. Wem soll ich glauben? Kann ich in Zukunft das Schreiben von Pflegeplanungen in der vermittelten Art und Weise verweigern oder macht es vielleicht doch Sinn? Widersprechen sich die Lehrerin und der Professor wirklich oder sind ihre beiden auf den ersten Blick konträren Standpunkte nicht vielleicht doch zu vereinen? Der Zweifel bleibt.

https://doi.org/10.1515/9783110623574-020

Fünf Jahre später. Die Ausbildung abgeschlossen, das Examen bestanden, arbeite ich neben dem Studium auf einer Intensivstation. Einer meiner beiden Patienten hat eine Trachealkanüle, durch die er beatmet wird und soll von der Beatmungsmaschine entwöhnt werden. Er ist delirant. Er weiß nicht, wo er ist, er weiß nicht, wer er ist und vor allem weiß er nicht, wer ich bin und was ich von ihm möchte. Überall in seinem Zimmer piept es, aufstehen kann er nicht, in und an seinen Körper führen ein Dutzend Schläuche und Kabel. Sobald ich das Zimmer verlasse, um mich um meinen zweiten Patienten zu kümmern, beginnt er, sich seine Kabel zu entfernen: Das EKG[1]: nicht so schlimm. Der ZVK[2]: ein bisschen schlimmer. Die arterielle Blutdruckmessung: ziemlich schlimm. Die Trachealkanüle: richtig schlimm. Guten Gewissens kann ich das Zimmer nicht mehr verlassen. Zu seiner eigenen Sicherheit ordnet der behandelnde Arzt an, ihn vorübergehend an den Händen zu fixieren. Ich hole das Fixierungsmaterial und beginne, es am Bett zu befestigen. Es fühlt sich falsch an! In meinem Hinterkopf erscheint „meine energische Dozentin" mit den wallenden Locken und berichtet voller Überzeugung vom Werdenfelser Weg. Sie erzählt von dem Ziel, freiheitsentziehende Maßnahmen wie Fixierungen zu reduzieren und von den Auswirkungen freiheitsentziehender Maßnahmen auf die Lebensqualität Betroffener. Sie ermutigt uns, Verfahrenspfleger/-innen zu werden. Ich binde meinen Patienten fest, sehe wie er mich verzweifelt ansieht und denke: Was mache ich hier? Ist die Fixierung die einzige Möglichkeit? Gibt es keine Alternative? Der Zweifel bleibt.

Denke ich heute an die vergangenen zehn Jahre meiner berufsschulischen und hochschulischen Ausbildung und an die verschiedenen Erfahrungen, die ich im Beruf habe sammeln können, zurück, so fallen mir unzählige solcher Beispiele ein.

Ich denke an Markus Babo, Constanze Giese, Simone Heimkreiter, Sr. Elfriede Retzer, Bernd Reuschenbach, Charlotte Uzarewicz, Maria Wasner und viele andere, die mich auf meinem Weg begleitet haben. Die Liste der Namen beeindruckender Persönlichkeiten, die mir beigebracht haben, die (Pflege-)Welt mit einem kritischen Blick zu betrachten, scheinbar Gesetztes zu hinterfragen und Veränderungen von vermeintlich Unveränderlichem anzustoßen, ist lang. Der Zweifel entsteht aus dem kritischen Blick, der mir mitgegeben wurde. Auch wenn er das „Funktionieren" im Arbeitsalltag erschwert und daher hin und wieder anstrengend ist und müde macht, steht eines fest: ich möchte meinen kritischen Blick und den damit häufig verbundenen Zweifel nicht missen.

Fehlendes Zugehörigkeitsgefühl

„Man kann Pflege studieren?" – diese Frage, auf unterschiedlichste Art und Weise gestellt und gehört, begleitet mich seit Beginn meines Studiums. Ich denke, sie wurde

1 EKG: Elektrokardiogramm.

2 ZVK: Zentraler Venenkatheter.

mir bestimmt an die 100 Mal gestellt. An Prosodie und Wortwahl, die der/die jeweilige Fragestellende gewählt hat, konnte ich meist erkennen, wie die Frage gemeint war, welche Reaktion sie bei mir hervorrufen sollte und vor allem, welche Meinung sich der/die Fragestellende bereits – bevor er/sie meine Antwort erhalten hatte – über die Akademisierung der Pflege gebildet hat. „Man kann **Krankenschwester** studieren?“, „Ich wusste gar nicht, dass man Pflege **studieren** kann?“, „Wie unterscheidet sich das Studium von der Ausbildung?“ und nicht zuletzt die Frage, die einem meiner Studienkollegen gestellt wurde und von einmaliger Größe und Reflektionsvermögen des Fragestellenden zeugte: „Man kann Arsch-Abwischen heutzutage studieren?“

Während ich diese Fragen zehn Jahre lang und wahrscheinlich auch in den kommenden zehn Jahren – zumindest innerhalb Deutschlands, denn meine Erfahrungen von Studienaufenthalten in Dänemark, Canada und der Schweiz zeichnen ein gänzlich anderes Bild – noch stoisch, freundlich, aber dennoch bestimmt und noch immer voller Überzeugung dahingehend beantworte, dass die Akademisierung der Pflege richtig und notwendig ist, frage ich mich in stillen Momenten oft, wohin ich eigentlich gehöre.

Auf der Intensivstation, auf der ich dreieinhalb Jahre tätig war, waren überwiegend hochqualifizierte, weitergebildete, erfahrene und motivierte Kolleg(inn)en beschäftigt, die mich mit ihrer pflegefachlichen Expertise bei Weitem „in die Tasche steckten“. Ich hatte immer – und habe noch heute – großen Respekt vor ihnen. Ich erinnere mich an einen Nachtdienst auf Station. Der Nachtdienst war mit vier Pflegenden und einem (Assistenz-)Arzt besetzt. Wir alle saßen zur Pausenzeit am Stationsstützpunkt vor den Monitoren, auf die die Vitalwerte unserer Patient(inn)en kontinuierlich übertragen wurden und unterhielten uns. Aus Interesse fragte mich eine Kollegin, wie es in meinem Masterstudium Pflegewissenschaft laufe, das ich in der Zeit, in der ich nicht auf Intensivstation arbeitete, absolvierte. Die Frage gab den Ausschlag dafür, dass ich mich kurze Zeit später, etwa gegen drei Uhr nachts, im Zentrum einer passiv-aggressiven, zum Teil aber auch offenkundig aggressiven Diskussion wiederfand, warum man Pflege denn eigentlich studieren müsse. Das sei doch Quatsch. Was könne und müsse man denn über die in der Ausbildung vermittelten Inhalte hinaus an einer Hochschule lernen? Man komme doch gut zurecht, so, wie es ist. Und überhaupt, welche Aufgaben wolle ich nach meinem Studium denn mal übernehmen? Und ob ich mich eigentlich für etwas Besseres halten würde, weil ich einen akademischen Abschluss besitze. Man glaube nicht, dass sich die Akademisierung der Pflege durchsetze, in diesem System sei kein Platz für studierte Pflegekräfte.

Ich, wie vielleicht auch viele andere von uns, fühlte mich allein und in der Situation sehr bedrängt. Und ich bin der Typ Mensch, dem vor lauter Empörung und Überrumpelung die guten Argumente und Konter immer erst zu Hause einfallen. Trotzdem habe ich damals mit allen mir in der nächtlichen Debatte einfallenden Argumenten versucht, meinen Kolleg(inn)en nachvollziehbar zu machen, warum akademische Pflegende kein Feindbild sind und sie davon zu überzeugen, dass niemand vorhabe, die derzeit in der Pflege tätigen Kolleg(inn)en zu ersetzen, zu verdrängen oder zu degradieren. Ich habe unter anderem mit den aktuellen Arbeitsbedingungen argumentiert, der Arbeitsverdichtung und der Multimorbidität der Patient(inn)en, dem Krankenstand im Pflegeteam, dem frühzeitigen Ausscheiden von Pflegenden aus ihrem Beruf. Außerdem habe ich hingewiesen auf die mangelnde Wertschätzung im interdisziplinären Team, aber auch in der Gesellschaft, die unangemessene Entlohnung in Anbetracht der zu tragenden Verantwortung, eine notwendige Attraktivitätssteigerung des Berufsbildes, die Notwendigkeit der Bildung eines Organs wie der Kammer, bestehend aus Pflegenden, die sich für die Pflege stark machen, auf mangelnde Überleitungspflege und schlechtes Schnittstellenmanagement, fehlende Expertise von Pflegenden in Ethikkommissionen, überholte Standards und Praktiken in der Pflegepraxis, mangelnde Evidenz für pflegerische Maßnahmen und Interventionen und auf den nicht stattfindenden Transfer von Studienergebnissen in die Pflegepraxis. Ich habe mein Bestes gegeben und es gelang mir trotzdem nicht, vier hochqualifizierte, weitergebildete, erfahrene und motivierte Kolleg(inn)en davon zu überzeugen, dass die Akademisierung der Pflege notwendig ist. Natürlich waren das nur vier von ca. 50 Kolleg(inn)en, die auf „meiner" Station tätig waren, und es gab gleichwohl auch einige Kolleg(inn)en, die mir – meist ein bisschen verschämt – bei der Mobilisation oder Lagerung gemeinsamer Patient(inn)en sagten, wenn es das, was ich mache, schon zu ihrer Ausbildungszeit gegeben hätte, hätten sie diesen Weg auch sehr gern gewählt. Sie fragten mich sehr interessiert nach Inhalten und Zugangswegen zum Studium. Obschon es auch diese Offenheit, das positive Feedback und das ehrliche Interesse gegeben hat, frage ich mich bis heute, warum einige Pflegende eine Weiterentwicklung und Professionalisierung ihres Berufsstandes so kategorisch ablehnen. Ich frage mich, warum sie für stichhaltige Argumente nicht zugänglich sind und ob die Angst vor Veränderung oder Verlust des eigenen Arbeitsplatzes oder Handlungsspielraums so groß ist, dass sie lieber in prekären Arbeitsbedingungen verharren.

Was auch immer der Auslöser dafür ist, es hat dazu geführt, dass ich mich in der praktischen „Pflege am Bett" nie richtig zu Hause gefühlt habe. Ich habe mich während der dreijährigen Ausbildung und der anschließenden dreieinhalbjährigen Berufspraxis oft als Außenseiterin gefühlt; als Sonderling, den man menschlich und fachlich noch so schätzen kann, den man aber dennoch nie ganz in die eigenen Reihen aufnehmen will oder kann.

Nach Abschluss des Masters beendete ich meine Tätigkeit auf der Intensivstation und begann als wissenschaftliche Mitarbeiterin an der Goethe-Universität in Frankfurt in einem europäischen Forschungsprojekt zu arbeiten. Ich hatte die Hoffnung, hier meine „berufliche Heimat" zu finden. Ich dachte, wenn ich schon nicht so ganz in die Praxis gehöre, so tauge ich vielleicht doch zur „Vollblut-Theoretikerin", auch wenn die Vorstellung meinem Selbstbild eigentlich nicht oder nur teilweise entsprach.

Heute, drei Jahre später, stehe ich vor dem Abschluss meiner Promotion, für den es noch viel Disziplin, Geduld und ein wenig Glück braucht, und kann ein kleines bisschen resigniert, aber ziemlich sicher sagen, dass ich auch an der Universität wahrscheinlich keine feste „berufliche Heimat“ gefunden habe. In meinem Arbeitsbereich und dem hochqualifizierten, interdisziplinären Team von Alternsforscher(inne)n aus Psychologie, Medizin, Erziehungswissenschaft und Soziologie war ich die einzige Pflegewissenschaftlerin, wieder die Exotin. Ich habe auch hier herausragende Persönlichkeiten kennengelernt, von denen ich viel lernen und mich dadurch weiterentwickeln konnte. Ich konnte meinen kritischen Blick weiter schärfen und musste feststellen, dass er sich auch vor der Wissenschaft, die in Universitäten betrieben wird, nicht verschließt. So habe ich z. B. festgestellt, dass ich einen – offensichtlich geprägt durch die Praxis – anderen Blick auf das Alter und den Prozess des Alterns habe als viele meiner Kolleg(inn)en. Obschon ich immer wieder gelehrt bekam, eine ressourcenorientierte Sicht auf Altern und Pflege zu entwickeln, kann ich die vielfach uneingeschränkt positive Denkweise des aktiv gestaltbaren Prozesses gesunden Alterns nicht teilen. Die Pflegepraxis zeigt, dass Altern und Alter geprägt sind durch Verluste, Einschränkungen und vielfach auch durch Pflegebedürftigkeit. Sich auf „gesundes Altern und Alter“ zu konzentrieren, erscheint mir zu kurz gegriffen und blendet einen großen Teil alter und alternder Menschen aus.

Darüber hinaus habe ich in meiner Zeit an der Universität festgestellt, dass das Postulat der „Theoriegeleitetheit“ in der Forschung dazu führt, dass die Praxis zuweilen aus dem Blick gerät und infolgedessen Forschung ohne Praxisbezug durchgeführt wird. Und abschließend ist die für mich brennendste und unter Forscher(inne)n kaum thematisierte oder problematisierte Frage: Wie können unsere Forschungsergebnisse – wenn sie denn für die Praxis in irgendeiner Form nützlich sein können – in die Praxis zurückgespiegelt und dort umgesetzt werden? Denn wem nützt Forschung, die aus dem „Elfenbeinturm“ von Personen geplant und durchgeführt wird, die zwar hochqualifiziert sind, aber noch nie einen Schritt in die Praxis gewagt haben?

Drei Jahre Ausbildung, sechseinhalb Jahre Studium, dreieinhalb Jahre Berufspraxis in der Pflege, drei Jahre Forschung an der Universität, ein staatliches Examen, zwei akademische Abschlüsse und vielleicht bald einen Doktortitel später bin ich also noch immer nicht angekommen. Ich bin ein Zwitterwesen – halb Praktikerin, halb Theoretikerin. Für eine vollwertige Praktikerin fehlt mir vielleicht die Routine durch langjährige Berufserfahrung, für eine vollwertige Forscherin fehlt mir die „richtige Profession“ und vielleicht die ein oder andere theoretische Grundlage.

Und trotzdem glaube ich, beiden, also sowohl der Praktikerin, als auch der Theoretikerin, etwas vorauszuhaben: Ich kenne die Praxis und die Theorie. Ich habe in Früh-, Spät- und Nachtschichten schwerkranke Patient(inn)en gepflegt, habe Sterbende begleitet, habe Angehörige beraten, war bei der Geburt von Kindern dabei, habe wiederbelebt, habe Leid und Krisen miterlebt, zugehört, Anteil genommen, habe angeleitet und Empfehlungen ausgesprochen. Ich habe aber auch auf Kongressen und Tagungen gesprochen, auf Englisch und auf Deutsch, ich habe mit internationalen Forscher(inne)n Workshops und Meetings mitgestaltet und organisiert, habe Forschungsberichte für Drittmittelgeber geschrieben und peer-reviewed Artikel publiziert, ich habe Ethikvoten eingeholt, Forschungsteilnehmer/-innen rekrutiert, informierte Einwilligungen eingeholt, Interviews geführt, Online-Befragungen entwickelt, Daten ausgewertet.

Ich habe ein fundiertes theoretisches Grundlagenwissen, Reflexionsvermögen und meinen kritischen Blick, der in der Praxis an vielen Stellen fehlt. Mein Wissen um die Beschaffenheit, die Arbeitsabläufe und die Arbeitsbedingungen in der „realen Welt“ außerhalb der Universität – in der Praxis – habe ich nach bestem Wissen und Gewissen in unsere Forschung einfließen lassen.

Dass ich mich als Zwitterwesen wahrnehme, führt dazu, dass ich mich beruflich nirgendwo ganz zu Hause fühle. Und trotzdem möchte ich nichts anderes sein.

Zweifel und fehlendes Zugehörigkeitsgefühl haben es mir auf meinem Weg nicht immer leicht gemacht. Ungeachtet dessen bin ich ihn bis heute immer weitergegangen. Und ich bin sogar ein kleines bisschen stolz, ein zweifelndes Zwitterwesen zu sein.

Laura Gerken

Hochschulisch ausgebildete Pflegende

Mein Weg in die Pflege begann im September 2007 in Hamburg an der Hochschule für Angewandte Wissenschaften. Ich gehörte damals der zweiten Kohorte eines Modellstudiengangs an, in dem berufspraktische und akademische Elemente relativ gleichwertig in ein duales Studium integriert waren. In acht Semestern wurde auf das staatliche Examen der Gesundheits- und Krankenpflege und die Bachelorprüfung vorbereitet. Beide Prüfungen wurden zeitgleich absolviert. Während die hochschulische Ausbildung durch Darstellung internationaler Entwicklungen und Trends zur Konturierung der eigenen Rolle beigetragen hat und Platz zur Weiterentwicklung und Reflexion bot, riefen die Erfahrungen im Praxisfeld eher Zweifel am Sinn einer hochschulischen Ausbildung in der Pflege hervor. Als Pflegestudentin nahm ich in den praktischen Ausbildungssituationen oft Skepsis und Vorbehalte aufseiten der Ausbilder und Pflegenden vor Ort wahr. Die berufliche Ausbildung schien immer etwas höher angesehen zu sein. Abbauen ließen sich Vorbehalte und Skepsis leider auch nicht, als ich schon fertig examiniert die erste Stelle als reguläre Pflegekraft annahm, regulär deswegen, da ein Abruf der akademischen Skills wie wissenschaftliches Arbeiten oder Reflexion und Fallverstehen nicht stattfand. Der hektische und arbeitsintensive Arbeitsalltag erforderte vornehmlich Anpacken und Wegarbeiten. Planvolles, strukturiertes und diagnostisches Vorgehen sind zwar schon gewünscht, jedoch alles immer unter der Prämisse, dass nicht zu viel Zeit mit Reden und Herumstehen vergeudet wird. Das Hinterfragen tradierter Praktiken und Ansichten führte mehr zu Konflikten als zu einer Lösung.

So schwierig der Umgang mit den Kollegen/-innen auch war, zeigte sich in der Arbeit mit den Patienten/-innen dann doch der Mehrwert eines pflegerischen Studiums. Kleine Beratungssequenzen am Bett, der Blick für das größere Ganze und auch die verbesserte Zusammenarbeit mit beteiligten Berufsgruppen werden positiv wahrgenommen und rückgemeldet. Die Fähigkeit, sich schnell in komplexe Zusammenhänge und Versorgungsanforderungen einzudenken, sehe ich ebenfalls als einen wesentlichen Vorteil der hochschulischen Ausbildung.

Die Möglichkeiten, die eine Qualifizierung durch ein duales Studium mit sich bringt, sind vielfältig. Dabei erscheint es nur wichtig, zu erkennen, welcher Weg der richtige ist und wo die Reise am Ende hingehen soll. Wünschenswert wäre es, möglichst viele der dual oder grundständig akademisch ausgebildeten Pflegenden in der Praxis zu halten und die Stellen so auszugestalten, dass die Aufgaben nicht nur der Qualifizierung entsprechen, sondern auch dazu beitragen, die Versorgung (in welchem Setting auch immer) nachhaltig zu gestalten und zu verbessern.

Ich habe bereits relativ kurz nach Beginn meiner Praxistätigkeit beschlossen, den wissenschaftlichen Weg weiterzuverfolgen und zunächst in Jena den Master in Pfle-

https://doi.org/10.1515/9783110623574-021

gewissenschaften begonnen und ihn schließlich in München fortgesetzt und abgeschlossen. Dabei habe ich immer den Kontakt in die Praxis beibehalten und bis zu meiner Elternzeit als Gesundheits- und Krankenpflegerin in Universitätskliniken gearbeitet. Nun, mit Kind und den Abschlüssen in der Tasche, sehe ich für mich vorerst keine Zukunft in der Pflegepraxis. Hierfür sind einerseits die Konzepte für die Einmündung von studierten Pflegenden einfach zu unausgereift bzw. nicht vorhanden, andererseits aber auch die Arbeitsbedingungen insgesamt zu wenig flexibel.

Aktuell bringe ich meine Kompetenzen in einem Forschungsprojekt an der KSH München ein und kann dabei durchaus von meinen Praxiserfahrungen zehren. Bisweilen fehlt mir der Kontakt zu den Patienten/-innen und ich wünsche mir, beides vereinen zu können – z. B. als Advanced Practice Nurse. Nun heißt es aber erst einmal: in diesem Projekt Forschungserfahrung sammeln und Netzwerke knüpfen und den Perspektivenwechsel nutzen, um den eigenen Horizont zu erweitern.

Bettina Felber

255/80/0 oder: Perfektion in Pantone 021

Was kann Hochschule sein? Was kann Hochschule für einen Beruf leisten? Und was kann Hochschule in den Köpfen derjenigen bewirken, die sich auf die Reise begeben, um sich bilden zu lassen – oder gar: um sich zu bilden?

Die ersten Schritte dieser Reise sind nicht erst mit der Immatrikulation an einer Hochschule gegangen. Der Ursprung einer solchen Reise liegt meist in der Vergangenheit. Im Fall dieser (Bildungs-)Geschichte sehr weit in der Vergangenheit. Man muss die Vergangenheit kennen um die Gegenwart deuten zu können.

Dahrendorf war nie bei uns zu Hause. Ich könnte mich erinnern. Die Diskussionen im Vorfeld, ob er wohl mit Kaffee und Eierlikörguglhupf zu bewirten sei (meine Mutter) oder mit einem kühlen Hellen und einem frisch Geräuchertem (mein Vater). Ich könnte mich daran erinnern. Man hätte sich auf eine halbe Radler und Butterbrot mit frisch geschnittenem Schnittlauch geeinigt, beides lag irgendwo in der Mitte zwischen den Extremen. Aber nein, er war nie auch nur in der Nähe des Küchenbuffets meiner Eltern, trotzdem schien er mich zu kennen: das katholische Arbeitermädel vom Land. Wobei … ganz sicher bin ich mir nicht. Möglicherweise hätte er, hätte er mich gekannt, eine zweite Kategorie eröffnet, indem er ein weiteres Adjektiv hinzugefügt hätte, als Komparative sozusagen: das katholische, niederbayerische Arbeitermädel vom Land.

Und hätte Dahrendorf das ganze Ausmaß erfasst, hätte es auch noch die Möglichkeit für die Superlative gegeben: das katholische, niederbayerische Arbeitermädel vom Land, das eine katholische Mädchenschule besucht. Nicht, dass meine Eltern besonderen Wert auf meine katholische Erziehung bei den Nonnen gelegt hätten, es gab damals nur keine Alternative. Bildungsverliererin also? Damals habe ich mich nicht so gesehen, heute – Jahrzehnte später – denke ich zumindest darüber nach, dass er gar nicht unrecht gehabt hätte.

Diese Geschichte beginnt also in den frühen 70er-Jahren des letzten Jahrtausends. Und noch in der Grundschulzeit habe ich eine Erfahrung gemacht, welche meinen Bildungsverlauf prägte und damit Einfluss auf meinen gesamten Lebensweg nehmen sollte. Es war ein warmer Sommertag, ich erinnere mich sehr genau, weil mein Blick zu der Linde vor dem Fenster des Klassenzimmers wanderte. Ihr Anblick und der unvergleichliche Duft, der von ihren Blüten ausging, schienen mir Freiheit und Unbeschwertheit zu versprechen, sobald ich das schon damals als Altbau zu bezeichnende Gebäude nach dem letzten Gongschlag verlassen konnte. Aber was dann passierte, fesselte meine Aufmerksamkeit, meine Gedanken blieben im Raum, wenn auch gefangen durch Angst, meine Sehnsucht nach Freiheit dagegen wurde umso intensiver, je weiter der sogenannte Heimat- und Sachunterricht fortschritt. Die ehrwürdige Nonne, vor der ich allerhöchsten Respekt hatte (körperliche Züchtigung wurde erst viele,

https://doi.org/10.1515/9783110623574-022

viele Jahre später geächtet und noch viel mehr Jahre später gesetzlich verboten), holte an diesem Tag zu einem Vernichtungsschlag meines nie wirklich aufkeimenden freien Denkens aus. Zu diesem Zeitpunkt hatte ich ungefragt akzeptiert, dass auf schlampig erledigte Hausaufgaben mit Fegefeuer zu rechnen war. Sieben Jahre, wenn man gut wegkam. Ich bin nicht immer gut weggekommen, meine Jahre waren bereits im hohen dreistelligen Bereich zu suchen.

Dieser Sommertag setzte den Impuls für einen Prozess, der mich in vielen Etappen auf den Weg führte, der mich schließlich dahin brachte, wo ich heute bin. Die ehrwürdige Schwester P. erzählte uns in dieser Stunde, dass nicht die Sonne sich um die Erde drehe, sondern dass die Erde sich drehe und Sonnenaufgang und -untergang durch die Rotation der Erde zustande kämen. Diese Vorstellung machte mir Angst, panische Angst; nicht, weil ich um die Erde fürchtete, nein, ich hatte Angst, dass Schwester P. (Gott hab‘ sie selig) unberechenbare Handlungen ausführen und mich oder eines der anderen 31 Mädchen auf alle Ewigkeit ins Fegefeuer verdammen könnte. An ihren direkten Draht zum lieben Gott habe ich damals bedingungslos geglaubt, an ihre geistige Gesundheit nicht. Schließlich sah ich jeden Morgen, dass die Sonne aufging! Hätte sich die Welt zu ihr hingedreht, hätte ich das bemerken müssen! Ich wusste, wie sich Bewegung anfühlt! Ich wusste, wie es sich anfühlt, auf der Schaukel zu sitzen, mit dem Fahrrad zu fahren, die Landschaft in einem Zug sitzend an sich vorbeiziehen zu sehen! Aber hier: Erdrotation? Mehr als 107.000 km in der Stunde auf der Erdumlaufbahn? Nichts!

Den Rest des Vormittages habe ich damit verbracht, zu Gott zu beten, dass er uns Schülerinnen aus unserer Not erretten und dass irgendjemand draußen wahrnehmen möge, in welcher Gefahr wir uns befanden. Jeder Schritt, der auf dem Flur zu hören war, weckte in mir die Hoffnung, dass sich die Wärter (wie man die Pflegefachkräfte mit psychiatrischer Ausbildung damals nannte) aus der nahegelegenen Irrenanstalt (wie man die psychiatrische Einrichtung damals nannte) mit ihren weißen Turnschuhen leise dem Klassenzimmer nähern und uns Mädchen retten würden, indem sie der Schwester mit einem unvorhersehbaren Kunstgriff die Zwangsjacke überstülpen und sie mitnehmen würden.

Aber nein, Schwester P. war auch am nächsten und am übernächsten Tag zur Stelle. Und sie blieb bei ihren abwegigen Behauptungen. Ich habe mit niemandem über diese unglaubliche Geschichte gesprochen, nicht, weil ich an meinen Wahrnehmungen zweifelte, sondern aus Angst, dass sich meine Zahl an Jahren im Fegefeuer verdoppeln würde, sollte Schwester P. davon erfahren. Die nächsten Wochen suchte ich nach einer Möglichkeit, mit dieser Ambiguität umzugehen, und bis zur Schulaufgabe konnte ich die Aussagen wiederholen und zusätzlich fehlerfrei die Planeten aufzählen. Ich bekam eine Eins und hatte damit eine wichtige Lektion gelernt: Wichtig ist nicht das Fragenstellen, sondern das wiederzugeben, was Lehrende hören wollen. Ich wurde gut darin, hinzuhören.

Von 32 Schülerinnen gingen beim Übertritt in die weiterführende Schule zwei auf das Gymnasium: die Enkeltochter des Bürgermeisters und die Tochter des Direktors der größten Produktionsfirma in der nächsten Stadt. Bei den anderen 30 Mädchen lag sowohl für die Eltern als auch für die unterrichtende Nonne der Weg klar vor Augen: Wir würden heiraten und Kinder bekommen, Schulbildung war dafür eher hinderlich. Es blieb der Weg zur Hauptschule. Eine Ausbildung, die dem Zweck des Hausfrau- und Mutterdaseins dienlich sei, war anzustreben. Dies schien eine gottgegebene Ordnung zu sein und wurde nicht infrage gestellt.

Ich kam durch die erlernte Kunst des Zuhörens gut durch die Schule, ich kam besser durch die Ausbildung, auch, weil zu dieser Zeit von Krankenschwestern noch erwartet wurde, dass sie möglichst perfekt Anweisungen ausführen können und nicht, dass sie zwingend etwas infrage stellen.

In meinem weiteren Bildungsverlauf machte ich mir keine Gedanken mehr um die geistige Gesundheit von Schwester P., da ich irgendwann verstanden habe, warum ich die Eigenrotation der Erde nicht spüren konnte und ich damit einhergehend ihrer Version zunehmend Glauben schenkte. Aber lange Zeit blieb ich der Einstellung treu, dass man Fragenstellen nicht lernen kann, man muss dazu (oder als Enkeltochter des Bürgermeisters) geboren sein. Nie hätte ich mich gefragt, ob es eine Formel geben kann, mit der man die Seitenlänge von Dreiecken berechnen kann oder ob es jenseits des Meeres einen anderen Kontinent geben könnte. Immer ausgeprägter wurde aber meine Bewunderung für die Menschen, die sich Jahrhunderte oder gar Jahrtausende zuvor bereits Fragen gestellt haben über Dinge, die für mich so gar keiner Frage bedurften, weil sie einfach so waren. Klar fällt der Apfel vom Baum zum Boden, wo sollte er auch sonst hinfallen? Klar glättet eine Krankenschwester vor der Visite die Laken, was sollte denn der Chefarzt denken? Ich hatte einfach nicht gelernt, Fragen zu stellen, deren Antworten mehr erforderten als auf Brockhaus (früher) oder Google (später) zurückzugreifen.

Der Besuch der Katholischen Stiftungshochschule (KSH) München erschien mir in einer persönlichen Krisensituation zunächst als Möglichkeit, mit dieser Krise umzugehen. Nicht im Entferntesten hatte ich mit der Möglichkeit gerechnet, die sich mir in Bezug auf das Erlernen des Stellens von Fragen bot.

Plötzlich war es nicht mehr möglich, Prüfungen nur dadurch zu bestehen, dass man herauszuhören lernte, was die Professorin oder der Professor hören will (ich gebe zu, diese Fähigkeit ist auch an Hochschulen nicht ganz überflüssig!). Plötzlich war es erlaubt, ja sogar gewünscht, etwas, die Welt, sich selbst infrage zu stellen.

Was kann Hochschule leisten, das war die Anfangsfrage, und im Detail: Was kann die Katholische Stiftungshochschule (KSH) München leisten?

255

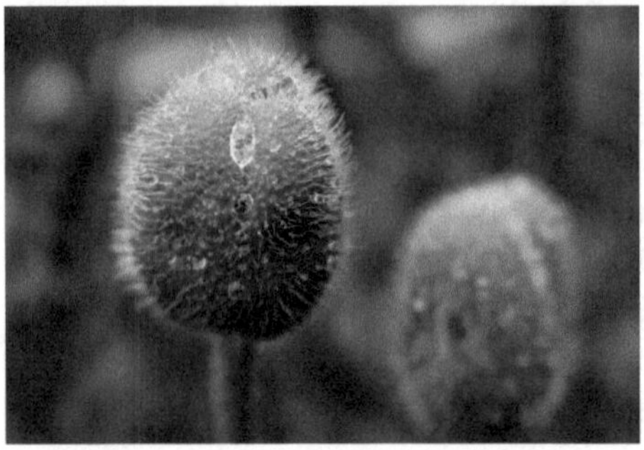

Abb. 1: 255 (Felber 2019).

Seit nunmehr 25 Jahren sind Pflegestudiengänge an der KSH München etabliert. Einige Semester später haben die ersten Student(inn)en die Hochschule mit einem Zeugnis und einer Urkunde verlassen. Seither tragen die Absolvent(inn)en mit ihrer erworbenen Bildung und ihren Kompetenzen dazu bei, die Pflegelandschaft in der Gesellschaft, der Wirtschaft und der Forschung zu verändern. Hochschule als Institution hat kein Eigenleben an sich, es sind die Menschen, die dem abstrakten Gegenstand Leben einhauchen. Das bedeutet, dass der Geist der Hochschule in erster Linie getragen wird von den Lehrenden, sie sind das stabile, das bleibende, das prägende Element.

255 sind 100 Prozent. 100 Prozent Wertschätzung wird den Studierenden entgegengebracht. Dies äußert sich darin, dass die Studierenden nicht nur eine Stimme haben, sondern dass sie auch gehört werden. In vielen Kleinigkeiten zeigt sich diese Wertschätzung: Lehrende, die nach den neusten wissenschaftlichen Standards suchen, um den Studierenden das aktuelle Wissen zu bieten; Forschungsergebnisse, die in die Lehre einfließen; Beispiele für gelingende Praxis aus dem beruflichen Repertoire der Lehrbeauftragten.

Hinter der Institution Hochschule stehen also Menschen, die ihre Berufung und ihren Auftrag mehr als ernst nehmen und dies im Lehralltag zelebrieren. Menschen, welche die Trägheit einer großen Organisation durch Wendigkeit wettmachen, sichtbar zum Beispiel in unmittelbarer Explikation bei Wissensgewinn.

Direkte Wertschätzung zeigt sich auch durch die Einladung an Studierende, eigene Erfahrungen einzubringen. Das heißt nicht, dass kritiklos alles übernommen werden soll, was gesagt wird. Diese Haltung erfordert eine Auseinandersetzung mit dem Gesagten, sowohl von Lehrenden wie auch von Lernenden. Wertschätzend wird diese Einstellung auch dadurch, dass diese Auseinandersetzung nicht nur bei Beiträgen von Studierenden verlangt wird. Studierende sind immer auch angehalten, die Beiträge der Lehrenden zu hinterfragen. So wird eine große Institution zu einer lernenden Institution, ohne der Beliebigkeit ausgeliefert zu sein.

80

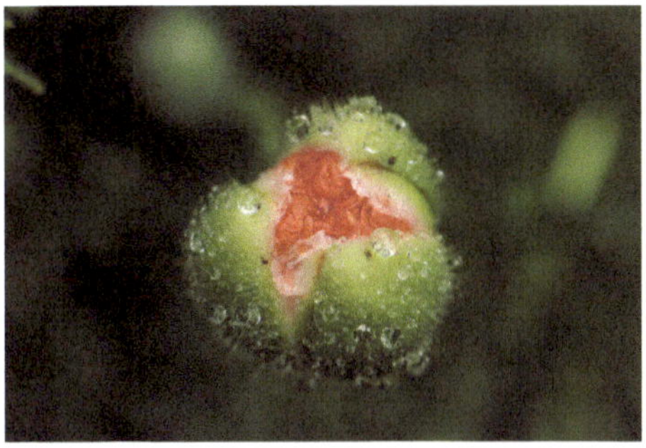

Abb. 2: 80 (Felber 2019).

80 ist etwas weniger als ein Drittel von 255 und doch entscheidend genug, um dem Gesamten eine andere Richtung zu geben. Etwas, das hinzugefügt wird und das die Chance beinhaltet, dass etwas Neues entsteht. Etwas, das über die Vermittlung von Fachkompetenz hinausgeht. Etwas, das sicher Geglaubtes erschüttert und infrage stellt. Die Hochschule fördert nicht nur, sie fordert auch. Sie fordert eine aktive Auseinandersetzung mit dem eigenen Weltbild, mit dem eigenen Menschenbild. Das bedeutet, sich von beidem zu distanzieren, sie mit Abstand zu betrachten, sich wieder anzunähern, zu ergänzen oder zu erneuern. Während die Integration von Fachwissen höchstens an Bequemlichkeit scheitern kann, stellt die Integration einer neuen Haltung eine große Herausforderung in der Persönlichkeitsentwicklung dar. Die Eigenwahrnehmung wird erschüttert, das Selbstbild infrage gestellt. Die Perturbation des Vertrauten führt möglicherweise zunächst zu einem Stillstand des Entwicklungsprozesses. Bewährtes kann und muss neu bewertet und erweitert werden. Während die Aneignung von Fachwissen in einem zeitlich begrenzten Rahmen abzuschließen ist, wird klar, dass dieser Teil der Entwicklung nicht mit dem Ende des Studiums abgeschlossen werden kann. Das Phänomen, sich auf ein Hinterfragen einzulassen, wird zum lebenslangen Begleiter. Reflexion des Selbst, der Anderen und der Welt wird an der KSH München nicht nur angeregt, sondern gefordert.

Die Kunst des Fragestellens erfährt damit eine neue Dimension. Nicht nur naturwissenschaftliche Erkenntnisse werden gesucht oder infrage gestellt, auch das Dasein in der Welt erhält neue Dimensionen. Der Gedanke „Es könnte auch ganz anders sein!" wird an der Hochschule geweckt. Nach den ersten Erfahrungen mit den Perturbationen und der Erfahrung, dass etwas Neues, Viableres entsteht, wenn die Erschütterungen zugelassen werden, entsteht eine Neugierde auf das Unbekannte, eine Freude am Entdecken, am Weiterdenken, am Neudenken. Heute denke ich oft darüber nach, welche Fragen uns Schwester P. hätte stellen können, damit wir uns das heliozentrische Weltbild selbst hätten erschließen können. Vielleicht hätte dieser Weg zunächst dazu geführt, dass ich an der eigenen geistigen Gesundheit gezweifelt hätte statt an jener der unterrichtenden Schwester. Der Lernprozess wäre schwer, aber nachhaltig gewesen. In meinem Fall hat Hochschule in anderen Bereichen das gefördert, was vor Jahrzehnten verschüttet wurde. In mir wurde die Erkenntnis angelegt, dass Fehler und Irrtümer ein Aufruf sind, nach anderen Wegen zu suchen. Das Fegefeuer fürchte ich nicht mehr.

0

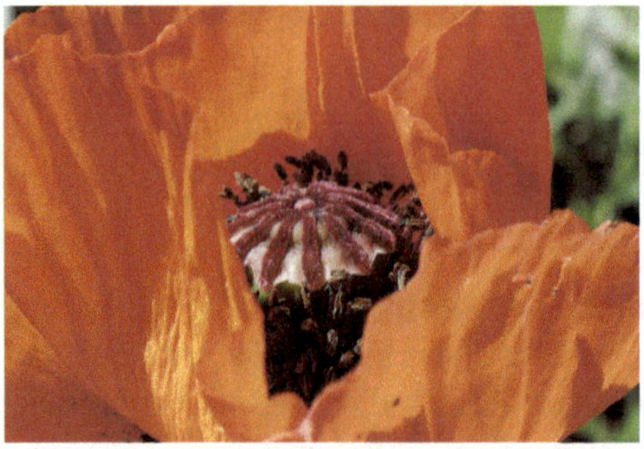

Abb. 3: 0 (Felber 2019).

Null im RGB-Farbmodell macht auch in Prozent Null. Ja, auch hier bietet die Hochschule etwas an: Null Toleranz gegenüber dem, was gegen das Leitbild der Hochschule spricht. 0 Prozent wegschauen, 100 Prozent hinschauen. In Gruppenprozessen werden praxisrelevante Probleme auf konstruktive Weise gelöst, die Übertragbarkeit der Lösungen in die Praxis von den Studierenden erarbeitet. Die Haltung der Lehrenden bietet den Lernenden damit die Möglichkeit, die Metaebene einzunehmen. Die Lehrenden gehen auch den Weg des Vorbildes, sie geben eine Orientierung durch die eigene Haltung und Handlung.

Ernstzunehmende Probleme werden thematisiert und nicht unter den Teppich gekehrt. Diskriminierung und Exklusion haben an der Hochschule keinen Platz, wirklich keinen. Wenn Studierende die Probleme nicht unter sich lösen können, gibt es Ansprechpartner/-innen in den Einrichtungen der Hochschule, die unterstützend zur Seite stehen.

Null Platz auch für ein Weiteres: Illusion! Durch die enge Verknüpfung des Lernortes Hochschule mit der Praxis sorgt die KSH München dafür, dass Illusionen, die das künftige Berufsfeld betreffen, keine sehr lange Lebensdauer haben. Die Desillusionierung erfolgt zum Teil in den Praxisphasen. Hier bekommen Studierende in den Reflexionsphasen die Chance, der Ernüchterung etwas Positives abzugewinnen. Analyse bleibt nicht in der Suche nach Ursache und Wirkung stecken, sondern bietet immer auch die Möglichkeit, nach diesen Erkenntnissen Handlungsstrategien zu entwickeln. Ernüchterung erfolgt zum Teil auch durch Lehrende, die aus der Praxis kommen. Ihre Erfahrungen dienen als Grundlage dafür, dass bereits möglichst früh im Studium eine realitätsnahe Sicht auf das künftige Berufsfeld vermittelt wird. Die Strategien der Lehrbeauftragten, mit nicht immer einfachen Alltagssituationen umzugehen, dienen als Beispiel und zeigen, dass Herausforderungen als Chance wahrgenommen werden können und nicht als Hindernis zu betrachten sind.

Wo 0 Prozent vorliegen, bieten sich für andere Elemente 100 Prozent. Null Illusion, 100 Prozent Vision! Und in der Tat gelingt es den Lehrenden an der KSH München in hohem Maße, Visionen zu wecken, trotz der für die Disziplinen des Pflegeberufs nicht sehr rosigen Zeiten. Dem einen oder der anderen Studierenden an dieser Hochschule mag der große Wurf gelingen. Uns anderen bleibt das Vertrauen darauf, dass unser Tun nicht vergeblich ist. Wir alle haben das Handwerkszeug und die Haltung mitbekommen, dass wir alle an unserer Stelle unmittelbar einen Einfluss darauf haben, wie Pflege jetzt und in der Zukunft gestaltet werden kann.

255/80/0

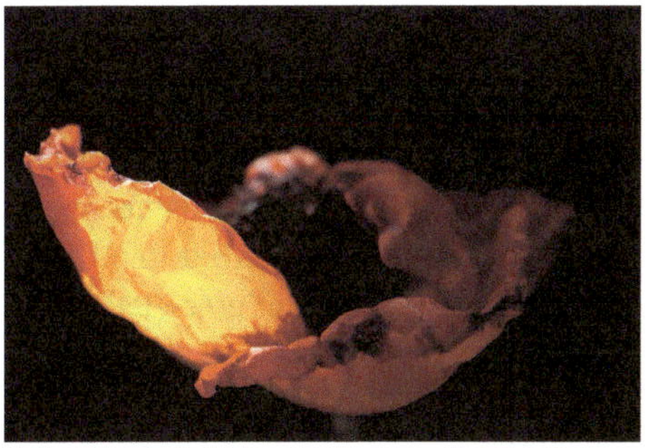

Abb. 4: 255/80/0 (Felber 2019).

Die Mischung macht es! Im RGB-Farbmodell stehen diese Werte für das Corporite-Identity-Orange der KSH München, das Pantone Matching System nähert sich diesem Farbwert mit Pantone 021. Die Lehre an der Hochschule ist so einmalig wie exakt diese Mischung.

Mittlerweile liegt die gewinnbringende Zeit an der Hochschule hinter mir. Auch wenn einiges in Vergessenheit geraten ist, bleibt ein Teil der Lehre immer in mir präsent: das Bewusstsein, alles Wissen und mich selbst infrage stellen zu dürfen! Es bleibt ein Leuchten, auch wenn im Alltag einiges in der Dunkelheit zu verschwinden droht. Ich nutze hierzu die Kraft von Pantone 021. Immer, wenn ich Orange sehe, stelle ich mir die Frage, ob nicht alles ganz anders sein könnte, ob ich nicht irgendwo im Laufe der letzten Stunden, Tage oder Wochen einen anderen Weg hätte einschlagen können. Ich bin dankbar für die Entwicklungsmöglichkeiten, die ich durch das Studium nutzen konnte. Besonders dankbar bin ich all jenen Lehrenden, die zu meiner Entwicklung nicht nur in ihrer Funktion als Professor/-in, sondern als Menschen zu diesem Prozess beigetragen haben. Der von der Hochschule forcierte Austausch mit meinen Kommiliton(inn)en war unersetzlich.

Ich wünsche noch vielen Generationen von Studierenden, dass sie sich auf das Abenteuer Studium an der KSH München einlassen.

Jürgen Hollick

Vom Chefbüro in den Hörsaal

Es gab für einen strebsamen jungen Mann 1975 wohl kaum eine interessantere Möglichkeit, mit einer Pflegeausbildung zu beginnen, als an einem psychiatrischen Krankenhaus. Die Psychiatrieenquete begann Behandlungsmaßnahmen ebenso wie die gesellschaftliche und rechtliche Situation psychisch erkrankter Menschen zu hinterfragen. Dies beeinflusste auch den Umgang der dort Beschäftigten miteinander und zwischen den Berufsgruppen. Die Idee der Teamarbeit hinterfragte die Funktionalität von Strukturen und brachte dysfunktionale Hierarchien unter Druck. Gleichzeitig war die Gegenwehr der weiter starken Protagonisten des alten Systems deutlich spürbar.

Als jüngerer und – wenn man das so bezeichnen will – karrierebewusster Pflegender passte ich in diese bewegte Atmosphäre: einerseits ein amorph soziales Gefühl als Ansporn zum Einstieg in den Beruf, andererseits der Wunsch, möglichst viel Wissen anzusammeln, um mitreden, mitgestalten zu können; einerseits die typische Prägung derer, die jederzeit für die Patient(inn)en und für alles erste Ansprechpartner/-innen waren, andererseits die Chance, im Rahmen von Teamstrukturen therapeutisch mitzuwirken; einerseits weiterhin klassische Pflegerolle, andererseits die Suche nach dem Besonderen des Berufs für eigenes Handeln.

Eine erste Chance zum Weiterkommen bot mir die Fachweiterbildung für psychiatrische Pflege, zu der ich früh Zugang erhielt. Methodisch stark an psychotherapeutischen Erkenntnissen ausgerichtet, verbesserte diese Ausbildung den Handlungsspielraum und griff ein modernes Verständnis von Psychiatrie und den dort lebenden Menschen auf. Der Blick auf die eigene Person und die neu diskutierte Frage von Beziehung war jedoch noch stark psychologisch beeinflusst und oft nur sperrig an die Realität der Pflegeroutine anpassbar. Echte Ideen zur Gestaltung und Weiterentwicklung der Pflege gab es kaum, das Ergebnis war bestenfalls eine Co-Therapeut(inn)enrolle, pflegerisches Selbstverständnis blieb außen vor. Im psychiatrischen Alltag waren Fachweitergebildete auf neu gelernte Tätigkeiten fokussiert, nicht aber auf eine generelle Verbesserung der pflegerischen Arbeit, auch in den Details des Alltags. Doch die Idee, dass Pflege eine ganz besondere Rolle mit eigenen Aufgaben im Krankenhauswesen übernehmen muss, war angestoßen.

Es kam nicht von ungefähr, dass zunehmend auch die Führungsebenen der klinischen Pflege den Widerspruch zwischen alten Hierarchien und modernen Wissensansätzen spiegelten. Als typischer Vertreter der Zeit passte ich als Führungsperson der psychiatrischen Pflege nach absolvierter Weiterbildung zur Pflegedienstleitung und mehreren Jahren als Pflegedienstleiter nicht nur immer schlechter in die überkommenen Strukturen. Vielmehr erkannte ich immer deutlicher, dass zwar allen faktischen Erfordernissen der Führungsarbeit fachlich Rechnung getragen wurde, dass aber Wesentliches fehlte, etwas, das durch noch so viel Fleiß und Interesse nicht erworben

https://doi.org/10.1515/9783110623574-023

werden konnte; etwas, das mit Haltung, Persönlichkeit und Selbstverständnis verbunden und für kreative Entwicklung der Pflegearbeit unabdingbar war.

Mit dieser Erkenntnis und der folgerichtigen Rückkehr in den Stationsdienst bot das Studium Pflegemanagement die für mich einzig realistische Chance einer echten Weiterentwicklung. Dazu war erhebliche Willenskraft erforderlich, doch die weit größere Leistung erbrachte die Hochschule, indem sie diesen wissensdurstigen, aber oft auch besserwisserischen, diesen selbstbewussten, aber oft auch überheblichen Mitvierziger nicht nur in ihren Studienbetrieb integrierte, sondern ihm vor allem aus den verschiedenen Perspektiven mögliche Wege bot, die versprachen, die bisherige Unzufriedenheit zu stillen. Die soziale Rolle des plötzlich Studierenden bildete doch sichtbar die bisherigen Erfahrungen als Führungsperson in der Pflege ab. So mögen manche der Lehrenden den Drang zur Selbstbehauptung nicht immer als konstruktiv erlebt haben. Doch war bemerkenswert, dass es dennoch die durch die Lehrenden geprägte Fähigkeit zum Blick auf das Selbst und deren Unterstützung war, die das „rebellische Kind“, wie es die Transaktionsanalyse nennen würde, in eine kritische Erwachsenenposition förderte.

Diese hier beschriebene Kommunikationstheorie ist dabei weder besonders originell noch differenziert als Methode zur Analyse von Abläufen zwischenmenschlicher Kommunikation. Doch die Vermittlung im Studium kann vermutlich beispielhaft für den Unterschied zwischen bisher absolvierten Weiterbildungen und dem Studium an der KSH München stehen. Das Ergebnis des Studiums war hier nicht nur die Kenntnis eines weiteren theoretischen Modells und ggf. ein wenig Training der praktischen Anwendung, sondern die zwar selbstverständliche, aber zuvor nur selten erfahrene Erkenntnis, dass die neu gelernten Fakten immer auch einen Teil der Persönlichkeit des Lernenden spiegeln mussten. Verbessert wurde nicht nur die konkrete Vorgehensweise, sondern, und oft sogar im Wesentlichen, die dahinterstehende Haltung. So blieb die Frage nach der eigenen Position gegenüber anderen auf Dauer als Prinzip für den Umgang mit anderen Menschen erhalten, auch ohne dass spezielle Techniken zu identifizieren gewesen wären.

Ähnlich offensichtlich wirkte die Veranstaltungsreihe zur Identität. Aus heutiger Sicht mögen Denker wie Krappmann oder Erikson nicht mehr die Aktuellsten sein. Doch war der erste Same gesetzt, und aus heutiger Sicht war es wohl von hoher Bedeutung, dass der Blick auf diese Thematik gelenkt, gleichzeitig aber der Diskurs modernerer Denkansätze gefördert wurde. Daraus folgte nicht nur eine umfassende Studie zur beruflichen Identität Pflegender, vielmehr gewinnt dieses Thema durch die heutigen berufspolitischen Verwerfungen eine spezielle Zuspitzung. So stellt sich durchaus die Frage nach der beruflichen Identität einer Berufsgruppe, die weder gegen schlechte Arbeitsbedingungen, herablassende Behandlung noch ungerechte Entlohnung rebelliert, gleichzeitig aber die Chance einer einflussreichen Selbstorganisation der eigenen Berufsgruppe mit maximaler Vehemenz bekämpft. Der analytische und von Erkenntnis geprägte Blick darauf, wurde Mitte der 1990er-Jahre in eben diesen Veranstaltungen entwickelt.

Es ist für Pflegende, vermutlich auch aus Gründen beruflicher Identität, nicht ungewöhnlich, sich den ärztlichen Blick auf die Patient(inn)en und deren Erkrankungen zu eigen zu machen. Doch erfordert die Aufgabenstellung und Position der Pflegearbeit eine andere Perspektive, um Patient(inn)enbedürfnisse zu verstehen. Vor allem sind es die weniger präzise beschreib- und nachvollziehbaren Erfahrungen der erkrankten Menschen, für die Pflegende besondere Sensoren entwickeln müssen. Als vielfach diskutiertes Beispiel kann hier der Schmerz dienen, der aus ärztlicher Sicht diagnostische und daraus folgend therapeutische Herausforderung sein mag. Für die Pflegearbeit stellen sich weit darüber hinausgehende Fragen, da der Umgang mit Schmerz bei Patient(inn)en immer auch abhängig ist von der pflegenden Beziehung. Ein erster Blick auf diese als Phänomene bezeichneten Erfahrungen wurde im Studium ausgerichtet.

Der durch die Veranstaltungen angeregte persönliche Kontakt zum zeitgenössischen Philosophen Hermann Schmitz und die gleichzeitige pflegeorientierte Auseinandersetzung damit in den Veranstaltungen verschaffte der gewonnenen Einsicht, dass die Objektivierung von Sachverhalten nicht selten eine produktive Auseinandersetzung damit verhindert, die zusätzliche theoretische Unterfütterung. Auch wenn Pflegende solche Erkenntnisse aus dem beruflichen Alltagsgeschehen regelmäßig gewinnen könnten, änderte erst die Auseinandersetzung mit einem so lebensorientierten Theoriezusammenhang die Position der Pflege innerhalb des therapeutischen Teams nachhaltig. Denn damit fand ich eine theoretisch fundierte und aus der persönlichen Erfahrung nachvollziehbare Begründung dafür, warum der nicht selten erfahrene Vorhalt in psychiatrischen Teams, Pflegende seien viel zu emotional, ungerechtfertigt ist. Vielmehr wird das Bewusstsein, dass Pflege aufgrund ihrer unterschiedlichen Rollen nicht nach den Kriterien der therapeutischen Berufsgruppen messbar sein kann, zu einem produktiven Arbeitsansatz, der diese Unterschiedlichkeit auch nutzt. Es kommt nicht von ungefähr, dass ich als Absolvent des Studiengangs in verschiedenen Veröffentlichungen Bezug auf diese Neue Phänomenologie nehmen konnte.

Diese Beispiele mögen zur Erklärung ausreichen, warum die Studienzeit viel mehr verändern konnte, als ein ausschließlicher Methodenzuwachs hätte jemals erreichen können. Vereinfacht gesagt kann es nicht das Ziel der akademischen Ausbildungen in der Pflege sein, in der angestammten Rolle immer noch besser zu werden. Dies wäre eine erhebliche Verschwendung von Ressourcen, könnte die Rolle der Pflege im Gesundheitswesen kaum verändern und würde den Patient(inn)en weiterhin den Zugang zu pflegespezifischen Benefits nur nach dem Zufallsprinzip ermöglichen. Gleiches gilt für die Führungsarbeit in der Pflege, die sich ebenfalls nicht im aktuell gebotenen Maße verändern könnte, wären die Führungspersonen nur immer besser informiert, statt anders geschult worden. Die Veränderungen in der Arbeitswelt, im Gesundheitswesen und in der Gesellschaft verlangen nach Mitarbeiter(inne)n, die selbstständig und in Zusammenhängen denken und spezifisch zu ihren beruflichen Kompetenzen Arbeitsplätze ausfüllen. Dies umzusetzen erfordert Führungspersonen, die systemisch, kreativ und unabhängig gestalten können. Das beschreibt sehr genau Hochschulausbildungen im Allgemeinen und das Studium Pflegemanagement an der KSH München im Besonderen.

Den systemischen Blick förderten die Veranstaltungen mit wissenschaftstheoretischen Inhalten nachhaltig. Die Erkenntnis, dass Materialobjekt und Formalobjekt ebenso Teil von Wissenschaften sind wie deren Organisation und ein tiefgehendes Verständnis der ethischen Implikationen bot Zusammenhänge, die aus der bloßen Auseinandersetzung mit Pflegetheorien und deren Kategorisierungen nicht hätten erreicht werden können. Pflegende sind in öffentlichen Diskussionen nicht selten mit dem Vorhalt konfrontiert, zur Pflegearbeit bräuchte es kein Studium und man kenne überdies Hilfskräfte, die viel besser wären als alle ausgebildeten Kräfte. Mal abgesehen davon, dass diese Diskussionen anschaulich den Dunning-Kruger-Effekt darstellen, ist der aufmerksame Hörer der Psychologieveranstaltung im Pflegemanagementstudium an der KSH München sogar in der Lage, die Prägung dieses Effekts in seinen verschiedenen Phasen zu erkennen. Dies ist hilfreich für das Verständnis der Haltung von Laien, und als Laien seien hier alle Personen zu bezeichnet, die keine abgeschlossene Ausbildung als Pflegefachkraft aufweisen können. Für die Diskussion und den eigenen Erkenntnisgewinn, ob diese Laien nicht vielleicht doch recht haben könnten, waren die wissenschaftstheoretischen Veranstaltungen so lebensnah gestaltet, dass sie auch halfen, eigene Vorstellungen für die Praxis zu konkretisieren.

Die gehörten philosophischen Grundlagen förderten die Prägnanz der pflegerischen Ansätze in meiner Führungsarbeit auch durch ungewöhnliche Anregungen, und gerade während ich dies schreibe, liegt ein mich seit dem Studium begleitendes Lesebuch des polnischen Philosophen Leszek Kolakowski vor mir auf dem Schreibtisch. Immer wieder gerne in die Hand genommen in Zeiten der Hyperbürokratisierung, unter der das Gesundheitswesen besonders leidet, bilden manche der dort zu findenden Metaphern auch heute wieder die aktuelle Situation im Gesundheitswesen nachvollziehbar ab. Hier war ein Meilenstein der Erkenntnis meines Selbst und meines Umfelds gesetzt.

Die dazu nötige Unabhängigkeit im Denken und Auftreten wurde mir zugebilligt, als zwei Lehrende der KSH München mir Zugang zu einer Pflegekonferenz verschafften. Das dort von mir vorgestellte Modell einer pflegegestützten Klinikstruktur war als Gegenentwurf zum Vortrag meines Vorredners gedacht, dessen pflegefreies Krankenhaus ich bereits einige Wochen zuvor ertragen musste. Anschaulich dargestellt und mit vielerlei Bezügen zur Realität war mein Klinikmodell, das nahezu ausschließlich von fest angestellten Pflegenden betrieben wurde und sämtliche anderen Leistungserbringer outsourcte, durchaus so provokant verstanden, wie es gemeint war. Während der Vorredner während meines Vortrags den Saal verließ, diskutierten die beiden Professor(inn)en anregend und tiefgehend mit mir. Ähnliche Vorträge folgten in den nächsten Jahren, immer mit einem guten Gedanken an dieses erste Erlebnis.

Zwanzig Jahre nach dem Abschluss an der KSH München diesen Beitrag zu verfassen, war eine sehr bewegende Aufgabe. Die Erinnerungen an das Studium und dessen Protagonisten wurden geweckt und es war doch erstaunlich, wie viele Impulse in diesen vier Jahren in Münchens Preysingstraße gesetzt wurden. Viele geschilderte Erfahrungen waren tief in die Vergessenheit versunken und wurden durch die Arbeit an diesem Beitrag wieder geweckt. Und auch wenn manche dieser Erfahrungen kaum mehr mit dem Studium vor 20 Jahren in Verbindung gebracht worden waren und eine mehrfache Neuverfassung dieses Beitrags zur Folge hatten, so konnte dennoch der Kreis zur heutigen Position geschlossen werden.

Abschließend drängt sich mir ein Bild aus einer Diskussion mit Kommiliton(inn)en auf, das vermutlich den Wert dieser Jahre an der Hochschule noch einmal unterstreichen kann: Da ich als einziger Studierender unseres Matrikels bereits Führungsposition und Weiterbildung innehatte, sah ich mich einmal mit der Frage konfrontiert, warum ich eigentlich hier einen Studienplatz belegen würde, wo ich doch das angestrebte Ziel längst erreicht hätte. Meine Antwort ist mir nicht mehr in Erinnerung, heute aber sind mir dazu zwei Aspekte klar:

- Die Position war eher nebensächlich, der Erkenntnisgewinn dieses Studiengangs übertraf weit die funktionalen Notwendigkeiten.
- Pflege beruflich auszuüben ohne Hochschulausbildung wird auf keiner beruflichen Ebene den Anforderungen heute gerecht.

Somit war die grundsätzliche Entscheidung zum Studium ein wichtiger und durchaus gewinnbringender Schritt. Den Schritt vom Chefsessel in die Hörsäle der KSH München zu vollziehen, war vermutlich das Beste, was meiner beruflichen und persönlichen Entwicklung widerfuhr. Dafür sei allen Beteiligten von ganzem Herzen gedankt. Es war schön, dabei gewesen zu sein.

Teil 5: Innovationen in kleinen Schritten: Forschung und Entwicklung in der Pflege

Constanze Giese

Perspektiven der Forschung an der Fakultät für Gesundheit und Pflege

Forschung in der Pflege ist in zweierlei Hinsicht von ethischer Relevanz. Zum einen ist sie es durch ihren Gegenstand, den Menschen, dessen Existenzweise durch Kontingenz, Leiblichkeit und darin potentielle Pflegebedürftigkeit gekennzeichnet ist: „Die Pflegewissenschaft basiert auf der Annahme, dass es Pflege nur deshalb gibt, weil jeder Mensch ein leibliches Lebewesen ist. Einen Leib zu haben bedeutet für den Menschen, älter zu werden, hinfällig und möglicherweise pflegebedürftig“ (Schnell 2002: 286). Alle Forschungsfragen, seien sie empirisch ausgerichtet oder Teil der Theorieentwicklung der Pflege, sind als Teil der jungen Disziplin Pflegewissenschaft durch ihre Bezogenheit auf den Menschen immer auch Fragen, nach dem, was (gute) Pflege ausmacht, gute Pflege ermöglicht und die pflegerische Versorgung verbessern kann. Diese ethische Charakterisierung der Pflegewissenschaft und ihrer Forschungsfragen steht nicht im Widerspruch zur aktuellen Debatte um die Pflegewissenschaft und deren originären Frage- und Problemstellungen, wie sie in dem Schwerpunktheft Theorieentwicklung der Zeitschrift Pflege & Gesellschaft (2019) wieder aufgeflammt ist. Vielmehr sind auch die Pflege-Forschungsaktivitäten der KSH München sowohl Teil der „Erfolgsgeschichte“ (vgl. Brandenburg 2019: 140) der Pflegewissenschaft als auch Teil ihrer inhaltlichen und systematischen Ungeklärtheit (vgl. Brandenburg 2019: 139–142), was sich bis vor kurzem auch in fehlenden Strukturen der forschungsethischen Begutachtung widergespiegelt hat. Damit ist zum anderen die Forschung der Pflege selbst Gegenstand der Ethik, dies betrifft die Auswahl der Fragestellungen, die Priorisierung oder Vernachlässigung von Themen, die Vorgehensweise, die Methodenwahl, die Sorgfalt und Beachtung forschungsethischer Mindeststandards in der Umsetzung, insbesondere dann, wenn im Rahmen empirischer Methoden Menschen als Probanden einbezogen werden.

Forschung und Entwicklung sind seit der Gründung des damaligen Fachbereichs Pflege (heute Fakultät für Gesundheit und Pflege) Teil der Aktivitäten und Gegenstand des Selbstverständnisses der Fakultätsmitglieder. Die Projekte sind dabei in ihrer Diversität mit der Ausdifferenzierung der Fakultät, den disziplinären Schwerpunkten ihrer Mitglieder und ihren Studienangeboten gewachsen. Wenn sich eine Gemeinsamkeit feststellen lässt, dann ist es aus ethischer Perspektive vor allem eine: die Bezogenheit auf eine Verbesserung der Praxis. Die Projekte, egal ob Evaluationen, Weiterentwicklungen der Praxis oder Studien zur Weiterentwicklung des Pflegewissens im weiteren Sinne mit ihren Themen im Bereich der direkten Pflege, der Lehre, im Management oder in der Versorgung zielen alle auf die Verbesserung der Situation pflegebedürftiger Menschen oder auf die Verbesserung der Lehr-, Lern- und Arbeitsbedingungen derjenigen, die sie pflegen. Diese Ausrichtung am Wohl der

https://doi.org/10.1515/9783110623574-024

Pflegebedürftigen und/oder am Gemeinwohl spiegelt sich auch in der Finanzierung der Forschungsprojekte der Fakultät wieder, die zum überwiegenden Teil aus der öffentlichen Hand aus Bund, Land und Kommune sowie aus Stiftungsmitteln erfolgt (vgl. KSH Forschungsbericht 2018). Die Bandbreite der Forschungs-, Entwicklungs- und Evaluationsprojekte soll exemplarisch anhand einiger aktueller und bereits abgeschlossener Projekte der letzten Jahre gezeigt werden, die, obgleich perspektivisch völlig unterschiedlich, im Zielhorizont stets an der Verbesserung der Versorgungssituation Pflegebedürftiger ausgerichtet sind,[1] sei es auf der Ebene der Organisation und der Weiterentwicklung der Versorgungsangebote

- die Evaluation des Programms Pflegeüberleitung, ein Forschungs- und Beratungsprojekt der KSH München im Auftrag des Sozialreferates der Landeshauptstadt München, Reinspach R., Kraus R., 2006[2]
- die pflegewissenschaftliche Begleitung der „Qualitätsoffensive stationäre Altenpflege/Primary Nursing“ im Auftrag der Landeshauptstadt München, Kemser J., Kerres A., 2014–2017[3]
- das Projekt „Versorgungsalternativen für psychisch kranke Erwachsene in einem geschlossenen Setting unter dem Aspekt der Sozialraumorientierung“ für die Regionalkoordination für Psychiatrie und Suchthilfe des Bezirks Oberbayern, München, Hausen A., 2017–2018[4]

  auf der Ebene der Entwicklung der Pflegebildung
- das Modellprojekt „WABIA-Wohnbereich für akademische Ausbildung in der Altenhilfe“, gefördert durch die Josef und Luise Kraft-Stiftung, München, Reuschenbach B., 2014–2019[5]
- das Projekt „Digitaler Campus Bayern – IT for All, Domänenspezifische IT-Grundausbildung für angehende Lehrkräfte in der Pflege für das Bayerische Staatsministerium für Unterricht und Kultus in Kooperation mit der TUM, München, Flemming D., Wittmann E., 2016–2021[6]

  auf der Ebene der pflegerischen Versorgung und deren Weiterentwicklung

1 Benannt wird hier jeweils die Projektleitung, zu weiterführenden Informationen siehe den Forschungsbericht der Hochschule oder die jeweiligen Quellenangaben.

2 URL: https://www.muenchen.info/soz/pub/pdf/247_pflegeueberleitung_evaluation.pdf (letzter Aufruf: 30.08.2019).

3 URL: https://www.ksh-muenchen.de/hochschule/forschung-und-entwicklung/zentrum-fuer-forschung-und-entwicklung/forschungsprojekte/abgeschlossene-forschungsprojekte/#anker20 (letzter Aufruf: 20.09.2019).

4 URL: https://kbo.de/fileadmin/user_upload/oeffentlichkeitsarbeit/3_-_geschlossene_heimversorgung__doering_hausen.pdf (letzter Aufruf: 30.08.2019).

5 URL: https://www.ksh-muenchen.de/fileadmin/user_upload/2018_Forschungsbericht_2018_Web.pdf (letzter Aufruf: 07.09.2019).

6 URL: https://www.km.bayern.de/DigitalerCampus (letzter Aufruf: 06.09.2019).

- das Projekt „Befähigung zu menschenrechtsbasierter Pflege“, gefördert durch die Josef und Luise Kraft-Stiftung, München, Giese C. u. a., 2014–2016[7]
- das Modellprojekt „Interkulturelle Öffnung als Querschnittsaufgabe im Rahmen von Inklusion“, gefördert durch die Arbeiterwohlfahrt München, Uzarewicz C., 2014–2016 und 2017–2019[8]
- das Projekt „OVER-BEAS – Optimierung der Versorgung beatmeter Patienten in der außerstationären Intensivpflege“, gefördert durch den Innovationsfonds des Gemeinsamen Bundesausschusses (G-BA) zur Förderung der Versorgungsforschung, Reuschenbach B., 2019–2021[9]
- das „INTERREG-Projekt: PFLEGE – ein Arbeitsmarkt der Zukunft vom Berufseinstieg bis zum Berufsausstieg“, Bayern – Oberösterreich, gefördert vom europäischen Fond für Regionale Entwicklung (EFRE), Land Oberösterreich, Landkreis Altötting, Bayerisches Staatsministerium für Arbeit und Sozialordnung, Familie und Frauen, Arbeiterkammer Oberösterreich (gleichzeitig Lead-Partner), Uzarewicz, C., 2011–2014[10]

Diese kleine Auswahl von Entwicklungs- und Modellprojekten, Studien, Evaluationen etc. zeigt neben der Vielfalt der Aktivitäten auch die Notwendigkeit, für diese Forschungstätigkeit Strukturen zu schaffen, die der ethischen Sensibilität der Themen und Beteiligten und den Sorgfaltspflichten der Forschenden und der Hochschule Rechnung tragen. Dies geschah an der KSH München unter anderem mit der im Jahr 2017 vom Stiftungsrat und vom Senat der Hochschule mit der neuen Verfassung beschlossenen und gegründeten Ethikkommission.

Pflegeforschung befasst sich mit ethisch sensiblen Bereichen, der Zugang zum Feld, die Einbeziehung von Forschungssubjekten – Proband(inn)en, seien es pflegebedürftige Menschen oder Personen, die sie beruflich oder als Laien pflegen – bedarf im Vorfeld nicht nur einer gründlichen Ethikprüfung durch die Forschenden selbst. Verlangt wird von den meisten klinischen Einrichtungen zu Recht auch eine formale Begutachtung der Vorhaben in klaren Prozessen der Ethikprüfung (auch ethisches Clearing genannt) durch zuständige Stellen im Vorfeld. Hier besteht für pflegewissenschaftliche Projekte in Deutschland bislang keine eindeutige spezialgesetzliche Regelung jenseits der Vorgaben für medizinische Forschung, die die Einrichtung entsprechender Ethikkommissionen an Universitätskliniken und anderen Forschungseinrich-

---

7 URL: https://www.ksh-muenchen.de/fileadmin/user_upload/Forschungsprojekt_MenPflege_Publikation.pdf (letzter Aufruf: 18.06.2019).

8 URL: https://www.ksh-muenchen.de/fileadmin/user_upload/2018_Forschungsbericht_2018_Web.pdf (letzter Aufruf: 07.09.2019).

9 URL: https://innovationsfonds.g-ba.de/projekte/versorgungsforschung/over-beas-optimierung-der-versorgung-beatmeter-patienten-in-der-ausserstationaeren-intensivpflege.125 (letzter Aufruf: 10.09.2019).

10 URL: http://www.kathpflegeverband.de/uploads/media/Arbeitsmarkt_der_Zukunft.pdf; https://www.ksh-muenchen.de/fileadmin/user_upload/publikation_transkulturelle_kompetenzentwicklung.pdf (letzter Aufruf: 18.11.2019).

tungen vorschreibt. Diese medizinischen Ethikkommissionen sehen eine Prüfung von Projekten der Pflegeforschung weder vor, noch sind sie mit pflegewissenschaftlicher Expertise ausgestattet. Deshalb ist es für Hochschulen für angewandte Wissenschaften wie die KSH München unabdingbar, eine eigene entsprechende Möglichkeit der ethischen Begutachtung von Forschungsprojekten zu schaffen. Dabei geht es nicht nur darum, den nötigen Feldzugang zu eröffnen, sondern, dem Anspruch der Hochschule folgend, sich in allen ihren Projekten streng an die einschlägigen ethischen Kodizes und Richtlinien zu halten. Dass diese eingehalten werden, sichern die Begutachtungen der interdisziplinär besetzten Ethikkommission[11], diese fördern so auch aus fachlicher Sicht die Forschungsqualität. Die Qualität der Begutachtung selbst wird neben der interdisziplinären Besetzung des Gremiums auch durch dessen Vernetzung mit dem Bayerischen Netzwerk für Ethik in Pflege-, Gesundheits- und Sozialforschung[12] sowie durch die Zusammenarbeit mit der Gemeinsamen Ethikkommission der Hochschulen Bayerns (gehba) gewährleistet.[13] Ziel des Netzwerks ist die Etablierung verlässlicher und transparenter Strukturen der Ethikprüfung durch einen kontinuierlichen Austausch über Best-Practice-Modelle, Verfahrenswege, Mindeststandards und die Berücksichtigung aktuellster Selbstverpflichtungen der Wissenschaft und ihrer Kodizes.

Die Forschung ist seit dem Bestehen des Fachbereichs Pflege beziehungsweise der Fakultät für Gesundheit und Pflege immer wesentlich für die Identität „der Pflege" an der KSH München. Zugleich lassen sich jedoch eine Ausdifferenzierung und eine Professionalisierung im Umgang mit forschungsethischen Fragen feststellen. Diese sind heute selbstverständlicher Gegenstand der Lehre in allen Studienangeboten, abgestimmt auf deren jeweilige Zielsetzung. Mit der Institutionalisierung im Rahmen der Ethikkommission sind sie auch im Alltag der Forschungsaktivitäten angekommen, die ohne dieses Begutachtungs- und Beratungsangebot nicht in dem aktuell geleisteten Umfang möglich wären.

Literatur

Brandenburg, H. (2019). Einige Bemerkungen zur Theoriediskussion in der Pflegewissenschaft. *Pflege & Gesellschaft*, 24(2):139–142.

Höhmann, U. and Hülsken-Giesler, M. (2019). Einführung. *Pflege & Gesellschaft*, 24(2):99–100.

Katholische Stiftungshochschule (2018). Forschungsbericht 2018. URL: https://www.ksh-muenchen.de/fileadmin/user_upload/2018_Forschungsbericht_2018_Web.pdf (letzter Aufruf: 07.09.2019).

Schnell, M. W. (2002). 1.1 Ethik als Lebensentwurf und Schutzbereich. In Schnell, M. W. (Hrsg.), *Pflege und Philosophie*, S. 285–296. Hans Huber, Bern.

11 URL: https://www.ksh-muenchen.de/hochschule/forschung-und-entwicklung/interdisziplinaere-ethikkommission/ (letzter Aufruf: 08.09.2019).

12 URL: https://www.ksh-muenchen.de/fileadmin/user_upload/2018_Forschungsbericht_2018_Web.pdf (letzter Aufruf: 07.09.2019).

13 URL: https://www.gehba.de/home/ (letzter Aufruf: 07.04.2020).

Anita Hausen

Versorgungsforschung an der KSH München

Seit Oktober 2015 ist die Stiftungsprofessur für Versorgungsforschung und Versorgungskonzepte mit Fokus auf die pflegerische Versorgung älterer Menschen an der KSH München besetzt. Finanziert wird die Stiftungsprofessur fünf Jahre lang von der Josef und Luise Kraft-Stiftung und dem Stifterverband für die Deutsche Wissenschaft. Die Etablierung einer solchen Professur stellt für die KSH München einen wegweisenden und bedeutsamen Schritt dar, da damit Themen der Versorgungsforschung, insbesondere mit dem Schwerpunkt pflegerische Versorgung im Alter, fokussiert werden. Versorgungsforschung findet an der KSH München aber auch über diese Professur hinaus statt.

Herausforderungen der pflegerischen Versorgung älterer Menschen

Die Bedeutung der Professur für Versorgungsforschung und Versorgungskonzepte ist vor dem Hintergrund der Entwicklungen zu sehen: Demografischer Wandel, verändertes Erkrankungsspektrum, zunehmende Morbidität, zunehmend interdisziplinäre Versorgungskonzepte, Zusammenarbeit in der Gesundheitsversorgung sind aktuelle Schlagworte, um nur einige zu nennen. In Deutschland wie auch in anderen europäischen Ländern wächst der Druck, die Gesundheitssysteme zu reformieren. Als Gründe für den Reformdruck werden systemunabhängige und systemimmanente Entwicklungen angeführt. Beginnend mit den systemunabhängigen Entwicklungen zeigt sich mit dem demografischen Wandel einhergehend ein Zugewinn an Lebensjahren, damit verbunden auch die Zunahme an Multimorbidität. Typisch für das Alter sind altersbedingte Funktionsverluste. Neben den altersbedingten Funktionsverlusten kommen chronische Erkrankungen hinzu. Insbesondere das Mehrfachauftreten von körperlichen und/oder psychischen Erkrankungen im hohen Alter führt zu einem Unterstützungsbedarf, der sehr unterschiedlich sein kann. Im Rahmen des gesellschaftlichen Wandels verändern sich beispielsweise die Haushaltsstrukturen. Familiäre Strukturen brechen u. a. aufgrund beruflicher Mobilität auseinander und damit verändern sich auch die familiären Unterstützungsstrukturen für ältere Menschen. Wird dieser Entwicklung der Alltag pflegerischer Versorgung von älteren Menschen gegenübergestellt, zeigt sich, dass von rund 3,41 Millionen Pflegebedürftigen lediglich ca. 24 Prozent in vollstationären Einrichtungen versorgt werden, der Großteil der Pflegebedürftigen wird mit rund 76 Prozent zu Hause durch Angehörige oder zusammen mit einem ambulanten Pflegedienst oder alleine durch einen ambulanten Pflegedienst versorgt

https://doi.org/10.1515/9783110623574-025

(Destatis 2018). Der Großteil der Menschen möchte im häuslichen Umfeld bleiben. Ist der Lebensalltag nicht mehr allein zu bewältigen, möchten die Menschen entweder auf familiäre und/oder professionelle Unterstützung zugreifen, um den Lebensalltag zu bewältigen. Als eine systemimmanente Entwicklung ist die Schnittstellenproblematik zwischen den einzelnen Versorgungssektoren anzuführen sowie Über-, Unter- und Fehlversorgung, die teilweise aus Fehlsteuerungen im Gesundheitssystem resultieren und sich ungünstig auf die Versorgungsqualität auswirken. Die Fortschritte in Medizin, Pflege und Technik führen zu einer Ausweitung des Angebots bei gleichzeitig geringer werdenden finanziellen Ressourcen. Aber auch die Ambulantisierung von Leistungen führt zu einer Verlagerung der Versorgung vom stationären in den ambulanten Bereich. Und natürlich der Fachkräftemangel, der in den Gesundheitsberufen derzeit vorherrschend ist. Dem gegenüber steht noch die zunehmende Qualifizierung der Gesundheitsberufe wie die der Pflege. All diese Entwicklungen erfordern Veränderungen in der Versorgungsstruktur und Versorgungsforschung kann hier einen wegweisenden Beitrag leisten.

Was ist unter Versorgungsforschung zu verstehen?

Die Versorgung in ambulanten und stationären Pflegeeinrichtungen, Kliniken und Arztpraxen stellt die „letzte Meile" des Gesundheitssystems dar. Diese letzte Meile ist der Schwerpunkt der Versorgungforschung. Eine in Deutschland gängige Definition der Versorgungsforschung stammt von einer Arbeitsgruppe der Bundesärztekammer. Versorgungsforschung ist demnach „die wissenschaftliche Untersuchung der Versorgung von Einzelnen und der Bevölkerung mit gesundheitsrelevanten Produkten und Dienstleistungen unter Alltagsbedingungen". Nach dem Medizinsoziologen Holger Pfaff, tätig am Institut für Medizinsoziologie, Versorgungsforschung und Rehabilitationswissenschaft (IMVR) & Zentrum für Versorgungsforschung Köln (ZVFK) der Universität zu Köln, ist Versorgungsforschung „eine grundlagen- und problemorientierte fachübergreifende Forschung, welche die Kranken- und Gesundheitsversorgung in ihren Rahmenbedingungen beschreibt, kausal erklärt und aufbauend darauf Versorgungskonzepte entwickelt, deren Umsetzung begleitend erforscht und unter Alltagsbedingungen evaluiert wird". Aus den Definitionen lässt sich ableiten, dass die Versorgungsforschung von der Intention getragen wird, die Realität der medizinischen, psychosozialen und pflegerischen Versorgung aus allen relevanten Perspektiven zu verstehen und mit einer entsprechend begründeten Intention zu verbessern. Versorgungsforschung setzt sich kritisch mit der realen Versorgungssituation auseinander und untersucht, ob wissenschaftliche Erkenntnisse tatsächlich beim Patienten ankommen bzw. wie deren Umsetzung und damit die Patientenversorgung verbessert werden kann. Im Hinblick auf ältere Menschen gilt es, die medizinischen, pflegerischen und sozialen Unterstützungssysteme darauf auszurichten, dass eine möglichst lange selbstständige Lebensführung und Teilhabe älterer Menschen am gesellschaftlichen Leben möglich ist.

Mit der Versorgungsforschung wird die Gesundheits- und Krankenversorgung in ein lernendes System verwandelt, und mit geeigneten Lernstrukturen und -prozessen können Patientenorientierung bzw. Orientierung auf Pflegebedürftige, Qualität und Wirtschaftlichkeit der Versorgung gemeinsam und kontinuierlich verbessert werden. Gemeinsam bedeutet neben der Einbindung unterschiedlicher wissenschaftlicher Bezugsdisziplinen wie Pflegeforschung, Ethik, Public Health, Epidemiologie, Gesundheitsökonomie, Psychologie, Soziologie die Zusammenarbeit mit der Praxis, wie beispielsweise mit den beteiligten Gesundheitsberufen, dem Management von Versorgungseinrichtungen. Für den Erfolg von Forschungsvorhaben ist die Zusammenarbeit mit der Praxis in allen Phasen der Versorgungsforschung, angefangen von der Entwicklung der Forschungsfrage über die Auswahl eines Forschungsdesigns, die Datenerhebung und Datenauswertung bis hin zur Ableitung praktischer Implikationen, unabdingbar.

Wie hat die Professur Versorgungsforschung und Versorgungskonzepte die Forschung an der KSH München beeinflusst?

Themen der Versorgungsforschung werden durch die Professur Versorgungsforschung und Versorgungskonzepte an der Fakultät Gesundheit und Pflege in der Lehre und darüber hinaus in der Forschung fokussiert. Dabei werden Forschungsfragen u. a. anhand von drittmittelgeförderten Projekten bearbeitet. Die Integration von Studierenden durch Bachelor- und Masterarbeiten hat in den Forschungsprojekten einen hohen Stellenwert. Nachfolgend werden einige der Projekte in ihrer Unterschiedlichkeit kurz skizziert.

Das Forschungsvorhaben LiA$^+$ (Lebenskompetenz im Alter plus) ist im Themenfeld der Prävention angesiedelt. Mit dem Projekt wurden zwei Meilensteine erarbeitet: Die Entwicklung eines online zur Verfügung stehenden Modulhandbuchs auf der Homepage der Liga für Ältere e. V. und die Entwicklung, Durchführung und Evaluation eines Trainings zur Ausbildung von LiA$^+$ Beauftragten. Der fachliche Bezug zur Stiftungsprofessur liegt darin, dass eine Möglichkeit zur Förderung der Lebenskompetenzen durch die Brücke „ehrenamtliches Engagement“ und „professionelle Akteure“ erfolgen kann. Das im Rahmen des Projekts entwickelte modular aufgebaute Training zielt darauf ab, ehrenamtlich tätige LiA$^+$ Beauftragte zu befähigen, in der eigenen Region Aktivitäten zur Förderung der Lebenskompetenzen bei älteren Menschen auf den Weg zu bringen. Dazu gehören beispielsweise Aktivitäten in regionalen Altenheimen wie Begleit- oder Besuchsdienste, aber auch Informationsveranstaltungen. Von solchen Aktivitäten profitieren nicht nur die älteren Menschen, sondern auch die Mitarbeiter/-innen in der Altenpflege; sie können damit eine Entlastung erfahren. Die Ergebnisse des Projekts konnten einer breiten Öffentlichkeit auf dem 12. Deutschen Seniorentag der BAGSO in Dortmund vorgestellt und mit Teilnehmer(inne)n an der Veranstaltung diskutiert werden.

Das Forschungsvorhaben Versorgungsalternativen für psychisch kranke Erwachsene in einem geschlossenem Setting unter dem Aspekt der Sozialraumorientierung kann dem Themenfeld Versorgungssituation mit Bezug zu psychischen Störungen zugeordnet werden. Das Projekt wurde in Kooperation mit der Regionalkoordination für Psychiatrie- und Suchthilfe, Bezirk Oberbayern durchgeführt. Die Zielsetzung des Projekts war es, die Gründe für einen freiwilligen geschlossenen Aufenthalt in geschlossen geführten Heimen nach SGB XII oder Heime für seelisch behinderte Menschen (Abgrenzung zu Pflegeheimen) in Oberbayern abzubilden, um damit eine Diskussionsgrundlage auf systematischer Basis zur Ableitung von Maßnahmen zu schaffen. Eine weitere Zielsetzung war es, aufzuzeigen, wie das Versorgungssystem weiterentwickelt werden müsste, damit ggf. weniger geschlossene Unterbringungen in Heimeinrichtungen notwendig werden. Das Ergebnis zeigt, dass das Alter der psychisch kranken Menschen, die sich freiwillig in einem geschlossenen Setting einweisen lassen, sehr heterogen ist. Ein Teil dieser Menschen sind ältere Personen mit einer Pflegebedürftigkeit im Sinne des SGB XI. Die Analyse der Gründe für eine freiwillige Selbsteinweisung bei älteren Menschen liefert wertvolle Informationen zur Versorgungssituation. Es kann davon ausgegangen werden, dass bei der Gruppe der älteren Menschen mit psychischen Erkrankungen mit Pflegebedürftigkeit eine Unterversorgung besteht. Für diese Menschen fehlen beispielsweise in der stationären Altenpflege passende Versorgungskonzepte.

Ein Forschungsvorhaben, welches sich mit der Versorgungssituation von Pflegebedürftigen beschäftigt, ist das Projekt Umgang mit Psychopharmaka/Antihistaminika in der vollstationären Pflege in München (Psych-FEM). Daten belegen eine hohe Rate an Psychopharmakaverordnungen mit 55,6 Prozent in der vollstationären Pflege. Als Folge der Einnahme solcher Medikamente können u. a. Stürze, Gangunsicherheiten, Verlust der kognitiven Fähigkeiten wie Aufmerksamkeit, Erinnerung oder Lernen genannt werden (Thürmann et al. 2012). Eine weitere Problematik ist in der verstärkten Sensibilisierung zur Thematik der Psychopharmaka zu sehen. Sie kann dazu führen, dass anstelle von Psychopharmaka nun Antihistaminika verabreicht werden. Diese können zur Erhöhung der Müdigkeit beitragen. Die Erhebungen der Fachstelle für Qualitätssicherung in der Altenpflege der Stadt München aus dem Jahr 2011/2012 liefern eine erste empirische Basis, die die starke Verbreitung von Psychopharmaka in der stationären Altenpflege in München aufzeigt. Vor diesem Hintergrund hat sich im November 2012 eine Arbeitsgruppe mit dem Titel „Initiative München, Psychopharmaka in Alten- und Pflegeheimen“ gebildet. Zielsetzung der Arbeitsgruppe ist es, für die Problematik des Psychopharmakaverbrauchs zu sensibilisieren und im Geiste des Werdenfelser Weges durch einen interdisziplinären Zugang die Zusammenarbeit des

Betreuungsgerichts mit den Hausärzten, Betreuern, Angehörigen und beruflich Pflegenden zu verbessern. Das Forschungsprojekt knüpft an den Beschluss des Sozialausschusses vom 17.09.2015 an. Im Fokus des Projekts steht die Verschreibung und Verabreichung von Psychopharmaka/Antihistaminika. Dabei geht es um die Einschätzung des Potenzials zur Reduktion der Gabe von Psychopharmaka/Antihistaminika in der vollstationären Pflege. Ein weiterer Schwerpunkt der Studie sollen Interventionen sein, die nachgewiesenermaßen dazu beitragen können, die Gabe von Psychopharmaka/Antihistaminika in der vollstationären Pflege zu reduzieren.

Schon vor meinem Antritt der Stiftungsprofessur war ich aktives Mitglied im Deutschen Netzwerk für Versorgungsforschung e. V. (DNVF). Im Februar 2017 wurde u. a. auf meine Initiative die Arbeitsgruppe Arbeitsteilung und Kooperation zwischen den Gesundheitsberufen, die sich zwischenzeitlich in Arbeitsgruppe Zusammenarbeit in der Gesundheitsversorgung (ZiGEV) umbenannt hat, im DNVF gegründet. Seitdem bin ich eine der Sprecherinnen der Arbeitsgruppe. In dieser Arbeitsgruppe sind Einzelpersonen und Verbandsvertreter/-innen aus den unterschiedlichen Gesundheitsberufen aktiv. Die Arbeitsgruppe trifft sich zweimal im Jahr, einmal entlang des Deutschen Kongresses für Versorgungsforschung und das andere Mal in Räumlichkeiten der Robert Bosch Stiftung in Berlin. Aktuelle Themenfelder der Arbeitsgruppe sind derzeit eine Konzeptanalyse zu den Begrifflichkeiten: Zusammenarbeit, Kollaboration, Kooperation, Networking, Teamarbeit und Anforderungen der ambulanten Versorgung (Primärversorgung). Darüber hinaus bin ich in der Gruppe der HochschullehrerInnen im DNVF aktiv, die das Ziel verfolgt, die Versorgungsforschung an Fachhochschulen, Hochschulen für angewandte Wissenschaften und Universitäten zu vernetzen, einen kontinuierlichen Austausch über die Strukturen in Forschung und Lehre zu ermöglichen sowie das Fach Versorgungsforschung weiterzuentwickeln.[1]

Welche Bedeutung hat die Versorgungsforschung mit Fokus auf die pflegerische Versorgung von älteren Menschen?

Versorgungswissenschaftliche Fragestellungen werden in Deutschland bereits seit Jahrzehnten von gesundheitswissenschaftlichen und klinischen Disziplinen untersucht. Als eigenständiges Forschungsgebiet hat sich in Deutschland die Versorgungsforschung jedoch erst in den letzten ca. 20 Jahren entwickelt. Die Versorgungsforschung wird sowohl von der Politik als auch von der Deutschen Forschungsgemeinschaft (DFG) als eigenständig und bedeutsam angesehen. Für die

1 URL: https://www.netzwerk-versorgungsforschung.de/index.php?page=gruppe-der-hochschullehrerinnen (letzter Aufruf: 30.08.2019).

Versorgungsforschung bestehen eigene Förderlinien wie beispielsweise mit dem Innovationsfonds, einer Förderung durch den Gemeinsamen Bundesausschuss (G-BA). Im Hochschulbereich ist die Versorgungsforschung vorwiegend an Universitäten und dort an gesundheitswissenschaftlichen und/oder medizinischen Fakultäten angesiedelt. Mit pflegerischer Versorgungsforschung beschäftigen sich wenige Fakultäten in Reinform, oftmals wird pflegerische Versorgungsforschung mit an den gesundheitswissenschaftlichen und medizinischen Fakultäten bearbeitet. Der Ausbau der pflegerischen Versorgungsforschung steht noch am Anfang. Wie wichtig er ist, zeigen die Herausforderungen, die infolge des demografischen Wandels und der durch ihn ausgelösten Verschiebungen in allen Bereichen der pflegerischen Versorgung herrschen. Versorgungsforschung an der KSH München muss vor dem Hintergrund begrenzter Ressourcen die Forschungsaktivitäten bündeln, sie zeigt aber auch Schnittmengen mit den in der Literatur beschriebenen Forschungsthemen. Im Fokus der Themenfelder stehen die Versorgungssituation von Menschen mit alterskorrelierten Veränderungen, Versorgung von Menschen mit chronischen Erkrankungen und Prävention in allen Altersgruppen. Mit der Ansiedelung der Professur Versorgungsforschung und Versorgungskonzepte an der Fakultät Gesundheit und Pflege ist die KSH München einen Schritt von wegweisender strategischer Bedeutung gegangen, sie ermöglicht damit die Weiterentwicklung der pflegerischen Versorgungsforschung mit Fokus auf ältere Menschen.

Literatur

Bundesärztekammer (o. J.). URL: https://www.bundesaerztekammer.de/aerzte/medizin-ethik/versorgungsforschung (letzter Aufruf: 16.06.2019).

Destatis (2018). URL: https://www.destatis.de/DE/Presse/Pressemitteilungen/2018/12/PD18_501_224.html (letzter Aufruf: 20.05.2019).

Schrappe, M. und Pfaff, H. (2016). Versorgungsforschung vor neuen Herausforderungen: Konsequenzen für Definition und Konzept. *Das Gesundheitswesen*, 78,:689–694.

Thürmann, P., Holt-Noreiks, S., Nink, K. und Zewinell, A. (2012). Arzneimittelversorgung älterer Patienten. In Günster, C., Klose, J. und Schmacke, N. (Hrsg.), *Versorgungs-Report 2012*, S. 111–130. Schattauer, Stuttgart.

Anne Gebert

Pflegeforschung – eine subjektive Bestandsaufnahme

Seit seiner Gründung steht das DIP in enger Verbindung mit der KSH München. Der Gründungsdekan der Fakultät Pflege der KSH München, Johannes Kemser, war von Beginn an im Vorstand des Instituts und ist seit 2009 Vorsitzender des Verwaltungsrates. Den wissenschaftlichen Beirat unterstützten Charlotte Uzarewicz und Bernd Reuschenbach. Die KSH München ist also ein langjähriger Begleiter des Instituts und seiner Forschungstätigkeiten.

Der nachfolgende Beitrag ist eine subjektive Bestandsaufnahme der Rahmenbedingungen, Möglichkeiten und Grenzen angewandter Pflegeforschung am Beispiel der Forschungsarbeit des Deutschen Instituts für angewandte Pflegeforschung e. V. (DIP) zum präventiven Hausbesuch (pHb). Die Autorin dieses Beitrags ist seit 2001 als wissenschaftliche Mitarbeiterin im DIP in der Abteilung „Prävention, Beratung und neue Technologien" mit dem Arbeitsschwerpunkt Pflegeprävention tätig.[1]

Am Anfang meiner Zeit im DIP war Pflegeforschung gefühlt im Aufbruch. Konnten während meines Studiums in den 1990er-Jahren noch die Forschungsprojekte in der Pflege an zwei Händen abgezählt werden (Bartholomeyczik 2019), ist seit dieser Zeit die Anzahl der Forschungsprojekte und Veröffentlichungen exponentiell gestiegen. Allein im DIP wurden seit dessen Gründung im Jahr 2000 ca. 120 Forschungsprojekte im Gesamtvolumen von ca. 13 Millionen Euro bearbeitet.[2] Es kann also von einer Erfolgsgeschichte gesprochen werden (Brandenburg 2019). Gleichwohl möchte ich diese Aussage relativieren: Der Anfang ist gemacht! Denn obwohl die Pflegeforschungslandschaft stark gewachsen ist, hat sie noch nicht zur Forschungsnormalität anderer Disziplinen aufgeschlossen.

Rahmenbedingungen angewandter Pflegeforschung

Projektbezogene Forschungsarbeit ist ein Stichwort der Pflegeforschung und insbesondere angewandter Pflegeforschung. So wurden im DIP in der Forschungslinie Pflegeprävention zwölf Projekte von acht unterschiedlichen Förderern bzw. Auftraggebern finanziert und mit ca. zwanzig Praxispartnern seit dem Jahr 2001 durchgeführt.

1 URL: https://www.dip.de/projekte/praevention-beratung-und-neue-technologien (letzter Aufruf: 26.06.2019).
2 URL: www.dip.de (letzter Aufruf: 26.06.2019).

https://doi.org/10.1515/9783110623574-026

Der lange Zeitraum dieser Projektlinie ermöglichte thematische Forschungskontinuität. Die Arbeit mit unterschiedlichen Auftraggebern und Förderern in singulären Projekten bedeutete aber auch, die Inhalte, Arbeitsbeziehungen und Projektstrukturen immer wieder neu gestalten zu müssen.

Eine Erfahrung in diesem Zusammenhang ist, dass Erkenntnisse aus der Pflegeforschung möglichst schnell verwertbare Antworten für die Pflegepraxis liefern sollen. Das Interesse der Auftraggeber bzw. Förderer der Projekte des DIP lag auf Ergebnissen zur Machbarkeit und zur Wirksamkeit der Maßnahme, allerdings ohne Mittel für langfristig angelegte multizentrische Vergleichsstudien bereitzustellen.

Hier wird ein Dilemma der Pflegeforschung sichtbar. Praxis – und hierzu zähle ich auch Ministerien – hat Handlungsdruck, Wissenschaft Begründungsdruck. Eine explizite Auseinandersetzung mit grundsätzlichen Fragen des Forschungsgegenstands ist in diesem Rahmen nur ansatzweise möglich und muss häufig nebenbei erfolgen. Eine systematische und geplante Förderung von Forschungseinrichtungen und Forschungsprogrammen, die dies ermöglichen würde, findet kaum statt (vgl. Brandenburg 2019, Stemmer et al. 2019).

Ernüchternd ist der Blick in die Berichterstattung des BMBF zur Forschungsförderung. Der Bundesbericht „Forschung und Innovation 2018" weist für das Jahr 2017 im Bereich der Gesundheitsforschung und -wirtschaft ein Fördervolumen von mehr als 2.000 Millionen Euro aus (BMBF 2018a). Pflegeforschung ist in diesem Bericht nicht explizit aufgeführt. Im aufgelegten Forschungs-Cluster „Zukunft der Pflege" stehen 20 Millionen Euro bereit (BMBF 2018b). Die Zahlen sprechen für sich! Pflegeforschung ist immer noch ein Nischenbereich der Forschungsförderung.

Forschung in und mit der Praxis

Neben der projektorientierten Forschungslandschaft ist die Forschung mit und in der Pflegepraxis ein Merkmal von Pflegeforschung. Pflegeforschung findet im Feld, also mit Pflegeempfängern, Pflegepersonen und Pflegeanbietern statt. Für die Durchführung von singulären Forschungsvorhaben ist eine Herausforderung, die sich aus diesen Bedingungen ergibt: Implementierung und Evaluation einer Maßnahme sind nur bedingt kontrollierbar, da sie in Abhängigkeit zu den Prozessen und Strukturen des Praxisfelds stehen. Zentral beeinflussende Faktoren – in den pHb-Projekten z. B. die berufliche Qualifikation der Besuchspersonen – liegen häufig ein Stück weit außerhalb des Einflussbereichs der wissenschaftlichen Begleitung. Die Bedingungen, Strukturen und Prozesse des Praxisfelds beeinflussen dadurch maßgeblich das Forschungsergebnis. Konsequenz ist, dass Ergebnisse aus Einzelprojekten keine allgemeingültigen Aussagen hervorbringen können, sondern immer nur Aussagen für die Maßnahme in dem beforschten Kontext.

Projektmanagement als zentraler Faktor wissenschaftlichen Arbeitens

Die Vorstellung, dass Pflegeforschung größtenteils wissenschaftliche Arbeit bedeutet – Literaturarbeit, die erkenntnisgestütze Entwicklung von Maßnahmen, Datenerhebung und -auswertung – trifft auf meine Arbeit im DIP nur zum Teil zu. Ich verbringe einen wesentlichen Teil meiner Arbeitszeit mit Projektmanagement. Im Vordergrund stehen der Aufbau tragfähiger Arbeitsbeziehungen zwischen Pflegeforschung und -praxis, die Klärung von Aufgaben und Rollen aller Beteiligten, das Kennenlernen der Fähigkeiten und Ressourcen des Projektpartners, die Begleitung der Implementierung, die Durchführung von Schulungseinheiten und das konstante, freundliche Festhalten an Konzept, Zielen und Zeitplan. Erst diese vermeintlich nicht forschungsrelevanten Arbeiten bereiten den Boden für gelingende Forschungsarbeit.

Entwicklungen und Erkenntnisse der Forschungslinie „Pflegeprävention"

Startpunkt der zwölf Projekte der Forschungslinie „Pflegeprävention" ist eine Literaturarbeit, die sich mit Ansätzen zur Prävention von Pflegebedürftigkeit beschäftigt (Ströbel, Weidner 2002). Diese im Jahr 2000 vom Deutschen Caritasverband e. V. Freiburg geförderte theoretische Fundierung pflegepräventiven Handelns stellt bis heute die Basis der DIP-Projekte zum pHb dar. Die Umsetzung der Erkenntnisse aus dieser Arbeit erfolgte zunächst im Projekt *mobil*. Im kontrollierten Studiendesign konnte keine Wirksamkeit der Intervention nachgewiesen werden (Gebert et al. 2008). Dennoch oder vielleicht gerade aus diesem Grund hat *mobil* mit seinen Erkenntnissen zu den Prozessen, Strukturen und Methoden maßgeblich zur weiteren Entwicklung von pHb-Konzepten im DIP beigetragen. Eine ganz wesentliche Erkenntnis war: Pflegeforschung ist mehr als die Modifizierung medizinischer Maßnahmen, sie benötigt eigene, dem Gegenstand angemessene Inhalte, Instrumente und Methoden.

Eine Interventionsstudie, die keine Wirksamkeit nachweist, hätte auch das Ende der Forschung in diesem Feld für das DIP bedeuten können. Doch die wahrgenommenen und unbeantworteten Defizite im Hinblick auf bestehende Sorgestrukturen veranlassten Kommunen und die Akteure der Landespolitik, weiter nach innovativen Versorgungskonzepten zu suchen, und der pHb wurde als eines dieser vielversprechenden Konzepte wahrgenommen. Unter anderem in den Projekten Pflegeoptimierung im Kreis Siegen-Wittgenstein (SiWi-POP), Sicherheit und Unterstützung durch Technik und Dienstleistung (SUSI TD), Prävention für Senioren Zuhause (PräSenZ),

Gemeindeschwester^{plus} (GS^{plus}) und Hamburger Hausbesuch[3] hat das DIP in den letzten Jahren in unterschiedlichen Kontexten pHb-Programme erproben, weiterentwickeln und aus unterschiedlichen Perspektiven evaluieren können. Nachfolgend werden die wesentlichen Erkenntnisse dieser Projekte zum pHb zusammengefasst:

pHb-Programme müssen an die lokalen Strukturen angepasst werden
In den DIP-Projekten zeigte sich, dass ein Mehrwert für Kommunen dann entsteht, wenn pHb-Programme an die lokalen Strukturen angepasst werden. pHb können also nicht rezeptartig umgesetzt werden, vielmehr sind kontextsensitive Lösungen notwendig (Gebert et al. 2018, Renz, Meinck 2018, Schulz-Nieswandt et al. 2018).

Die Akzeptanzrate von pHb kann durch den Zugangsweg beeinflusst werden
Eine weitere Erkenntnis der Projekte der Forschungslinie „Pflegeprävention" ist, dass präventive Beratungen bei vielen älteren Menschen außerhalb des Erwartungshorizonts möglicher Leistungen liegen (Gebert, Weidner 2010, Gebert et al. 2019). Wird das Angebot potentiellen Personen aus der Zielgruppe vorgestellt, wird es zunächst begrüßt und dann die Notwendigkeit für die eigene Person verneint. Schulz-Nieswandt ordnet Prävention den meritorischen Gütern zu, die bei reiner Marktallokation weniger konsumiert werden, als dies politisch und gesellschaftlich für wünschenswert gehalten wird (Schulz-Nieswandt 2006). Die DIP-Projekte zeigen, dass die Wahl der Zugangswege die Rate der inanspruchnehmenden Senior(inn)en beeinflussen kann.[4] Die höchste Akzeptanzrate erreichten Gratulationsschreiben der Kommunen zum Geburtstag, bei denen ein Datum mit Uhrzeit für den Hausbesuch vorgeschlagen wird. Ebenfalls eine gute Akzeptanzrate hatten Anschreiben mit anschließendem Telefonat (Gebert et al. 2018). Am wenigsten Resonanz folgte auf Angebote, bei denen die Angeschriebenen sich selbst aktiv melden sollten (Cullmann, Gebert 2009). Der Befund des DIP lautet, dass proaktive Zugangswege die Erreichbarkeit der Zielgruppe erhöhen können und damit einen Weg darstellen, der Minderschätzung von Prävention etwas entgegenzusetzen.

Ältere Menschen in vulnerablen Lebenssituationen nehmen pHb eher an
Untersuchungen zu inanspruchnehmenden und nicht inanspruchnehmenden Zielgruppen in Deutschland zeigen, dass pHb eher von Personen wahrgenommen werden, denen weniger soziale, körperliche und mentale Ressourcen zur Verfügung stehen als älteren Menschen, die das Angebot nicht annehmen (Dapp et al. 2007, Gebert et al. 2008, Theile et al. 2010 und Gebert, Weidner 2010). Ganz konkret sind es zwei Befunde aus DIP-Projekten, die diese These stützen:

---

3 URL: www.dip.de (letzter Aufruf 26.06.2019).
4 Vgl. hierzu auch Yamada et al. 2012.

- Im Projekt „SiWi-POP“ zeigte sich, dass die inanspruchnehmende Kohorte ihre körperliche Gesundheit, ihre Fähigkeiten zur Bewältigung alltäglicher Aufgaben und ihre Versorgungssituation schlechter einschätzte als die Gruppe der Non-Responder (Gebert, Weidner 2010).
- Die Auswertungen im Projekt GS^{plus} zur Weitervermittlung von Personen an die Pflegestützpunkte zeigten, dass ca. ein Viertel der Personen, die Kontakt mit den Fachkräften hatten, an den Pflegestützpunkt vermittelt wurden[5] (Gebert et al. 2019).

Für die weitere Entwicklung von pHb-Programmen und die Definition von Ergebnisindikatoren hat dieser Befund weitreichende Konsequenzen. Zum einen gibt er Hinweise auf mögliche inhaltliche Schwerpunktsetzungen, zum anderen regt er an, die Ergebnisindikatoren für die Wirksamkeit von pHb zu überdenken.

Medizinisch-geriatrische Vorgehensweisen stoßen im Sozialraum an Grenzen

Darüber hinaus zeigte sich, dass die in den geriatrisch-präventiven Hausbesuchen eingesetzten Screeningverfahren und Inhalte zum Teil im Rahmen von sozialräumlichorientierten, pflegepräventiven Hausbesuchen an ihre Grenzen stoßen. Sie erfuhren in den „arztfreien“ kommunalen Settings bei den Programmträgern und den Besuchspersonen nur wenig Akzeptanz (Gebert, Weidner 2010, Gebert et al. 2016). In Projekten des DIP mit kommunaler Trägerschaft wurde von den Akteuren ganz bewusst eine Trennung von medizinisch orientierter Diagnostik und präventivem Angebot im Sinne der Daseinsvorsorge vorgenommen. Screeningverfahren mit medizinischen Implikationen, die von Pflegefachpersonen durchaus durchgeführt werden könnten, werden hier als Aufgabe der Ärzte angesehen.

Ergebnisindikatoren und Evaluationsdesign müssen an den Gegenstand angepasst werden

Sozialraum-orientierte pHb-Programme benötigen andere Ergebnisindikatoren und Evaluationsdesigns als die bislang stark auf Medizinorientierung ausgerichteten Programme. Das Beispiel der Weitervermittlungen an die Pflegestützpunkte im Projekt GS^{plus} illustriert dies eindrücklich. Mit Blick auf die Anzahl von Einstufungen in die Pflegeversicherung zeigt das Programm keine Wirksamkeit, es wirkt eher kontrapro-

5 Es wurden insgesamt 2.956 Personen von den Fachkräften beraten und 1.098 Personen an die Pflegestützpunkte weitervermittelt. Enthalten sind in dieser Zahl sowohl Personen, die bereits im Rahmen der Beratungsanfrage erkennen ließen, dass eine Beratung zu Pflegegraden oder Leistungen der Pflegeversicherung angefragt wurde (z. B. am Telefon) und die dann direkt weitervermittelt wurden, als auch Weitervermittlungen, die sich im Rahmen der Hausbesuche ergaben. Inwiefern die Weitervermittlung auf eine gewisse Überfürsorge der Besuchspersonen oder mangelndes Wissen zum Leistungsanspruch der Besuchten zurückzuführen ist, konnte leider im Projekt nicht beleuchtet werden.

duktiv. Wird der Indikator Zugang zu Gesundheits- und Pflegeleistungen gewählt, ist das Programm jedoch hoch wirksam. Folgende weitere Wirkungen konnten in den DIP-Projekten identifiziert werden:
- Sensiblisierung für und Informationsgewinn zu Vorsorge und Gesundheitsförderung, Erweiterung des gesundheitsbezogenen Handlungsspielraums und der -kompetenz,
- Erleichterung des Zugangs zum Hilfesystem, Stabilisierung der Lebenssituation durch niedrigschwellige, professionelle Begleitung und Unterstützung,
- gesteigertes Sicherheitserleben durch bekannte Ansprechpartner/-innen in den Kommunen,
- Weiterentwicklung der seniorenbezogenen Infrastrukturen in den Kommunen,
- Imagegewinn der Kommunen bei den Senior(inn)en (Gebert et al. 2018, Gebert et al. 2019).

Diese Wirkungen konnten durch die systematische, akteursübergreifende Anwendung explorativer, qualitativer Verfahren identifiziert werden. Anders als in Vergleichsstudien mit definierten Ergebnisindikatoren, begibt sich der Forschende hier auf die Spurensuche im Feld. Die an definierten Endpunkten orientierten evidenzbasierten Vergleichsstudien geben im Gegensatz hierzu ausschließlich Auskunft zu bereits definierten möglichen Wirkungen. Wirkungen jenseits dieses Horizonts können nicht erfasst werden. Die Kartografierung des Gegenstands aus pflegewissenschaftlicher Sicht ist daher – aus meiner Sicht – ein wesentlicher Schritt für die Fundierung der Pflegeforschung. Erst darauf aufbauend können Ergebnisindikatoren und Forschungsdesigns entwickelt werden, die auch im Sinne von Evidenzorientierung dem Gegenstand Rechnung tragen.

Fazit

Pflegeforschung agiert im Spannungsfeld von Handlungs- und Begründungsdruck. Der Handlungsdruck steigt stetig durch den zunehmenden Pflegebedarf. Die gegenwärtig vorherrschende projektbezogene Forschung trägt jedoch nur im Rahmen von Einzelerkenntnissen zu Lösungen bei. Verallgemeinerbare und langfristige Erkenntnisse sind im kontextspezifischen Feld der Pflege in diesem Rahmen nur begrenzt zu erwarten. In diesem Zusammenhang ist eine der Herausforderungen, Forschungsansätze zu entwickeln, die dem komplexen Gegenstand der Pflege Rechnung tragen. Eine Voraussetzung hierfür ist eine systematische und finanziell gut ausgestattete Forschungsförderung, eine weitere, die Profession betreffende, die Forschungsperspektive immer wieder kritisch zu hinterfragen. Soll Pflegeforschung in Zukunft einen maßgeblichen Beitrag zur Gestaltung der Pflegelandschaft beitragen, ist Bewegung notwendig: in der Forschungsförderung und in den Köpfen der Forschenden.

Literatur

Bartholomeyczik, B. (2019). Über die Anfänge der DGP: Die Gründung des Deutschen Vereins zur Förderung von Pflegewissenschaft und -forschung (DVP) vor 30 Jahren. *Pflege & Gesellschaft*, 24(1):5–17.

BMBF (2018a). Daten und Fakten zum Deutschen Forschungs- und Innovationssystem. Datenband Bundesbericht Forschung und Innovation 2018. URL: https://www.bmbf.de/upload_filestore/pub/Bufi_2018_Datenband.pdf (letzter Aufruf: 26.06.2019).

BMBF (2018b). Pflege durch Forschung erleichtern. URL: https://www.bmbf.de/de/pflege-erleichtern-5479.html (letzter Aufruf: 26.06.2019).

Brandenburg, H. (2019). Einige Bemerkungen zur Theoriediskussion in der Pflegewissenschaft. *Pflege & Gesellschaft*, 24(2):139–150.

Cullman, G. und Gebert, A. (2009). PON – Analyse erster Erfahrungen der vorbeugenden Einzelfallberatung in 2008/ 2009. URL: https://www.dip.de/fileadmin/data/pdf/projekte/Analyse_erster_Erfahrungen_2008_2009.pdf (letzter Aufruf: 26.06.2019).

Dapp, U., Anders, J., Meier-Baumgartner, H. P. und v. Renteln-Kruse, W. (2007). Geriatrische Gesundheitsförderung und Prävention für selbständig lebende Senioren- Angebote und Zielgruppen. *Z Gerontol Geriat*, 40:226–240.

Gebert, A., Weidner, F., Weber, C., Ehling, C., Seifert, K. und Sachs, S. (2019). Abschlussbericht der wissenschaftlichen Begleitung zum Modellprojekt Gemeindeschwesterplus von Juli 2015 bis Dezember 2018. URL: https://msagd.rlp.de/fileadmin/msagd/Aeltere_Menschen/AM_Dokumente/Abschlussbericht-GSplus-DIP-final.pdf (letzter Aufruf: 26.06.2019).

Gebert, A., Weidner, F., Brünett, M., Ehling, C., Seifert, K. und Sachs, S. (2018). Abschlussbericht des Modellvorhabens „PräSenZ" in Baden-Württemberg (2014–2017). In Deutsches Institut für angewandte Pflegeforschung (DIP) (Hrsg.), *Abschlussbericht des Modellvorhabens „PräSenZ" in Baden-Württemberg (2014–2017)*. URL: https://www.dip.de/fileadmin/data/pdf/projekte/Pr%C3%A4SenZ-DIP-Projektbericht_Endfassung_Druckversion_final.pdf (letzter Aufruf: 26.06.2019).

Gebert, A., Seifert, K. und Weidner, F. (2016). Modellprojekt Gemeindeschwesterplus Endbericht der wissenschaftlichen Begleitung zur „Implementierungsphase". URL: https://msagd.rlp.de/fileadmin/msagd/Aeltere_Menschen/AM_Dokumente/Bericht_zur_Implementierungsphase_des_Modellprojekts_Gemeindeschwesterplus_in_RLP.pdf (letzter Aufruf: 28.06.2019).

Gebert, A. und Weidner, F. (2010). PON – Ergebnisbericht der Adressatenbefragung. Evaluation der die Inanspruchnahme beeinflussenden Faktoren des Präventiven Hausbesuches im Kreis Siegen-Wittgenstein. URL: https://www.dip.de/fileadmin/data/pdf/projekte/PON-Ergebnisbericht-Adressatenbefragung.pdf (letzter Aufruf: 26.06.2019).

Gebert, A., Schmidt, C. und Weidner, F. (2008). *Präventive Hausbesuche bei Senioren. Projekt mobil – der Abschlussbericht. Pflegeforschung*. Schlütersche, Hannover.

Gebert, A. und Weidner, F. (2010). PON – Ergebnisbericht zu den eingesetzten Instrumenten „Fallbesprechung" und „Assessment STEP-m". URL: https://www.dip.de/fileadmin/data/pdf/projekte/PON-Ergebnisbericht-Instrumente.pdf (letzter Aufruf: 26.06.2019).

Renz, J. C. und Meinck, M. (2018). Präventive Hausbesuche für ältere Menschen – eine systematische Bestandsaufnahme ihrer praktischen Anwendung. Online-Publikation Gesundheitswesen 2018. URL: https://doi.org/10.1055/a-0658-5880 (letzter Aufruf: 26.06.2019).

Schulz-Nieswandt, F. (2006). *Sozialpolitik und Alter. Grundriss Gerontologie, Band 5*. Kohlhammer, Stuttgart.

Schulz-Nieswandt, F., Köstler, U. und Mann, K. (2018). Evaluation des Modellprojekts „Gemeindeschwesterplus“ des Landes Rheinland-Pfalz. URL: https://msagd.rlp.de/fileadmin/msagd/Aeltere_Menschen/AM_Dokumente/Evaluationsbericht_END.pdf (letzter Aufruf: 26.06.2019).

Stemmer, R., Büker, C., Holle, B., Köpke, S. und Sirsch, E. (2019). Der Beitrag der Deutschen Gesellschaft für Pflegewissenschaft angesichts zukünftiger Herausforderung. *Pflege & Gesellschaft*, 24(2):60–74.

Ströbel, A. und Weidner, F. (2003). *Ansätze zur Pflegeprävention: Rahmenbedingungen und Analyse von Modellprojekten zur Vorbeugung von Pflegebedürftigkeit. Pflegeforschung*. Schlütersche, Hannover.

Theile, G., Heim, S., Patzelt, C., Deitermann, B., Walter, U. und Hummers-Pradier, E. (2010). Präventive Hausbesuche – wen interessieren sie eigentlich? In Kirch, W, Middecke, M und Rychlik, R. (Hrsg.), *Aspekte der Prävention*, S. 182–190. Thieme, Stuttgart.

Yamada, Y., Ekman, A., Nilsson, C. J., Vass, M. und Avlund, K. (2012). Are acceptance rates of a national preventive home visit programme for older people socially imbalanced? A cross sectional study in Denmark. *BMC Public Health*, 12:396.

Andrea L. Koppitz

Von der Vision zur Umsetzung: Advanced Practice Nurse Chronic Care

Spätestens um acht Uhr beginnt mein Arbeitstag als Advanced Practice Nurse (APN) in der Praxis am Lindspitz in Winterthur in der Schweiz. Die Fragen und Anforderungen von Pflegenden aus einem Pflegeheim im Stadtquartier, in dem wir mit unserer Hausarztpraxis für medizinische Versorgung zuständig sind, liegen vor mir: Fragen zur Wundversorgung, zur Medikation, Meldungen über Sturzereignisse, Harnwegsinfekte, Obstipationen und viele weitere Dinge stehen heute bei meiner Visite im dortigen Heim auf meiner Agenda. Bevor ich jedoch ins Heim zur Visite gehe, besuche ich noch einen Patienten mit Diabetes mellitus zu Hause. Ich ziehe hier das Format eines Hausbesuches vor. Das Kennen des familialen Umfeldes und dessen Rahmenbedingungen kann für eine nachhaltige Umsetzung von outcome-basierten und verhaltensverändernden Maßnahmen durch den Betroffenen mit einer chronischen Erkrankung zentral sein.

Als Pflegefachperson mit erweiterten Kompetenzen und erweiterter Praxis, Advanced Practice Nurse, bin ich in der Praxis am Lindspitz für das Chronic Care Management in der hausärztlichen Grundversorgung verantwortlich. Neben meiner Anstellung in der Forschung und Entwicklung an der Hochschule für Gesundheit Freiburg/Haute de santé Fribourg in der Schweiz, arbeite ich in der klinischen Praxis als APN. In den Niederlanden oder auch in England sind derartige Arbeitsmodelle, wie ich sie praktiziere, die (Pflege-)Forschung und klinische Arbeit zu verbinden, für Pflegefachpersonen mit akademischer Ausbildung eher die Regel als bei uns im deutschsprachigen Raum. Bei unseren Kolleg(inn)en im ärztlichen Dienst sind Frau/Herr Professor/-in in der klinischen Praxis zudem auch der Regelfall.

Was steht hinter diesem im deutschsprachigen Raum für Pflegefachpersonen noch eher ungewöhnlichen Arbeitsmodell? Bei mir ist es das Chronic Care Modell (CCM). Es wurde von Wagner et al. (1996, 1998, 2001, 2010) zur Verbesserung der Betreuung und Behandlung von Menschen mit chronischen Erkrankungen entwickelt und bietet auch für APNs eine Arbeitsgrundlage. Durch Chronic Care Management werden Menschen mit chronischen Erkrankungen befähigt, Verantwortung für das Management ihrer Krankheit, ihrer Rollen und ihrer Emotionen in ihrem konkreten Lebens- und Arbeitsalltag zu übernehmen (Lorig, González, Romer 1996; Lorig, Holman, Sobel, Laurent 2013). Ziel ist es, trotz chronischer Erkrankung möglichst lange gesund zu bleiben bzw. zu sein und Komplikationen sowohl zu vermeiden als auch zu minimieren (Lorig 2015).

Durch einen gesunden Lebensstil wäre gemäß der Weltgesundheitsorganisation (WHO) mehr als die Hälfte von nicht übertragbarer Krankheiten (NCD) vermeidbar oder könnte verzögert werden (BAG 2016; WHO 2019) Zu den NCD werden Herz-

https://doi.org/10.1515/9783110623574-027

Kreislauf-Erkrankungen, Erkrankungen des Bewegungsapparates, Tumorleiden und Diabetes mellitus gezählt (Koch, Arz de Falco, von Greyerz, Leutwyler, Abel 2016; WHO 2013, 2019). Deshalb fordern Strategien wie die Nationale Strategie zur Prävention nicht übertragbarer Krankheiten und die Strategie Gesundheit 2020 des Bundesamtes für Gesundheit (BAG) in der Schweiz Programme zur Förderung des Selbstmanagements bei Menschen mit chronischen Erkrankungen.

Neben Rauchen und übermäßigem Alkoholkonsum ist Übergewicht einer der drei lebensstilbezogenen Risikofaktoren, welcher die Wahrscheinlichkeit an einer NCD zu erkranken erhöht (Koch et al. 2016; WHO 2013, 2019). Die Betreuung und Behandlung von Menschen mit chronischen Erkrankungen muss an derartige Nationale Strategien angepasst werden. Grundlage bildet das Entwickeln von produktiven Interaktionen zwischen Patient(inn)en und deren Familien mit chronischen Erkrankungen und den betreuenden Gesundheitsfachpersonen (BAG 2016; Koch et al. 2016). Konkret ist hierzu das Abstimmen der Betreuung und Behandlung auf die Bedürfnisse von Patient(inn)en und deren Familien nötig, damit das Selbstmanagement gefördert werden kann. Dies führt zu einem erhöhten Bedarf an kontinuierlicher Betreuung und Behandlung in der ambulanten medizinischen Versorgung. Zudem steigen die Anforderungen in der ambulanten Versorgung durch verkürzte Aufenthaltszeiten in den Krankenhäusern, da Patient(inn)en in noch instabilem gesundheitlichen Zustand ambulant weiterbehandelt, respektive weiterbetreut werden müssen (Koponen, Kalkas 1997; Manias, Aitken, Peerson, Parker, Wong 2003). Die prozentuale Zunahme von älteren Menschen mit chronischen Leiden und die Zunahme von Menschen in Rekonvaleszenz im häuslichen Bereich erhöhen die Notwendigkeit einer kontinuierlichen Versorgung, einer Vernetzung von Leistungen und einer Kooperation zwischen verschiedenen Dienstleistungsanbietern (Martinez, Ro, Villa, Powell, Knickman 2011; WHO 2002). Die Notwendigkeit neuer, engerer Kooperationen zwischen ärztlichen und pflegerischen Diensten als wichtige Kooperationspartner in der medizinischen Grundversorgung sind damit unerlässlich geworden. Diese Sichtweise wurde 2004 in der Schweiz durch die Schweizerische Akademie den medizinischen Wissenschaften (SAMW) formuliert (Bauer et al. 2007, 2011; Schweizerische Akademie Medizinischer Wissenschaften – SAMW, Verbindung der Schweizer Ärztinnen und Ärzte (FMH), Medizinische Fakultäten der Universitäten 2004). Ursprünglich getrennte Felder mit ärztlichen und pflegerischen Tätigkeiten werden zu Nahtstellen in der Kooperation. Die Aufgabenteilung erfolgt zwischen den Berufsgruppen nicht mehr hierarchisch und ist auch nicht mehr an formellen Titeln orientiert (Bauer et al. 2007, 2011).

Eine APN ist eine registrierte Pflegefachperson, welche sich Wissen, Fähigkeiten und Fertigkeiten bei der Entscheidungsfindung in komplexen Situationen und klinische Kompetenzen für eine erweiterte klinisch-pflegerische Praxis angeeignet hat. Die Charakteristik der Kompetenzen wird vom Kontext und/oder den Bedingungen des jeweiligen Landes geprägt, in welchem sie für die Ausübung ihrer Tätigkeit zugelassen ist. Ein Master of Science-Abschluss in Pflege bzw. ein entsprechendes Äquivalent gilt als Voraussetzung für eine APN (International Council of Nurses 2002). Hamric et al. (2014) definierten die direkte klinische Praxis als zentrale Kompetenz einer APN und nannten sechs verschiedene Kernkompetenzen zur Ausübung ihrer Rolle: klinisches Expertenwissen, Coaching, Beratung, ethische Entscheidungsfindung, interprofessionelle Zusammenarbeit und klinisches/fachspezifisches Leadership. In der Schweiz sind APNs seit rund 20 Jahren bekannt und hauptsächlich im stationären Bereich, d. h. im Krankenhaus tätig. In Hausarztpraxen finden sich bis heute nur wenige APNs. APNs können jedoch in der Förderung des Selbstmanagements von Patient(inn)en mit chronischen Erkrankungen und deren Familien eine entscheidende Rolle spielen.

Menschen mit chronischen Erkrankungen sind täglich mit Aufgaben wie Messung von Vitalparametern oder Anpassung ihrer Medikation konfrontiert. So muss eine Patientin mit Diabetes mellitus ihre Insulindosis den Blutzuckerwerten und ihren Aktivitäten anpassen. Ein Patient mit Herzinsuffizienz sollte auf Anzeichen wie eine plötzliche Gewichtszunahme, Ödeme oder zunehmender Dyspnoe reagieren können. Die Aufgabe der APN besteht hierin, Patient(inn)en und/oder deren Familie anzuleiten, zu begleiten und zu beraten, damit sie im Bedarfsfall sofort reagieren können. Die Einnahme vieler Medikamente zu unterschiedlichen Tageszeiten stellt für viele Menschen mit chronischen Erkrankungen ebenfalls eine Herausforderung dar. Die APN sucht mit der Patientin/dem Patienten individuelle Lösungen, um das Medikamentenmanagement erfolgreich umzusetzen. Weiter werden verhaltensbezogene Interventionen (z. B. Rauchstopp, Gewichtsreduktion, körperliche Betätigung) initiiert und begleitet.

Für Menschen, für die der Weg in die Praxis aus gesundheitlichen Gründen nicht möglich ist, werden von mir als APN zu Hause oder im (Pflege-)Heim aufgesucht. Hier führe ich jeweils die eingangs erwähnten gesundheitsrelevanten outcome-bezogenen regelmäßigen klinischen Kontrollen durch. Insbesondere wenn Medikamente bzw. deren Dosierung angepasst werden müssen (z. B. Diuretika, Antikoagulation), übernehme ich als APN die klinische Kontrolle, aufgrund derer der ärztliche Dienst die Medikamentenverordnung signiert. Nach einer Hospitalisation wird das Therapiemanagement zusammen mit der Patientin/dem Patienten und dem ärztlichen Dienst weitergeführt. Auch führe ich Hausbesuche bei plötzlicher Verschlechterung des Gesundheitszustandes oder in Notfallsituationen durch, wie z. B. nach einem Sturz. In Rücksprache mit dem ärztlichen Dienst werden auch Einweisungen ins Krankenhaus initiiert. Unabhängig vom Setting leite ich die Wundbehandlung bei komplizierteren Wundverläufen, wie z. B. bei Ulcus Cruris. Zudem gebe ich mein Wissen an andere Mitglieder im Praxisteam weiter.

An der Hochschule für Gesundheit Freiburg/Haute de santé Fribourg bin ich als Professorin in der Forschung für die Langzeitversorgung/long term care verantwortlich. Auch hier, in meiner Forschung, stehen Menschen mit chronischen Erkrankungen und deren Familien im Mittelpunkt. Meine klinischen Erfahrungen fließen in Forschungsprojekte mit ein, unabhängig davon, welche Rolle ich dort einnehme, ob als Forschungs(co)projektleitung oder als Mitarbeitende. Zur Weiterentwicklung meiner Forschungsexpertise hat mir die Stanley Thomas Johnson Stiftung für ein halbes

Jahr ein sog. Fellowship finanziert (SAMW 2019). In dieser Zeit, in den Jahren 2018 und 2019, durfte ich mit Palliative Care Forschungsteams in Europa zusammenarbeiten. In der Diskussion mit diesen Forschungsteams entstand ein Entwurf für eine Forschungsagenda Palliative Care, die ich in naher Zukunft mit Kolleg(inn)en in einem interprofessionellen Prozess und mit der interessierten Öffentlichkeit in der Schweiz mit den Prinzipien von Patient and Public Involvement (PPI) weiterentwickeln möchte (University of Oxford 2019). Mit der Universität Zürich, Institut für Informatik, arbeite ich als Forschende im PhD-Netzwerk data science zusammen (ZHAW Zürcher Hochschule 2018). Durch dieses Netzwerk für angewandte Forschung zwischen Universität und Fachhochschule wird Pflegefachpersonen die Möglichkeit eröffnet, sich an der digitalen Transformation aktiv zu beteiligen und sich in einem interprofessionellen Umfeld ausbilden zu lassen. Für mich eröffnet es die Chance, Ph. D.-Studierende auszubilden. Daneben eröffnete ich in den Jahren 2018–2019 als sog. Honorary Professor, an der Hull York Medical School (HYMS), United Kingdom, Pflegefachpersonen eine weitere Möglichkeit, einen Ph. D. an einem Institut zu erhalten, das sich auf die klinische und angewandte Gesundheitsforschung im Bereich Palliative Care konzentriert (Wolfson Palliative Care Research Center 2019).

Zusammenfassend arbeite ich in einem interessanten und spannenden Arbeitsfeld, das mir die Verbindung von Forschung und klinischer Praxis ermöglicht. Daneben berate ich in meiner eigenen Firma, apnurse, zusammen mit meiner Geschäftspartnerin Organisationen in Pflege- und Gesundheitsfragen. Für Pflegefachpersonen ist dieses Arbeitsmodell (noch) ungewöhnlich. Aufgrund der zunehmenden Anzahl von Menschen mit chronischen Erkrankungen in komplexen und instabilen Gesundheitssituationen werden jedoch Gesundheitsfachpersonen benötigt, die diese Patient(inn)en und deren Familien in interprofessioneller Zusammenarbeit betreuen und behandeln. Die Pflege kann hier ihren Beitrag leisten, sichtbar machen und den Unterschied im Sinne einer personenzentrierten Betreuung und Behandlung ausmachen.

Literatur

BAG, B. f. G (2016). Herausforderung nichtübertragbare Krankheiten: Nationale Strategie zur Prävention nichtübertragbarer Krankheiten 2017–2024 (NCD-Strategie). URL: https://www.bag.admin.ch/bag/de/home/zahlen-und-statistiken/zahlen-fakten-nichtuebertragbare-krankheiten.html (letzter Aufruf: 15.08.2019).

Bauer, W., Allaz, A. F., Bader, C., Gassmann, B., Gyger, P., de Haller, J. und Wildhaber, P. (2007). Die zukünftigen Berufsbilder von Ärztinnen/Ärzten und Pflegenden in der ambulanten und klinischen Praxis. *Schweizerische Ärztezeitung*, 88:1942–1952.

Bauer, W., Allaz, A. F., Bader, C., Gassmann, B., Gyger, P., de Haller, J. und Wildhaber, P. (2011). Die zukünftigen Berufsbilder von Ärztinnen und Pflegenden in der ambulanten und klinischen Praxis: Bericht aus dem Jahr 2007 und Kommentar 2011. URL: https://www.samw.ch/de/Publikationen/Positionspapiere.html (letzter Aufruf: 15.08.2019).

Hamric, A. B., Hanson, C. M., Tracy, M. F. und O'Grady, E.T. (2014). *Advanced practice nursing: an integrative approach 5*. Elsevier/Saunders, St. Louis, Missouri.

International Council of Nurses (2002). Definition and characteristics for nurse practitioner/advanced practice nursing roles [official position paper]. URL: http://www.icn.ch/networks_ap.htm (letzter Aufruf: 15.08.2019).

Koch, U., Arz de Falco, A., von Greyerz, S., Leutwyler, S. und Abel, B. (2016). *Nationale Strategie Prävention nichtübertragbarer Krankheiten (NCD-Strategie)*. Bundesamt für Gesundheit (BAG) und Schweizerische Konferenz der kantonalen Gesundheitsdirektorinnen und -direktoren (GDK), Bern. S. 2017–2024. URL: https://www.bag.admin.ch/bag/de/home/strategie-und-politik/nationale-gesundheitsstrategien/strategie-nicht-uebertragbare-krankheiten.html (letzter Aufruf: 15.08.2019).

Koponen, P. und Kalkas, H. (1997). Practice patterns of Finnish public health nurses. *Int J Nurs Pract*, 3(2):97–104.

Lorig, K. (2015). Chronic disease self-management program: insights from the eye of the storm. *Frontiers in public health*, 2:253–253. URL: doi:10.3389/fpubh.2014.00253 (letzter Aufruf: 15.08.2019).

Lorig, K., González, V. und Romer, L. M. (1996). *A guide to educating patients*. Krames Communications, San Bruno/California.

Lorig, K., Holman, H., Sobel, D. S. und Laurent, D. (2013). *Living a healthy life with chronic conditions: self-management of heart disease, arthritis, diabetes, depression, asthma, bronchitis, emphysema and other physical and mental health conditions*. Bull Publishing Company, Boulder/USA.

Manias, E., Aitken, R., Peerson, A., Parker, J. und Wong, K. (2003). Agency-nursing work: perceptions and experiences of agency nurses. *Int J Nurs Stud*, 40(3):269–279.

Martinez, J., Ro, M., Villa, N. W., Powell, W. und Knickman, J. R. (2011). Transforming the Delivery of Care in the Post-Health Reform Era: What Role Will Community Health Workers Play? *American Journal of Public Health*, 101(12):1–5. URL: doi:10.2105/ajph.2011.300335 (letzter Aufruf: 25.08.2019).

SAMW, S. A. d. m. W. (2019). Forschung in Palliative Care: Synopsis der Beitragsempfänger/innen Palliative Care. URL: https://www.samw.ch/de/Foerderung/Forschung-in-Palliative-Care.html (letzter Aufruf: 25.08.2019).

SAMW and Verbindung der Schweizer Ärztinnen und Ärzte (FMH), & Medizinische Fakultäten der Universitäten, Bern, Genf, Lausanne und Zürich (2004). Ziele und Aufgaben der Medizin zu Beginn des 21. Jahrhunderts. URL: https://www.samw.ch/de/Publikationen/Positionspapiere.html (letzter Aufruf: 25.08.2019).

University of Oxford (2019). Patient and public involvement in research. HealthTalkOnline, YouthHealthTalkOnline. URL: http://www.healthtalk.org/peoples-experiences/improving-health-care/patient-and-public-involvement-research/what-patient-and-public-involvement-and-why-it-important (letzter Aufruf: 25.08.2019).

WHO (2019). Obesity and overweight. Obesity. URL: https://www.who.int/news-room/fact-sheets/detail/obesity-and-overweight (letzter Aufruf: 25.08.2019).

WHO (2013). Global Action Plan for the Prevention and Control of NCDs 2013–2020. NCD strategy. URL: https://www.who.int/nmh/events/ncd_action_plan/en/ (letzter Aufruf: 25.08.2019).

WHO (2002). *Innovative Care for Chronic Conditions: Building Blocks for Action*. WHO, Geneva.

Wolfson Palliative Care Research Center, H. Y. M. S. (2019). URL: https://www.hyms.ac.uk/research/research-centres-and-groups/wolfson (letzter Aufruf: 25.08.2019).

ZHAW Zürcher Hochschule and D. W. (2018). Network in Data Science. URL: https://phd-data-science.ch/en/about (letzter Aufruf: 25.08.2019).

Johannes Kemser und Andrea Kerres

Primary Nursing – ein Pflegeorganisationssystem. Longitudinalstudie in der stationären Langzeitpflege

Vorgeschichte

Mit Gründung des ersten Studiengangs Pflegemanagement im Jahr 1995 wurde neben Studium und Lehre der Bereich der Pflegeforschung von Anfang an mit entwickelt, auf- und ausgebaut. Anlass und Ziel des ersten Forschungsauftrags durch das damalige Staatsministerium für Arbeit und Soziales (StMAS) war es, allgemeine Kriterien zu erarbeiten, die den Erfolg einer stationären Altenhilfeeinrichtung kennzeichnen sollten. So kam es bereits Anfang der 2000er-Jahre zu einem entsprechenden Forschungsauftrag durch das Sozialministerium (vgl. Kemser, Kraus 2004).

Angefragte bzw. in Auftrag gegebene Forschungsvorhaben wie wissenschaftliche Begleitstudien zur Implementierung neuer Versorgungsformen häufen sich inzwischen und genießen mittlerweile einen verpflichtenden Status, um Versorgungsprozesse effektiv weiterzuführen. Eines davon ist die „Qualitätsoffensive Stationäre Altenhilfe (QUOSA)" – Primary Nursing.

Das Projekt Primary Nursing

Das Projekt wurde von der Landeshauptstadt München 2014 initiiert und vom Sozialreferat München unter dem Titel „Qualitätsoffensive stationäre Altenpflege/Primary Nursing" in den Stadtrat eingebracht. Die wissenschaftliche Begleitung wurde an die KSH München vergeben und startete im Jahr 2015. Dabei sollte im Rahmen des Auftrags beforscht werden, inwiefern sich die Pflegequalität durch das Organisationssystem Primary Nursing verbessert und ob zur optimalen Umsetzung des Pflegesystems vor allem akademische Pflegefachkräfte gefordert sind.

Zwei Münchner Pflegeeinrichtungen erproben seit dieser Zeit modellhaft das aus den USA stammende Konzept „Primary Nursing" (PN), welches im Kern ein Pflegeorganisationssystem ist, bei dem eine Pflegefachkraft Hauptverantwortung für die Pflege einer begrenzten Bewohnergruppe und einer möglichst umfassenden Versorgung übernimmt. Das Konzept bietet zum einen die Chance, die Bedürfnisse der Bewohner/-innen und die Anliegen der Angehörigen in stärkerem Maße zu berücksichti-

https://doi.org/10.1515/9783110623574-028

gen. Zum anderen kann seine Einführung dazu beitragen, eine berufliche Perspektive für akademisch qualifizierte Pflegende zu schaffen und letztlich die Attraktivität des Pflegeberufs zu erhöhen. Ziel dabei ist es, das PN-Konzept so umzusetzen wie es im Kern definiert ist, also den Pflegeorganisationsprozess optimal zu realisieren. Es sollte nicht mit dem Konzept von Bereichs- oder Bezugspflege vermischt werden, in dem ein permanenter Wechsel der Verantwortung zulässig ist.

Wir haben uns für eine Longitudinalstudie entschieden, um mithilfe von gleich angelegten Fragebögen und ähnlich gelagerten Interviewleitfäden herauszufinden, ob die Gewährleistung der Umsetzung gesichert ist, andererseits die Zufriedenheit von Mitarbeitenden und Bewohner(inne)n mit einer verantwortlich zuständigen Person verbessert werden kann.

Ablauf der Untersuchung

Die Studierenden des jeweils achten Semesters des Studiengangs Pflege dual entwickelten im Rahmen des Moduls „Entwicklung in den Arbeitsfeldern der Pflege" sowohl die Fragebögen für die Zielgruppen der Führungskräfte (FK), der Mitarbeiter/-innen (Pflegefachkräfte PK) und der Angehörigen (A) als auch die Interviewleitfäden für die FK und PK. In jeweiligen Kick-Off-Veranstaltungen wurden die Messinstrumente vorgestellt und mit den Vertreter(inne)n der Stadt München (Sozialreferat), der Modellhäuser und des Betriebsrats abgestimmt und angepasst.

Fragestellungen im Projekt

- Was funktioniert gut bzw. ist förderlich bei der Umsetzung von PN?
- Wo benötigen die Einrichtungen noch Unterstützung?
- Welche Prozesse klappen gut (Pflegequalität, Informationsfluss, Zuständigkeiten, Transparenz usw.)?
- Welche Rolle/Bedeutung hat die Wohnbereichsleitung im System?
- Wie stellt sich die Zufriedenheit der Mitarbeiter dar?
- Fühlen sich die Angehörigen bezüglich des Pflegeorganisationsystems gut genug in formiert? Sind sie zufrieden mit dem System?

Fazit und Ausblick nach fünf Jahren Forschung

Für uns war von Anfang an die Frage leitend, inwieweit die Langzeitpflege (hier in vollstationären Pflegeeinrichtungen) durch eine veränderte Organisationsform, die sich dadurch kennzeichnet, dass die Verantwortung bei der sogenannten „ersten Pflegekraft" liegt, die Pflegebedürftigen qualitativ besser versorgt werden. Die Ergebnisse unserer Studien gaben uns insofern Recht, als die am Projekt Beteiligten schon im ersten Projektdurchlauf umfassende Zufriedenheit äußerten. Es wurde hohe Bereitschaft für die Einführung von Primary Nursing vonseiten der Führungskräfte, Pflegenden, Angehörigen und Bewohner/-innen signalisiert. Interessant dabei war jedoch, dass die Befragten weniger mit dem Begriff „Primary Nursing" als vielmehr mit dem deutschen Begriff der „Bezugspflege" etwas anfangen konnten. Allerdings handelt es sich dabei um ein inhaltlich anderes Konzept.[1]

Das System Primary Nursing kommt in München bisher nicht zum Einsatz – und das, obwohl die Wohnbereichsleitungen der Modellhäuser in der Landeshauptstadt mehrheitlich davon überzeugt sind, dass sich durch dessen Einführung die Pflegequalität verbessern würde und auch die finanziellen Ressourcen dafür vorhanden wären. Selbst die Angehörigen waren zu 71 Prozent der Überzeugung, dass sich die Qualität der Pflege verbessert, wenn nur eine Pflegekraft die Versorgung ihrer Angehörigen übernimmt. 86 Prozent der Mitarbeiter/-innen und die Hälfte der Führungskräfte sehen in der Einführung von PN eine Verbesserung der Pflegequalität.

75 Prozent der Führungskräfte sind der Meinung, die Implementierung von PN finanziell bewältigen zu können. Ihrer Einschätzung nach steht allerdings nicht mehr als die Hälfte an personellen Ressourcen bedingt durch entsprechendes Fachwissen zur Verfügung, um das bisherige Pflegesystem durch PN zu ersetzen. Demnach kann sich derzeit auch nur die Hälfte der befragten Führungspersonen vorstellen, PN in den Wohnbereichen – mit dem vorhandenen Personal und deren beruflicher Qualifikation – einzuführen. Auf die Frage an die Wohnbereichsleitung, ob PN in ihrem Wohnbereich mit den derzeitigen Mitarbeiter(inne)n und deren beruflichen Qualifikationen und Kompetenzen eingeführt werden könnte, antworten diese zu 67 Prozent mit „eher nein". Im Gegenzug schätzen die Führungskräfte die Akzeptanz der Mitarbeiter/-innen für PN „eher hoch" ein (75 Prozent).

Obwohl in Bayern keine Langzeit-Pflegeeinrichtung mit Primary Nursing als Regelsystem arbeitet, gaben die meisten der – im Rahmen unserer Studie – befragten Pflegenden an, das System nicht nur zu kennen, sondern davon überzeugt zu sein, dass sich in der Folge der Einführung auch die Pflegequalität verbessern würde. Nach Einführung von PN in den Modellhäusern in München zeigten die Befragungsgruppen der PK sowie der Angehörigen einen Anstieg der Zufriedenheit. Was sich durch die Erhebung insgesamt bestätigen ließ: Die Mitarbeiter/-innen stehen mit 75 Prozent positiv der Einführung von PN gegenüber.

Die Ergebnisse machen Mut, sich für das Pflegeorganisationsmodell einzusetzen. Als Kompetenzgruppe für die Rolle der Primary Nurse werden Pflege dual-Absol-

---

1 PN ist ein Pflegeorganisationssystem und hat im Kern vier Merkmale: Verantwortung, Kontinuität, direkte Kommunikation sowie den Anspruch, „Pflegeplanende/-r ist zugleich Pflegedurchführende/-r". Bezugspflege ist hingegen ein Pflegesystem, in der eine ganzheitliche und individuelle Pflege eines Pflegebedürftigen durch eine Bezugspflegekraft und ihre stellvertretenden Pflegekräfte durchgeführt wird.

vent(inn)en gesehen, da ein großer Bedarf an pflegerischem Know How, dessen Austausch, theoretischer Reflexion und differenzierter Kommunikation besteht.

Die Frage, die sich also stellt, ist, welche Unterstützung die Einrichtungen benötigen, um das Pflegesystem umzustellen. Unsere durchgeführten Interviews zeigen z. B., dass ein wesentlicher Faktor die Bereitschaft und der Mut der Führungskräfte ist, sich auf einen solchen Umstellungsprozess einzulassen.

Die Aufgabe einer Hochschule ist es dabei, neben der Durchführung von Evaluationsstudien, Pflege dual-Studierende in innovative Konzepte wie dem des Primary Nursing-Konzepts einzuführen, sich damit auseinanderzusetzen und sie schließlich auch auf diese Aufgabe einer Primary Nurse vorzubereiten.

Literatur

Kemser, J. und Kraus, R. (2004). Erfolgsfaktoren in der stationären Altenhilfe. Eine qualitative Untersuchung zur Zufriedenheit von Bewohnern, Mitarbeitern und Angehörigen. *PflegeImpuls*, 1+2:20–35.

Kemser, J. und Kerres, A. (2017). Zwischenbericht Wissenschaftliche Begleitung „Qualitätsoffensive Stationäre Altenpflege/Primary Nursing". unveröffentl. Skript der LH München.

Lüftl, K., Kerres, A. und Felber, B. (2019). *Praxisbegleitung: Perspektiven für die berufliche und akademische Pflegebildung*. Springer, Berlin.

Schulz, M. und Krause, P. (2003). Zwischen Bezugspflege und Primary Nursing – auf dem Weg zu einer evidenzbasierten und personenenzentrierten Pflegeorganisationsform. *Psych. Pflege*, 9(5):242–248.

Stuhl, T. (2012). *Primary Nursing Einführung in der stationären Altenpflege. Erfahrungen aus der Prache*. Schlütersche, Hannover.

Bianca Glaab und Uli Fischer

Digitalisierung und intelligente Technik in der Pflege – Auswirkungen auf das Pflegemanagement

Pflege ist ein sozialer Beruf, der in der gesellschaftlichen Reputation häufig mit Begriffen wie Empathie, Fürsorge und menschliche Nähe in Verbindung gebracht wird. Digitalisierung, Robotik oder gar Künstliche Intelligenz scheinen so gar nicht zum wahrgenommenen Bild von Pflege und Pflegetätigkeit zu passen. Einfühlsame, patientennahe Pflege und gefühlskalte, nüchterne Technik gelten eher als gegensätzliche Pole.

Der Blick auf die Realität im pflegerischen Alltag und auch auf die historische Entwicklung der Pflegearbeit zeigt allerdings eine seit jeher vielfältige Nutzung von medizinisch-technischen Apparaturen und Geräten, die die Ausübung der eigenen Tätigkeit erleichtern und die Genesung der Patient(inn)en verbessern konnten und können. Pflege geschieht und geschah immer schon unter Verwendung von Hilfsmitteln, beispielsweise Geräten zur Erhebung von Vitalparametern. Ein Blick auf heutige Intensivstationen zeigt eindrücklich: Pflege und Technik sind keine diametralen Pole. Sie sind eng miteinander verknüpft und bedingen einander. Intelligente Technik kann eine gute Pflege ermöglichen, aber sie ist in den meisten Fällen auch abhängig von den Bediener(inne)n. Sie wird eine empathische Pflege nicht ersetzen, aber den Pflegekräften im besten Fall mehr Zeit für die direkte Arbeit am Patienten ermöglichen.

Die Digitalisierung in der Pflege wird allerdings auch im pflegefachlichen Diskurs heute häufig noch als Digitalisierung der Dokumentation verstanden. Diese Entwicklung ist sinnvoll und notwendig. Die Implementierung und Umsetzung aller klinischen Prozesse von papiergebundener Dokumentation in digitale Form birgt sowohl Risiken als auch Chancen. Sie bringt für die Pflegekräfte, die sich im Arbeitsalltag mit Arbeitsverdichtung, Stress und Zeitmangel konfrontiert sehen, erst einmal keine spürbare Verbesserung oder zeitliche Entlastung. Digitale Dokumentation verbessert aber die Qualität der Dokumentation durch bessere Lesbarkeit und Vereinheitlichung der Sprache durch Kategorien und Pflegediagnosen. Sie bietet zudem vielerlei Möglichkeit zur Erhebung und Auswertung von Kennzahlen und macht pflegerische Leistung differenzierter darstellbar.

Wird auf die heutige Situation im Berufsfeld Pflege geblickt, so sind der Fachkräftemangel und der dahinterstehende demografische Wandel aus keiner Diskussion wegzudenken. Auch die verstärkte Auslandsakquise und die Ausbildungsoffensive vermögen diesen Mangel nicht völlig auszugleichen. Zudem ist die Einarbeitung neuer Mitarbeiter(-innen), insbesondere jener aus dem Ausland, sehr zeitintensiv und bedarf erhöhter Anstrengungen der derzeitigen Teams. Neben sprachlichen und

https://doi.org/10.1515/9783110623574-029

kulturellen Unterschiedlichkeiten sind teilweise auch recht unterschiedliche Ausbildungsinhalte zu überbrücken und ein Verständnis füreinander zu entwickeln.

Fehlendes Pflegefachpersonal hat spürbare Auswirkungen u. a. auf die Patientensicherheit und zunehmend auch in Form von Erlösrelevanz oder sogar Sanktionen wegen der Nichterfüllung geltender Richtlinien und Untergrenzen. Gleichzeitig verdichtet sich die Arbeit für die verbleibenden Pflegekräfte. Stress und Zeitmangel werden von verbleibenden Pflegekräften geäußert, vor allem die pflegefernen Tätigkeiten werden dabei als Hauptstressoren empfunden. Pflegende verbringen knapp ein Viertel ihrer Arbeitszeit mit Laufwegen, ein Zehntel mit Haushaltstätigkeiten, ein weiteres Zehntel mit Medikationsvorbereitung und nur noch rund 15 Prozent ihrer Tätigkeit in der direkten Patientenversorgung.[1] Könnten die Pflegekräfte von diesen fachfremden Tätigkeiten entlasten werden, so hätten sie mehr Zeit für die direkte Pflege am Patienten.

In einem Projekt des Klinikums der Universität München setzen wir genau an diesem Problem an. In enger Zusammenarbeit mit der Entwicklungsfirma haben wir eine Smartphone-Applikation getestet, die die Laufwege der Pflegekräfte stark reduzieren soll. Statt der herkömmlichen „Klingel" nutzen die Patient(inn)en eine spezielle App, über die differenzierter als bislang kommuniziert werden kann. Unnötige Laufwege werden so reduziert und Arbeitsunterbrechungen minimiert. Pflegende können die Anforderungen priorisieren und pflegefremde Tätigkeiten können zudem direkt an Servicekräfte delegiert werden. Erste Evaluationen zeigen zudem auch eine Verbesserung der Patientenzufriedenheit. Vor allem ältere Patient(inn)en waren eigenen Angaben zufolge unsicher, ob sie mit „Kleinigkeiten" auf die Pflegekräfte zukommen könnten. Die Kommunikation wurde durch die Nutzung der Applikation vereinfacht.[2]

Der nächste Entwicklungsschritt in dieser Funktion wäre der Einsatz von vollständig autonomen Servicerobotern[3], denen Servicetätigkeiten automatisch über die Applikation übertragen werden könnten. So könnten im modernen Krankenhaus der Anteil der Haushaltstätigkeiten reduziert und Laufwege/Ressourcen bei den Pflegekräften eingespart werden. Diese Serviceroboter versorgen Patient(inn)en autonom mit Snacks und Handtüchern, füllen Vorräte wieder auf, liefern die Mahlzeiten, entsorgen Abfälle, übernehmen Logistikfunktionen und fungieren beispielsweise als mobiler Checkout-Terminal.

---

1 Fiedler, K. M.; Weir, P. L.; van Wyk, P. M.; Andrews, D. M. (2012): Analyzing what nurses do during work in a hospital setting: a feasibility study using video. Work, 43, S. 515–523. Hendrich, A.; Chow, M. P.; Skierczynski, B. A.; Lu, Z. (2008): A 36-Hospital Time and Motion Study: How Do Medical-Surgical Nurses Spend Their Time? The Permanente Journal, 12, S. 25–34.

2 Nast-Kolb, J.; Fischer, U. (2018): Digital communication systems can enhance patient and employee satisfaction and may help to reduce physical workload of nurses. Tagungsband zur Clusterkonferenz des Pflegeinnovationszentrums Oldenburg.

3 URL: https://robotise.eu/?lang=de (letzter Aufruf: 11.09.2019).

Auch andere digitale Assistenz- und Unterstützungssysteme sind in der pflegerischen Versorgung teilweise seit vielen Jahren im Einsatz. Elektrisch verstellbare Betten, Monitoranlagen und intelligente Infusionstechnik haben längst Einzug gehalten. Elektronische Patientenlifter, E-Rollis, Sprachcomputer und Systeme, die sich über Augen, Mund und/oder Nase steuern lassen, ermöglichen bzw. vereinfachen die Kommunikation und damit die Pflege von Menschen mit Lähmungen oder Muskelerkrankungen. Sie ermöglichen den Patient(inn)en damit größtmögliche Autonomie und entlasten die Pflegekräfte bei der körperlichen Arbeit.

Digitalisierung im Bereich Fort- und Weiterbildung könnte ebenfalls zur zeitlichen Entlastung beitragen, weil Wege zu Fortbildungseinrichtungen entfallen und die Pflegekräfte die Zeit eigenständig einteilen können. Außerdem können E-Learnings und Videotutorials wiederholt genutzt werden und so zur Auffrischung und Vertiefung des Wissens beitragen, Hemmschwellen sind möglicherweise geringer. Eingebettet in Systeme wie CNE® oder VAR-Healthcare®, sind fortwährendes Lernen und evidenzbasiertes Handeln auch in personalknapper Praxis denkbar und greifbar. Die Simulation von Pflegesituationen und das Einüben von Notfallsituationen in Laboren an digitalen Übungspuppen hat vor allem im Bereich der Notfallversorgung seit jeher eine hohe Relevanz.

Autonome robotische Systeme in der klinischen Anwendung sind derzeit insbesondere in Form von Roboterarmen auf spezifische Operationen ausgerichtet oder finden in der (Früh-) Mobilisation Einsatz.[4] Emotionsunterstützende Roboter werden zurzeit vorwiegend im Bereich der Altenpflege bzw. Geriatrie oder etwa bei autistischen Kindern genutzt und haben ihren Ursprung in der tiergestützten Therapie. Diese Roboter werden durchaus kontrovers diskutiert vor dem Hintergrund, dass sie echte Zuwendung nicht ersetzen könnten. Menschen mit Demenz scheinen ersten Untersuchungen zufolge aber weniger aggressiv zu sein und auch seltener ziellos umherzugehen.[5]

Telemedizinische Anwendungen entlasten Pflege und Medizin insbesondere in ambulanten oder sehr ländlichen Settings. Manche Krankenkassen bieten bereits seit einigen Jahren telemetrische Präventionsprogramme an. Auf Basis der übermittelten Vitalparameter können Pflegekräfte gezielt beratend tätig werden und so etwa (Re-) Hospitalisierungen vermeiden oder Patient(inn)en nach der Krankenhausentlassung engmaschig betreuen und schulen. Dies bietet vor allem bei Menschen mit chronischen Erkrankungen und hohen Rehospitalisierungsraten wie Herzinsuffizienz ein sinnvolles Einsatzgebiet.

Digitalisierung im Krankenhaus macht also aus vielerlei Gründen Sinn, deshalb sollte sie auch deutlich mehr Raum als bislang im modernen Pflegemanagement er-

4 URL: https://www.reactive-robotics.com/ (letzter Aufruf: 11.09.2019).

5 Jones, C.; Moyle, W.; Murfield, J.; Draper, B.; Shum, D.; Beattie, E.; Thalib, L. (2018): Does cognitive impairment and agitation in dementia influence intervention effectiveness? Findings from a cluster-randomized-controlled trial with the therapeutic robot, PARO. J Am Med Dir Assoc, 19(7), S. 623–626.

halten. Digitalisierung ist in der breiten Bevölkerung – im aktuellen und zukünftigen Patientenklientel – längst angekommen. Jüngere Menschen mit bestimmten Erkrankungen und Behinderungen nutzen bereits ein großes Spektrum an technischen Hilfsmitteln, die die Beeinträchtigungen kompensieren und ihnen weitest mögliche Autonomie bieten. Zunehmend trauen sich auch Menschen 55+ – die sog. Silver Surfer – an die intelligente Technik. Im häuslichen Setting ermöglichen telemedizinische Aspekte und Ambient Assisted Living (AAL) mehr Autonomie, sie folgen dem Grundsatz „ambulant vor stationär“ und resultieren möglicherweise in kürzeren Verweildauern in stationären Einrichtungen. Auch eine Steigerung der Patientenzufriedenheit ist durch Weiterentwicklung schonender und minimal-invasiver Pflegehandlungen oder durch intelligentere Kommunikations- und Servicetechnik wahrscheinlich. Dies wiederum hat Auswirkungen im Wettbewerb mit anderen Kliniken.

Technische Weiterentwicklung kann aber auch zum Gesundheitsschutz der Mitarbeiter/-innen beitragen, vor allem, wenn körperlich anstrengende Tätigkeiten wie Tragen und Heben durch Assistenzsysteme erleichtert werden. Geringere Fehlzeiten und ein längerer Verbleib in der direkten Patientenversorgung, gerade von Pflegekräften mit langjähriger Erfahrung und Expertise, sind aus betriebswirtschaftlicher Sicht erstrebenswert.

Durch Einsparung unnötiger Wege und Delegation von Servicetätigkeiten an intelligente Systeme könnte die gewonnene Zeit in der direkten Patientenversorgung genutzt werden. Die Frage ist also längst nicht mehr, ob die Digitalisierung in der Pflege zu berücksichtigen ist, sondern wie sie zu berücksichtigen ist. Pflege muss auf allen Ebenen mitreden und mitdenken. Pflege sollte aber auch vordenken und Althergebrachtes hinterfragen. Dem ist bislang nicht so, wie das Projekt Pflege 4.0 deutlich konstatiert.[6]

In der neuen Ausbildungsverordnung sind diverse Aspekte digitaler Kompetenzentwicklung in der Pflege zwar bereits angelegt, die Umsetzung der aktuell noch in der Entwicklung befindlichen Rahmenlehrpläne ist den jeweiligen Schulen überlassen. In der neuen Ausbildungsverordnung[7] ist von „Integration technischer Assistenzsysteme zum Erhalt und zur Wiedererlangung der Alltagskompetenz von Menschen aller Altersstufen“ die Rede. Es wird erwartet, dass zukünftige Pflegefachkräfte nach Abschluss der Ausbildung „analoge und digitale Pflegedokumentationssysteme“ nutzen sowie „unterstützende und kompensierende Maßnahmen“ einsetzen, um Kommunikationsbarrieren zur überwinden, dass sie „die pflegefachliche Sichtweise in die interprofessionelle Kommunikation ein[bringen]“ und dass sie „den Einfluss gesamtgesellschaftlicher Veränderungen, ökonomischer Anforderungen, technologischer sowie epidemiologischer und demografischer Entwicklungen auf die Versorgungs-

6 Berufsgenossenschaft für Gesundheitsdienst und Wohlfahrtspflege (BGW) (2017): Pflege 4.0 – Einsatz moderner Technologien aus der Sicht professionell Pflegender – Forschungsbericht.

7 Bundesgesetzblatt Jahrgang 2018 Teil 1 Nr. 34, ausgegeben zu Bonn am 10. Oktober 2018.

verträge und Versorgungsstrukturen im Gesundheits- und Sozialsystem“ erfassen können. Ob die einzelnen Berufsfachschulen und Hochschulen die zukünftigen Auszubildenden und Studierenden somit ausreichend auf die Anforderungen der hochtechnologischen klinischen Anforderungen vorbereiten, bleibt abzuwarten.

Im Sinne eines modernen Pflegemanagements werden insbesondere die mangelnde Mitwirkung der Pflege bei der Technikentwicklung und -implementierung, der Datenschutz und die Refinanzierung als zentrale Herausforderungen gesehen. In den praktischen Arbeitsfeldern der Pflege ist Digitalisierung keine Zukunftsmusik, sondern aktuelle Realität. Führungskräfte müssen deutlich besser darauf vorbereitet werden, die Digitalisierung in ihrem Wirkungsfeld mit sinnvollem Inhalt und einer Gesamtstrategie zu füllen. Sie müssen fähig sein, im interprofessionellen Dialog auf Augenhöhe mitentscheiden und zukünftige Arbeitswelten für Pflegende aller Altersstufen im Sinne der digitalen Revolution sinnvoll mitgestalten zu können.

Bernd Reuschenbach

Schnabelbecher, Leak-Management, Waldesruh und andere Taugenichtse – ein narratives Interview

AD[1]: Wenn ich an Forschung denke, dann denke ich erstmal nicht an eine Fachhochschule, sondern verbinde das mit Universitäten. Forschung und FH – wie passt das zusammen?

BR: Schon der Begriff Fachhochschule ist geeignet, die scheinbare Zweiklassigkeit der Hochschulen zu verdeutlichen. Aus gutem Grund begannen 2005 erste Hochschulen, das „Fach" aus dem Namen zu streichen. Nicht um die Fachlichkeit zu verlieren, sondern um deutlich zu machen, dass auch diese Hochschulform in der Forschung einen bedeutsamen Beitrag mit hoher gesellschaftlicher Relevanz leisten kann. Der Namenswechsel ist mehr als Kosmetik oder Trendsetting, er zeigt auch ein anderes Selbstverständnis. Es war daher hilfreich, dass im Jahr 2017 die KSFH zur KSH München wurde. Auch wir können Forschung, so will es auch das Hochschulrecht, aber setzen als „University of Applied Sciences" andere Akzente, gerade in der Fakultät Gesundheit und Pflege.

AD: Welche Unterschiede in der Forschung kann man denn zwischen Hochschulen für angewandte Wissenschaft und Universitäten erwarten?

BR: In der Frage schwingen noch immer diese zwei Welten mit, ich denke aber, dass die Übergänge fließend sind. Bei uns steht der Anwendungsbezug im Mittelpunkt, wie schon der Begriff „Applied Sciences" verdeutlicht. Er zeigt sich bei der Auswahl der Forschungsthemen, aber auch den methodischen Zugängen. Wir haben in der Fakultät Gesundheit und Pflege den großen Vorteil, dass wir bisher in allen Studiengängen mit Studierenden zu tun haben, die berufspraktische Erfahrungen mitbringen. Es ist unser Anspruch in der Lehre, diese zur Reflexion über die Versorgungswirklichkeit, die Eingebundenheit in Macht- und Finanzstrukturen, die berufliche Identität und das Agieren in der Praxis anzuregen. Wenn das gelingt, dann entstehen schon in der Lehre relevante Forschungsthemen mit Anwendungsbezug. Diese werden zunächst im Kleinen in Form von studentischen Forschungsprojekten oder Bachelorarbeiten aufgegriffen, können aber auch in größere Projekte münden.

AD: Das klingt so, als seien Sie auf Studierende angewiesen, um Forschungsthemen zu entdecken.

BR: Erfahrungen in der Praxis sind eine wichtige Quelle, sie können von Studierenden kommen, aber auch von eigenen Erlebnissen als Patient oder Angehöriger ge-

1 Advocatus diaboli.

https://doi.org/10.1515/9783110623574-030

prägt sein. Natürlich gibt es auch andere Mechanismen, wie Themen gefunden werden. Neben den wissenschaftlichen Diskursen auf Kongressen und in Publikationen sind auch Ausschreibungen und direkte Anfragen von Einrichtungen leitend. Diese Ansprachen von Pflegeeinrichtungen und Krankenhäusern haben in den vergangenen Jahren stark zugenommen, weil auch die Forschung an der KSH München umfangreicher und sichtbarer wurde. Nicht alle dieser Anfragen von extern können bedient werden, was schade ist.

AD: Nach welchen Kriterien wählen Sie denn Themen aus?

BR: Ein besonderer Reiz an der KSH München ist, dass man hier nicht wie im universitären Kontext „liefern" muss, sondern dass man weitgehend interessengeleitet forschen *kann*, aber nicht *muss*. Dabei können auch Randthemen abseits des Mainstreams beforscht werden. Natürlich sind auch die persönlichen Ressourcen, die Mittelausstattung von Projekten, die Optionen, daraus Folgeprojekte zu entwickeln, und die erwartete Wirksamkeit der Ergebnisse wichtige Entscheidungsgrößen.

AD: Kann man verkürzt sagen, dass auch hier das Geld, also das Drittmittelvolumen, letztlich entscheidend ist?

BR: Nein. Auch hier sehe ich als besonderen Vorteil der KSH München, dass wir die großen Fische auch mal vorbeiziehen lassen können und uns um die seltenen kleinen Fische kümmern können. Manchmal freuen wir uns dann auch über den „Beifang", der dabei entsteht. Ich kann das an einem Beispiel deutlich machen: Im Projekt ReDuDok, das wir im Auftrag der Landeshauptstadt München im Jahr 2013 durchgeführt haben, wurden Empfehlungen für die Reduktion der pflegerischen Dokumentation in Altenpflegeeinrichtungen entwickelt. Dieses Miniprojekt konkurrierte mit der zeitgleich stattfindenden bundesweiten Einführung der „Strukturierten Informationssammlung" (SIS) in der Pflege. Wir haben es mit dem Projekt trotzdem in eine Empfehlung des bayerischen Landtags geschafft und es schlossen sich viele Folgeprojekte an, die – so denke ich – deutlich zum Bürokratieabbau beigetragen haben.

AD: Sie haben eben erwähnt, dass auch studentische Ideen in Forschungsprojekte münden können. Können Sie dafür einige Beispiele nennen?

BR: Ich schätze die Forschungsseminare mit Studierenden, weil dort Themen von hoher Relevanz aufkommen, die mich selbst zum Nachdenken bringen. Oft sind es auch kuriose Themen, die hier aufgegriffen werden. Für besonders viel Furore sorgte ein Projekt zum Diebstahl von Essen, von Pflastern und anderen Pflegehilfsmitteln durch Pflegende in Krankenhäusern und Pflegeeinrichtungen. Die Anforderungen, die sich in Anbetracht des enormen „Produktabgangs" ergeben, kann man als Leak-Management bezeichnen. In Erinnerung blieb mir auch ein Projekt, bei dem Studierende einmal der Frage nachgegangen sind, wie Einrichtungen sich selbst und ihre Wohnbereiche nennen. Dass ein Stockwerk in einem Studentenwohnheim mit Namen bezeichnet wird, ist eher ungewöhnlich, während das für Alten- und Pflegeeinrichtungen offensichtlich üblich ist. Warum ist das so? Soll schon die Bezeichnung „Haus Waldesruh", „Haus Sonnenuntergang" oder Wohnbereich „Anemone" die Stimmung der Bewohner heben? Die Studierenden haben hierzu alle Heime in Bayern kontaktiert und die Namen kartiert. Es ist daraus eine große Kuriositätensammlung entstanden, die zum Nachdenken über den Sinn solcher Bezeichnungen und deren Wirkungen anregt.

AD: Hier muss aber die Frage erlaubt sein: Was bringt das?

BR: Bei den studentischen Projekten stehen im Sinne des forschenden Lernens das Erleben des Forschungsprozesses und die Reflexion der Praxis im Vordergrund. Nicht immer wirkt das in der Breite. Um am Beispiel des Projekts „Heimname" zu bleiben: Wenn die Personen später in der Verantwortung für eine Alten- und Pflegeeinrichtung sind, werden sie sicherlich reflektieren, ob der Name zum Lebensstil der Bewohner/-innen passt und welche Alternativen es gibt. Auch dann hätte das Projekt seine Wirkung entfaltet. Es gibt aber auch studentische Forschungsimpulse, bei denen aus kleineren Projekten etwas Großes entsteht. Hierzu zwei Beispiele: Im Jahr 2013 hat eine Studentin im Rahmen ihrer Bachelorarbeit zur Versorgung von Kindern mit Tracheostoma geforscht. Die Arbeit zeigt, dass es in diesem Feld an Beratungsangeboten für die Eltern und Absprachen der professionellen Akteure mangelt. Fünf Jahre später haben wir das Thema im Innovationsfond-Projekt „Over-Beas" wieder aufgegriffen und beschäftigen uns nun ganz intensiv mit der Versorgung von Menschen in Heimbeatmung und die Rolle der professionellen Akteure aus Logopädie, Physiotherapie, Ergotherapie, Pflege und Medizin. Ein anderes Beispiel ist ein Projekt zu Risiken und Nebenwirkungen von Schnabelbechern, die leider immer noch zu häufig im Pflegealltag eingesetzt werden. Das studentische Forschungsprojekt führte zu einem erfolgreichen Start-up[2], das die Mission, verbesserte Trinkhilfen zu entwickeln, erfolgreich weitergeführt hat. Das ist ein befriedigender Moment, wenn solche Ideen und Impulse zu einer Verbesserung der Versorgung führen.

AD: Alle Beispiele, die Sie jetzt benennen, passen so gar nicht zu Ihrem eigenen Beitrag aus den 1990er-Jahren, in dem Sie mal formuliert haben, dass Pflegeforschung Antworten auf Fragen gibt, die keiner gestellt hat.

BR: Ich hab in dieser Hinsicht auch eine Lernkurve erlebt, die typisch für die pflegewissenschaftliche Szene ist. Die 1990er-Jahre waren sehr durch eine Nabelschau und die Suche nach dem Originären der Pflege/Pflegewissenschaft geprägt, inzwischen ist das ein differenziertes Forschungsfeld mit eigenständigem Theorie- und Methodenfundus. Forschende mit Pflegehintergrund werden inzwischen sehr durch andere Professionen wertgeschätzt. Anfang des Jahres 2019 ist ein Artikel erschienen, der behauptet, dass es mit der Pflegewissenschaft nur gelingt, die Pflegeeliten zu bilden, aber nicht von einer Verwissenschaftlichung der Praxis gesprochen werden kann. Ich würde das so verallgemeinernd nicht bewerten, denn es gibt viele positive Beispiele, in denen es eine schnelle Rückwirkung von Forschung in die Pflegepraxis gibt. Mit einem weiteren Anstieg der akademischen Pflegenden wird die Wirkung sicherlich noch besser gelingen.

2 URL: www.iuvas.de (letzter Aufruf: 20.04.2020).

AD: Sehen Sie auch in der Fakultät und in der KSH München eine Weiterentwicklung?

BR: Ich kann nur die vergangenen zehn Jahre überblicken und hier ist festzustellen, dass die Hochschule eine unglaubliche Entwicklung genommen hat. Insbesondere im Bereich des Forschungsmanagements erscheint es als Quantensprung, wenn man die Situation von heute mit der Situation von 2009 vergleicht. Hier mussten viele Kolleginnen und Kollegen „Lehrgeld zahlen" und haben so die Entwicklung vorangetrieben. Hier sind Personen unterstützend tätig, ohne die wir eigentlich nicht forschungsfähig sind. Meiner Meinung nach sind wir im Vergleich zu anderen Hochschulen sehr gut aufgestellt, haben mit dem Kompetenzzentrum „Zukunft Alter" und den dortigen Mitarbeitenden, dem „Quasi-Mittelbau", gute Chancen, neue Felder zu besetzen und marktgerecht auf Ausschreibungen zu reagieren.

AD: Und wie wird es im Jahr 2029 sein?

BR: Ich will hier mal überhöht spekulieren und persönliche Hoffnungen einbringen: Ich glaube, dass wir bis dahin gelernt haben, den innerhochschulischen Dialog zwischen Forschenden und Verwaltung und zwischen Forschenden der verschiedenen Fakultäten zu intensivieren. Es wird mehr interprofessionelle Forschung geben. Wir werden weitere Forschungszentren entwickelt haben, mit Standorten in anderen Bundesländern und Ländern. Damit werden wir auch einen regen Zustrom an internationalen Forschenden haben, die an der Exzellenzschmiede KSH München Forschung für den „point of care" erleben und erlernen wollen. Das Drittmittelvolumen wird vermutlich so hoch sein, dass die Forschung und das Forschungsmanagement neu strukturiert werden. Wir werden bis dahin eigene wissenschaftliche Zeitschriften herausgebracht haben und die ersten Habilitationen der Absolvent(inn)en erleben, die jetzt noch im Masterstudiengang studieren. Wir werden ganz eng mit den pflegewissenschaftlichen Lehrstühlen in Augsburg, München, Eichstätt und Würzburg vernetzt sein und das BIP, das Bayerische Institut für Pflegeforschung, leiten.

AD: Und was ist nötig, damit das alles Wirklichkeit wird?

BR: Die Erkenntnis aller Akteure in der Hochschule, dass Forschung nicht der persönlichen Bereicherung der Forschenden durch Forschungshonorare oder dem Ego dient, sondern dass Forschung von der Idee getragen ist, im Sinne der Hochschule und deren werteorientierter Prägung Verbesserungen zu erreichen, getreu dem Anspruch „to make the world a better place".

Teil 6: **Quo vadis Pflege? Entwicklungen an der Fakultät**

Martin Knoll

Pflege damals und heute

Die gute alte Zeit? Eine Einführung

Früher war alles besser! Grundsätzlich! In der stationären Pflege gab es genügend Personal, für eine 36-Betten-Station im Krankenhaus standen sechs examinierte Pflegekräfte und unzählige Schüler zur Verfügung, in einer 60-Betten-Abteilung im Altenheim waren es immerhin vier Pflegende und eine entsprechende Schülerzahl. Auch im ambulanten Bereich war die Welt noch in Ordnung, hier gab es intakte familiäre Strukturen, die die Pflege ihrer Angehörigen selbst übernahmen und durch kirchliche oder ambulante Dienste angeleitet wurden.

Dann kamen die Neuerungen: Vor nunmehr drei Dekaden wurden Begrifflichkeiten wie Altenheim gegen Seniorenresidenz, Abteilungen gegen Wohnbereiche ausgetauscht, in den Kliniken sprach man plötzlich von Pflegebereichen, die gute „alte“ Krankenschwester wurde zuerst zur Gesundheits- und Krankenpflegerin und anschließend zur Pflegefachkraft, Schüler wurden zu Auszubildenden, gemeinsamer Konsens wurde „Der Mensch steht im Mittelpunkt“ – wobei unklar war, ob mit diesem Menschen der Patient, der Bewohner, der Klient oder gar der Mitarbeiter gemeint sein sollte, er stand im Mittelpunkt und damit im Weg (ganz abgesehen davon, dass mit dieser Phrase ein geschichtlich belastetes Honecker-Zitat aus dem Jahr 1969 reaktiviert wurde). Und gefühlt ganz bergab ging es dann mit der Änderung des Finanzierungssystems: Ja diese „bösen“ DRGs, die zwar überall auf der Welt gut funktionieren, führten bei uns in Deutschland zu großem Jammern und Wehklagen. Heute finden junge Menschen Pflegeberufe unattraktiv, daher werben wir mittlerweile mit großem Aufwand Personal aus wirtschaftlich ärmeren Regionen dieser Welt an, um unsere Defizite zu kompensieren. Ja, wie schön war da doch diese gute alte Zeit …

Aber war das tatsächlich so, gab es diese gute alte Zeit, gab es diese verklärt-traumhaften Zustände für Pflegende wirklich? Spricht man mit dienstälteren Kolleg(inn)en, dann stellt sich schnell heraus, dass zwar jeder die Erzählungen aus diesen angeblich guten alten Zeiten kennt, selbst aber bereits in jungen Jahren durchwegs andere Erfahrungen gemacht hat. Nicht von ungefähr wurde der Begriff des Pflegenotstands Mitte der 1980er-Jahre geprägt, nicht umsonst hat der Gesetzgeber das SBG XI, die Gesetzliche Pflegeversicherung, im Jahr 1995 eingeführt und das SGB V, die Gesetzliche Krankenversicherung, mit der GKV-Gesundheitsreform 2000 seiner bislang größten Revision und Aktualisierung unterzogen.

Andererseits muss auch der Fairness halber gesagt werden, dass sich der deutsche Gesundheitssektor gut mit einer hochviskösen, amorphen, reform-aversen Masse vergleichen lässt, der mit Innovationen, wie wir sie aus anderen Ländern der Erde ken-

https://doi.org/10.1515/9783110623574-031

nen, nur schwer umzugehen weiß. Als Bürger dieses Landes sind wir in unserem Sozial- und besonders in unserem Gesundheitssystem gut sozialisiert. Regelmäßig wiederholte Umfragen zeigen, wie hoch wir dieses System wertschätzen, gibt es uns doch ein sicheres Lebensgefühl im Falle eines Falles. Und fragt man die Bevölkerung in Deutschland zur Leistungsqualität des deutschen Gesundheitswesens im internationalen Vergleich, dann wird dieses von Laien scheuklappenartig als sehr hochwertig eingeschätzt, allerdings ohne die Versorgungsqualität anderer Länder zu kennen.

Etwas paradox verhält es sich da mit der Pflege in Deutschland: Hier zeigen Umfrageergebnisse seit Jahren stabil, dass es sich bei den Pflegeberufen um sozial sehr hoch geschätzte Berufe handelt, die mit gleicher Regelmäßigkeit um die Spitzenplätze des Rankings mit Polizei und Feuerwehr konkurrieren – alles Berufe, die in der allgemeinen Wahrnehmung sehr hoch geachtet und die fraglos dringend benötigt werden. Aber nur, wenn persönlicher Bedarf des Einzelnen besteht und leider eben auch nur dann. In der übrigen Zeit – und Unglücke passieren eigentlich immer nur den anderen, nicht dem Individuum selbst – verschwinden diese aus dem kollektiv-sozialen Bewusstsein und selbst möchte man bitte so einen Beruf schon gar nicht ausüben. Außerdem ist Pflege ja eine Berufung, kein Beruf und daher ausschließlich für sog. „Gutmenschen“ geeignet, die diesen Beruf erlernt haben („Was? Das kann man jetzt auch studieren?“), um im diesseitigen Leben Gutes zu tun, Caritas, Mildtätigkeit, walten zu lassen. Dafür winken dann im Jenseits alle Lorbeeren. Und genau aus diesem Grund legen ja Pflegende sowieso keinen Wert auf eine leistungsgerechte Bezahlung, Geld ist für diese „Gutmenschen“ sicherlich nicht prioritär. Und an dieser Stelle wird dann meist auf die christliche Tradition in der Pflege verwiesen …

Die christliche Tradition in der Pflege – oder: Wie ist Pflege eigentlich entstanden?

Pflege, also das Sorgen von Menschen für andere Menschen, ist ein evolutionärer menschlicher Urtrieb, ohne den die Menschheit ihre eigene Evolution sicherlich nicht überlebt hätte.

Bereits aus der Antike, besonders aus der griechischen und römischen Literatur, sind Schilderungen zur Heilung kranker Menschen überliefert, diese bilden aus heutiger Sicht inhaltlich ein Konglomerat aus Naturheilkunde, Medizin, Pflege, Pharmazie und Theologie, eine exakte Differenzierung ist jedoch nicht belegbar (Wolf, Wolf 2008). Einige dieser heilkundlichen Richtungen, zu denen ausschließlich Männer Zugang hatten, entwickelten sich seit dem Mittelalter zu akademischen Disziplinen weiter, hier vor allen Dingen die Medizin und die Pharmazie. Die Pflege bleibt davon jedoch unberührt und wird besonders in der klösterlichen Tradition vor dem Hintergrund des Leitbildes der Caritas aus der christlichen Perspektive der Nächstenliebe bewahrt (Prühlen 2008). Der große Bedarf an Pflege infolge der Lepra- und Pest-

Epidemien besonders zwischen dem 10. und 14. Jahrhundert sowie der vor allem militärisch bedingte Bedarf infolge der Kreuzzüge erforderten Versorgungsstrukturen, die sich in der Gründung von Infirmarien, Spitälern, Leprosorien, Pilgerherbergen und -hospitälern, aber auch in der Bildung von säkularen Bruderschaften und kirchlichen Orden manifestierten, die sich bevorzugt der Krankenpflege widmeten, wie z. B. der Johanniter- und der Malteserorden oder die Karmeliten. Parallel dazu entstanden Bettelorden, beispielsweise der Franziskanerorden, die sich besonders der Armen- und Krankenpflege annahmen (Wolf, Wolf 2008). Vor diesem komplexen Hintergrund ist es schwierig, einen historisch exakten Zeitpunkt festzulegen, an dem Pflege entstanden ist.

Leichter wird es, fokussiert man auf Deutschland: Ganz im Gegensatz zum ärztlichen Beruf lassen sich rückblickend auf die letzten Jahrhunderte in den Pflegeberufen in Deutschland berufsspezifische Traditionen oder die Ausbildung eines beruflichen Selbstverständnisses nicht nachweisen. Erst im 19. und besonders ab Ende des 20. Jahrhunderts (beschleunigt durch die beginnende Akademisierung) differenzieren sich professionelle Pflege und Laienpflege voneinander. Damit erfahren Pflegeberufe eine Professionalisierung, die bis heute und im internationalen Vergleich eher langsam zur Veränderung der beruflichen Selbsteinschätzung, der interdisziplinären sowie der gesellschaftlichen Wahrnehmung geführt haben.

Von der Aufklärung bis heute – oder: Die Professionalisierung der Pflegeberufe in Deutschland

Ab dem 17. Jahrhundert erlebt Pflege einen starken geschlechtsspezifischen Wandel: War bislang Pflege in den kirchlichen Orden und den säkularen Bruderschaften männlich dominiert, haben sich nunmehr im kirchlichen Bereich vermehrt Kongregationen gegründet, die sich der Krankenpflege verschrieben, beispielsweise die Vinzentinerinnen. Die Kongregationsmitglieder wurden in Pflege ausgebildet, waren jedoch zur strikten Ausführung der ärztlichen Anordnungen verpflichtet (Wolf, Wolf 2008). Diese kirchlichen Kongregationen betreuten auch sog. höhere Töchter, also Töchter von Mitgliedern aus den oberen und höchsten Gesellschaftsschichten, die in den Kongregationen erzogen und ausgebildet wurden und danach entweder bis zu ihrer durch die Familie gesteuerten Verheiratung in der Pflege arbeiteten oder aber selbst in die pflegerisch tätige Kongregation eintraten. Das dominierende Leitmotiv dieser Kongregationen war das pflegerische Handeln aus dem Verständnis der christlichen Nächstenliebe heraus (Friedrich 2008).

Im Gegensatz dazu stand Männern zwar der Zugang zu pflegerisch tätigen kirchlichen Orden frei, der Zugang zur säkularen Krankenpflege hingegen war ihnen verwehrt. Lediglich im Bereich der gerade entstehenden Psychiatrie wurden bevorzugt Männer unter der Bezeichnung „Irrenwärter" eingesetzt, um Patienten/-innen eher mit Gewalt als mit Nächstenliebe zu bändigen (Wolf, Wolf 2008).

Die Fortschritte in der Medizin einerseits, die angestiegenen kriegerischen Auseinandersetzungen andererseits führten ab dem 18. Jahrhundert zu einem steigenden der Bedarf an Pflegekräften, der aus den kirchlichen Strukturen allein nicht mehr abgebildet werden konnte. Die säkulare Krankenpflege wurde besonders durch ungebildete Frauen oder durch Frauen aus dem unteren Bildungsniveau bzw. vom Rand der Gesellschaft – ehemalige Prostituierte und Alkoholikerinnen – unter der Bezeichnung „Lohnwärterinnen" unqualifiziert ausgeführt.

Infolge der schlechten Krankenversorgung durch mangelnde Qualifizierung des Pflegepersonals eröffnete im Jahr 1781 Franz Anton Mai (1742–1814) in Mannheim die erste öffentliche Krankenpflegeschule im deutschsprachigen Raum, im Jahr 1784 folgte das Wiener Allgemeine Krankenhaus. Die Rekrutierung weltlichen Personals für die Pflege löste einen langsamen Verdrängungsprozess der christlich motivierten Pflege in Europa aus. Im Jahr 1836 gründete Pastor Theodor Fliedner (1800–1864) die spätere Diakonissenanstalt Kaiserswerth, an der auch Florence Nightingale (1820–1920) eine dreimonatige Ausbildung im Jahr 1851 absolvierte. Ihre im Jahr 1859 veröffentlichte Schrift „Notes on Nursing" gilt als Meilenstein der Pflegegeschichte und als erste Theorie der Pflege. Von ihr wurde auch Henry Dunant (1828–1910) beeinflusst, der neben der Internationalen Rot-Kreuz- und Rot-Halbmond-Bewegung auch säkulare Krankenpflegeschulen gründete (Seidler 1966).

Während von Nordamerika aus ab dem Jahr 1899 das International Council of Nurses als erster internationaler Zusammenschluss von Pflegenden und Pflegeverbänden mit dem Ziel der Entwicklung und Positionierung der Pflege weltweit etabliert wurde, gründete Agnes Karll (1868–1927) im Jahr 1903 in Berlin die erste säkulare deutsche Berufsorganisation der Krankenpflege und bemühte sich, eine dreijährige Pflegeausbildung durchzusetzen, die ab dem Jahr 1907 in Preußen als erstem deutschen Mitgliedsstaat umgesetzt wurde. Die Abschlussprüfung zur einheitlichen Berufsbezeichnung „Krankenschwester" wurde ausschließlich durch Ärzte abgenommen (Schweikardt 2008).

Ab der ersten Dekade des 20. Jahrhunderts wurden erste Hochschulstudiengänge für Pflege eingerichtet, so in San Francisco 1907, in London 1910 und in Leipzig 1911, der jedoch bereits 1921 wieder geschlossen wurde. Damit war in Deutschland erstmalig ein zweijähriges Vollzeitstudium für leitende und lehrende Schwestern eingeführt worden (Wolf, Wolf 2008).

Parallel dazu ist die Trennung der Pflege in unterschiedliche Fachdisziplinen zu beobachten. Neben der Krankenpflege wurden auch Ausbildungen in der Säuglings- und Kinderkrankenpflege angeboten, die im Jahr 1917 durch Ärzte erstmalig als Berufsabschluss geprüft wurden (Schweikardt 2008).

Die Zeit des Ersten Weltkriegs, der Weimarer Republik, des Zweiten Weltkriegs bis hin zur deutsch-deutschen Wiedervereinigung sind aus pflegerischer Sicht geprägt von Stase. Anders als in anderen Ländern wurde Pflege in Deutschland nicht als therapeutischer Beruf weiterentwickelt, sondern als rein ärztlicher Assistenzberuf ohne eigene Handlungsautonomie zementiert. Entsprechend fand eine Weiterentwicklung des Pflegeberufs zu einem eigenständigen und unabhängigen Berufsbild, wie es in anderen Ländern zu beobachten ist, in Deutschland nicht statt. Zwar wurden bereits im Jahr 1963 an der Charité in Ost-Berlin und im Jahr 1965 an der Martin-Luther-Universität in Halle medizinpädagogische Studiengänge zur Qualifikation von Lehrkräften an Berufsfachschulen für Krankenpflege und Kinderkrankenpflege etabliert, jedoch wurden Pflegende zur reinen ärztlichen Assistenz ohne jegliche autonome Handlungsräume ausgebildet. Die Etablierung der ersten (sozialwissenschaftlich) pflegerischen Professur im Jahr 1987 an der FH Osnabrück, gefolgt von den Universitäten Witten-Herdecke, Berlin und Halle-Wittenberg sowie von mehreren Fachhochschulen seit Ende der 1980er-/Anfang der 1990er-Jahre und die damit einhergehende Errichtung der ersten Pflegestudiengänge trugen einen weiteren Schritt zur Professionalisierung des Pflegeberufs bei. Daneben führte auch die Gründung des ersten deutschsprachigen wissenschaftlichen Pflegejournals im Jahr 1988 zu einer rudimentär veränderten Wahrnehmung der Pflege in der Gesellschaft. In Bayern wurde der erste Pflegestudiengang im Jahr 1995 an der damaligen Katholischen Stiftungsfachhochschule, der heutigen Katholischen Stiftungshochschule (KSH) München, mit eigener Fakultät etabliert.

Pflege heute – der Anspruch der Pflegewissenschaft

Erst die Einführung des SGB XI im Jahr 1995 bietet die rechtliche Grundlage für ein erstes autonomes Handlungsfeld der Pflegeberufe, womit Pflege endlich auch in Deutschland die Kriterien einer Profession vollständig erfüllt (Knoll, Roßbruch 2010).

Wissenschaftlich hat die Pflege heute an den internationalen Stand angeschlossen: Theoriebasiertes Pflegehandeln bildet die Grundlage für jedwede Pflegeaktion, also Pflege-Patient/-in-, Pflege-Klient/-in- oder Pflege-Bewohner/-in-Interaktion (King 1981). Pflege wird als systematisch plan-, lenk- und steuerbarer Prozessablauf verstanden, dessen Ziel es ist, Ergebnisqualität (Donabedian 1966) zu generieren, die neben den Pflegeempfängern auch bei allen am interdisziplinär-therapeutischen Pflegeprozess Beteiligten mess- und evaluierbar ist zum Zweck der kontinuierlichen Verbesserung.

Damit hat sich die Aufgabe der Pflegenden grundsätzlich verändert: Aus der früheren Sicht auf eine/n Patienten/-in herab und dem Ziel, dessen aktuelle Defizite kurzfristig zu kompensieren, wurde heute eine Interaktion auf Augenhöhe, ein gegenseitiger Interaktions- und Aushandlungsprozess mit dem Ziel, den Menschen zu unterstützen, sein Leben selbst zu gestalten. Um diese Aufgaben ausfüllen zu können, sind evidence-basiertes Wissen, Kompetenzen, Fähigkeiten und Fertigkeiten Voraussetzung, die in einem langjährigen Ausbildungsprozess „From novice to expert“ (Benner 1989) erlernbar sind. Dies kann aus heutiger Sicht und im internationalen Vergleich von einer reinen Berufsfachausbildung nicht mehr vollumfänglich geleistet werden, dies kann nur eine akademische Ausbildung leisten.

Ebenso erscheint die historisch entstandene und ausschließlich in Deutschland umgesetzte Dreiteilung des Pflegeberufs in Krankenpflege, Kinderkrankenpflege und Altenpflege als unzureichend vor dem Hintergrund des tatsächlichen Pflegebedarfs der Bevölkerung. Zielführend ist eine pflegerische Grundausbildung auf Bachelorniveau, an die eine entsprechende Fachqualifikation auf Masterniveau anschließt (Generalistik).

Parallel dazu ist eine abgestufte, nichtakademische Fachausbildung nötig, um neben anderen Therapieberufen das therapeutische Team zu unterstützen (beispielsweise Primary Nursing, Manthey 1973). Pflegerische Diversifizierung bildet hierbei ein Qualitätsmerkmal, um an das hohe internationale Qualitätsniveau von Pflege anschließen zu können. In der Europäischen Union sind gegenwärtig durchschnittlich 20 Prozent der Pflegenden akademisiert, in der Bundesrepublik Deutschland sind es 0,1 Prozent.

Pflege morgen

Pflegeberufe haben sich aktuell zu unattraktiven Berufen entwickelt: Nur wenige junge Menschen sind noch bereit, einen Pflegeberuf zu ergreifen. Dies hängt vor allen Dingen mit der hohen Arbeitsbelastung in Verbindung mit der verantwortungsvollen Tätigkeit, der unzureichenden Qualifikation, den sozialunverträglichen und familienfeindlichen Arbeitszeiten, der kaum planbaren Freizeit, dem mageren Grundgehalt und den geringen Schichtdienstzulagen vor dem Hintergrund eines stetig steigenden Bedarfs an Pflege zusammen (Schlagwort: demografischer Wandel). In der Folge steigt die Anzahl der offenen Stellen bei unvermindert ausgelastetem Vollbetrieb, der Druck auf die Pflegenden steigt, die in ihrer Not wiederum „Löcher stopfen" – von Qualität ist mit gutem Gewissen nicht mehr zu sprechen –, sich andere Tätigkeitsfelder suchen oder selbst erkranken – mittlerweile ist ein Circulus vitiosus entstanden, dem dringend und zeitnah gegengesteuert werden muss. Infolge einer fehlenden pflegerischen Selbstverwaltung wären daher bundespolitische Entscheidungen gefordert, die realistischerweise kurzfristig in der Verbesserung der Arbeits- und Entlohnungsbedingungen sowie mittel- und langfristig in einer Qualitätsoffensive im Kontext der Schaffung von Selbstverwaltungsstrukturen zu erwarten wären. Doch leider werden aktuell politikseitig nur zwei andere große Problemlösungsstrategien verfolgt: Einerseits die Anwerbung ausländischer Arbeitskräfte aus wirtschaftsschwachen Regionen zur Substitution für den kollabierenden deutschen Pflege-Arbeitsmarkt, andererseits technisch-digitale Lösungen als Kompensation für den aktuell unattraktiven Pflegeberuf.

Es bleibt zu hinterfragen, inwiefern beide Strategien tatsächlich zur kausalen Problemlösung beitragen: Das systematische „Absaugen", das Entziehen kompetenter Kräfte aus wirtschaftsschwachen Regionen mit kulturellen und vor allen Dingen sprachlichen Barrieren stellt nicht nur ein Praxisproblem in Deutschland dar, sondern schädigt diese wirtschaftsschwachen Regionen nur umso mehr und eröffnet damit ein ethisches Dilemma. Auch technisch-digitale Lösungen, das Zauberwort heißt „Robotik“, sind aus heutiger Sicht bestenfalls suboptimal: Eine Pflegehandlung ist definiert als Mensch-Mensch-Interaktion, die nun durch eine Maschine-Mensch-Interaktion ersetzt werden soll. Beim gegenwärtigen Stand der Technik sind Maschinen jedoch (noch) nicht in der Lage, adäquat zu kommunizieren, geschweige denn in einer Maschine-(vulnerabler)Mensch-Interaktion adäquat zu agieren und zu reagieren. Ein schönes Beispiel ist die Entwicklung der Sprachsteuerung in den letzten 30 Jahren: Bislang sind Systeme am Markt, die bei einfachsten Befehlen und unter optimalen, risikofreien Bedingungen (z. B. Navigationssteuerung, Telefonsteuerung) nach wie vor große Fehlerhäufigkeiten aufzeigen. Vergleichbar ist hier ebenfalls der Entwicklungsstand der Felder maschinelle Bewegung, Erkennung und autonomes Handeln. Daher erscheint aus heutiger Sicht eine zeitnahe technische Lösung als Ersatz für eine pflegerische Mensch-Mensch-Interaktion und daher als schnelle Lösung des aktuellen Problems fehlender, unterbezahlter und überlasteter Pflegepersonen als eher unrealistisch, wenn nicht sogar utopisch – und das vollkommen unabhängig von der noch zu führenden, extrem komplexen und vielschichtigen Diskussion, ob ich als juveniler, seniler oder kranker Mensch lieber von einer Maschine versorgt, als von einem menschlichen Pflegeexperten betreut werden möchte.

Literatur

Benner, P. (1989). From novice to expert. *The American Journal of Nursing*, 82(3):402–407.

Donabedian, A. (1966). Evaluating the quality of medical care. *Milbank Memorial Fund Q*, 44(3):166–206.

Friedrich, N. (2008). Christentum und Krankenpflege. Einige historische Anmerkungen. In Hähner-Rombach, S. (Hrsg.), *Quellen zur Geschichte der Krankenpflege*, S. 43–58. Mabuse, Frankfurt am Main.

King, I. (1981). *A Theory for Nursing: Systems, Concepts, Process*. J. Wiley & Sons. Hoboken, New Jersey.

Knoll, M. und Roßbruch, R. (2010). Pflegebegutachtung nur durch Ärzte? Die Begutachtung als autonomes Handlungsfeld in der Pflege. *Pflege & Gesellschaft*, 15(3):282–285.

Manthey, M. (1973). Primary Care is Alive and Well in the Hospital. *The American Journal of Nursing*, 73(1):83–87.

Prühlen, S. (2008). Mittelalter und Frühe Neuzeit. In Hähner-Rombach, S. (Hrsg.), *Quellen zur Geschichte der Krankenpflege*, S. 35–42. Mabuse, Frankfurt am Main.

Schweikardt, C. (2008). *Die Entwicklung der Krankenpflege zur staatlich anerkannten Tätigkeit im 19. und frühen 20. Jahrhundert*. Martin Meidenbauer, München.

Seidler, E. (1966). *Geschichte der Pflege des kranken Menschen*. Kohlhammer, Stuttgart.

Wolf, H. P. und Wolf, J. (2008). *Krankenpflege. Einführung in das Studium ihrer Geschichte*. Mabuse, Frankfurt am Main.

Rosmarie Reinspach

Vom Diplom zu Bachelor und Master – 25 Jahre Lehre in der Pflege an der KSH München

Die Anforderungen an die Pflegepraxis haben sich in den letzten 25 Jahren sehr verändert und sind zunehmend komplexer geworden. Die KSH München hat diese Veränderungen aufgegriffen und durch die Ausgestaltung und Ausdifferenzierung ihrer Studienangebote und Lehrinhalte zukunftsweisende Antworten gegeben. Seit ihrer Etablierung an der KSH München vor 25 Jahren durfte ich als Lehrende und als Pro- und Studiendekanin die Entwicklung der akademischen Pflege und ihrer Studiengänge mitgestalten. Gerne zeichne ich anlässlich des 25-jährigen Jubiläums der Pflege an der KSH München die Entwicklung vom Diplom zu den gestuften Abschlüssen Bachelor und Master und die damit verbundenen Veränderungen in der Lehre nach. Da ich den Studiengang Pflegemanagement über viele Jahre als Studiengangsleitung begleiten durfte, liegt darauf der Fokus meiner Ausführungen.

Wie es begann

Für mich begann die Akademisierung der Pflege im Spätherbst 1994 mit einem Anruf des damaligen Präsidenten, Karljörg Schäflein, der mich bat, in der Arbeitsgruppe zur Entwicklung des Curriculums für den geplanten Diplomstudiengang Pflegemanagement mitzuwirken. Ich war im Wintersemester im Jahr 1994 gerade auf eine Professur mit Schwerpunkt Sozialmanagement an die Abteilung Benediktbeuern berufen worden und in meinem ersten Semester damit beschäftigt, mich an der KSH München zu orientieren und meine Lehre aufzubauen. Als Karljörg Schäflein mit seiner Bitte an mich herantrat, war mir sofort klar, dass die Akademisierung der Pflege und des Pflegemanagements einen unabdingbar notwendigen Schritt für die Professionalisierung der Pflege darstellen würde. Gerne ließ ich mich deshalb von der Aufbruchsstimmung in der Pflege anstecken. Ich empfand es als großes Privileg, meine betriebswirtschaftliche Expertise in die Entwicklung des Curriculums und in Folge als Professorin für Management in die Lehre einzubringen und damit einen Beitrag zur Akademisierung der Pflege zu leisten.

Die Akademisierung der Pflege

Ausgangspunkt der Akademisierung der Pflege war die berühmte Studie der Robert Bosch Stiftung (1992) „Pflege braucht Eliten. Denkschrift zur Hochschulausbildung

https://doi.org/10.1515/9783110623574-032

für Lehr- und Leitungskräfte in der Pflege". Mit dieser Studie wurde der Grundstein für die Akademisierung der Pflege in Deutschland gelegt.

Die Sachverständigen argumentierten in ihrer Studie, dass die zunehmend komplexer werdenden Anforderungen an das Pflegemanagement zu ihrer angemessenen Bewältigung die Akademisierung der Ausbildung der Führungskräfte erforderlich machten (Robert Bosch Stiftung 1992: 19 ff.). Die Kommission forderte deshalb für die nächsten fünf Jahre die Einführung von jeweils einem Studiengang pro Bundesland. Die Entwicklung hat die Forderung überholt: Bereits 1995, also nur drei Jahre später, waren 30 Studiengänge für Pflege in Deutschland eingerichtet (Reinspach 2017: 12 f.).

Der Diplomstudiengang Pflegemanagement

Die KSH München gehörte zu den Pionieren der Akademisierung der Pflege in Deutschland. Bereits im Jahr 1995 wurde an der KSH München der Diplomstudiengang Pflegemanagement als erster Pflegestudiengang in Bayern errichtet. Während das Bewerbungsverfahren zum neuen Studiengang bereits lief, formulierten wir am Pfingstsamstag noch die letzten Inhalte zur Studien- und Prüfungsordnung. Die Studieninteressierten hatten lange darauf gewartet, dass die KSH München mit dem Studiengang starten würde und so wagten 37 Studierende des 1. Jahrgangs am 01.10.1995 mit uns den Schritt in die Akademisierung der Pflege.

Zielsetzung des Diplomstudiums war es, Pflegekräfte mit wissenschaftlich fundiertem Fach- und Methodenwissen auszustatten, um sie für leitende Funktionen in unterschiedlichen Aufgabenfeldern der Pflege zu qualifizieren (Katholische Stiftungsfachhochschule 1998: 10 ff.).

Um diese Zielsetzung zu erreichen, waren Studium und Lehre von Beginn an interdisziplinär angelegt. In drei Studienbereichen wurden Sinnfragen und Menschenbild, Pflegerisches Handeln und Pflegewissenschaftliche Grundlagen sowie Theorien und Methoden der Betriebswirtschaftslehre und des Managements gelehrt. Auf dem Hintergrund des Propriums einer katholischen Hochschule sollte die Auseinandersetzung mit ethischen Fragestellungen die Reflexion des eigenen beruflichen Handelns schärfen. Im Hauptstudium konnten die Studierenden zudem einen Studienschwerpunkt wählen und damit spezifische fachliche oder institutionelle Fragestellungen des Pflegemanagements vertiefen. Durch das Angebot fach- und allgemeinwissenschaftlicher Wahlpflichtfächer wurde dem Bildungskonzept eines Studiums Generale Rechnung getragen.

In den drei Studienbereichen wurden die Studieninhalte in Form von einzelnen Fächern gelehrt. Die Prüfungssystematik sah in den jeweiligen Fächern Prüfungen als Zulassungsvoraussetzung zum Vor- und Hauptdiplom vor. Die Prüfungen zum Vor- und Hauptdiplom selbst waren fächerübergreifend und studienbereichsbezogen konzipiert. Die Inhalte bauten semesterweise aufeinander auf und qualifizierten die Studierenden am Ende des viersemestrigen Grund- bzw. Hauptstudiums u. a. für eine fächerübergreifende Klausur oder ein gemeinsames interdisziplinäres Kolloquium, das Fragestellungen des Pflegemanagements z. B. aus betriebswirtschaftlicher, personalwirtschaftlicher und rechtlicher Perspektive behandelte.

Eine weitere Zielsetzung im Rahmen der Lehre war der Anspruch der Anwendungsorientierung, um durch die Kompetenz des Theorietransfers zur Lösung der Anforderungen der Praxis beizutragen. Durch eine methodenorientierte Lehre sollten die Studierenden befähigt werden, Konzepte und Instrumente des Pflegemanagements in die Praxis umzusetzen. Die Praxisorientierung des Studiums fand ihren Ausdruck insbesondere in den beiden praktischen Studiensemestern, die die Studierenden häufig an zwei unterschiedlichen Praxisstellen absolvierten, um einen möglichst breiten Einblick auch in Arbeitsfelder jenseits des klassischen Pflegemanagements zu erhalten. Die Praxisorientierung des Studiums fand in der Lehre zudem durch Lehraufträge und Gastvorträge von Führungspersönlichkeiten aus der Praxis statt. Da die Studierenden bereits eine Ausbildung in der Pflege und oft schon eigene Führungserfahrung mitbrachten, waren ihre Beiträge in der Lehre ebenfalls sehr wertvoll für die Praxisorientierung des Studiums.

Kennzeichnend am Beginn der Akademisierung der Pflege war das ausgeprägte berufspolitische Bewusstsein der Studierenden. Dies äußerte sich nicht nur darin, dass die Studierenden im Rahmen der Lehre ihre Erfahrungen und Ansprüche an die KSH München bereichernd einbrachten, sondern dass sie auch aktiv in Gremien und Plenumssitzungen an der Entwicklung des Studiengangs und der Lehre mitwirkten. Sie hatten lange auf die Akademisierung gewartet und waren sich der Bedeutung des Studiengangs für die Professionalisierung der Pflege bewusst. Diese wollten sie konstruktiv mitgestalten.

Mit dem Studium eröffneten sich für die Absolvent(inn)en für die eigene berufliche Karriereentwicklung neue Perspektiven und breite Einmündungsmöglichkeiten in die Praxis. Die Einführung des Diplomstudiengangs wurde wissenschaftlich vom Bayerischen Staatsinstitut für Hochschulbildung und -forschung begleitet und evaluiert. Die in diesem Rahmen durchgeführte Einmündungsstudie zeigte, dass die Studierenden im Pflegemanagement zwar meist aus der Krankenpflege kamen, aber Karrierewege nicht nur in Krankenhäusern, sondern auch in der Altenpflege und in anderen Institutionen der Gesundheitsversorgung wie Versicherungen, Kommunalverwaltungen, Berufsverbänden und Beratungsunternehmen wählten (Gensch 2003). Eine Entwicklung, die sich bis heute fortgesetzt hat und nun mit dem Bachelorstudiengang Healthcare-Management auch in der Lehre eine stärkere Berücksichtigung findet.

Ein zentraler Meilenstein für Studium und Lehre der Pflege an der KSH München stellte der Bologna-Prozess dar, der zur Einführung der gestuften akademischen Abschlüsse Bachelor und Master und zur Kompetenzorientierung der akademischen Ausbildung führte.

Der Bologna-Prozess

Ziel des Bologna-Prozesses im Jahr 1999 war es, einen europäischen Hochschulraum zu bilden und damit den grenzüberschreitenden Austausch von Studierenden und Lehrenden zu ermöglichen. Die europaweit vergleichbaren Studiengangsysteme und Studienabschlüsse sollten es den Absolvent(inn)en erlauben, durch den Aufbau einer grenzüberschreitenden Employability auch im Ausland einer Beschäftigung nachzugehen. Im Rahmen der Studienreform hin zu gestuften Bachelor- und Masterabschlüssen sahen die Europäischen Bildungsminister – angesichts sich wandelnder organisatorischer Rahmenbedingungen und beruflicher Anforderungen – den Erwerb von überfachlichen methodischen, sozialen und personalen Schlüsselkompetenzen als grundlegend für den Aufbau und die Entwicklung einer lebenslangen Beschäftigungsfähigkeit des akademischen Nachwuchses an (Reinspach 2006: 75 ff.).

Der Bachelorstudiengang Pflegemanagement

Die Fakultät Gesundheit und Pflege hat die Umgestaltung des Diplomstudiengangs in den Bachelorstudiengang Pflegemanagement in Form eines integrierten Studienangebots zusammen mit dem Bachelorstudiengang Pflegepädagogik im Jahr 2005 umgesetzt. Im Jahr 2009 wurde der Bachelorstudiengang Pflege dual etabliert, der eine starke Vernetzung der Ausbildung mit den Schulen und Einrichtungen der beruflichen Praxis aufwies. Im Rahmen einer umfassenden Curriculums-Revision im Jahr 2014 wurden schließlich die beiden Studiengänge Pflegemanagement und Pflegepädagogik getrennt und als eigenständige Bachelorstudiengänge weitergeführt. Die bewährte Praxis, gemeinsame Lehrveranstaltungen anzubieten und damit einen Wechsel zwischen beiden Studiengängen nach dem zweiten Semester zu ermöglichen, wurde beibehalten.

Vor dem Hintergrund der Erfahrungen aus dem Diplomstudiengang wurde die Zielsetzung des Studiums im Bachelorstudiengang Pflegemanagement erweitert. Das Studienziel war, weiterhin für leitende Positionen in Gesundheitsbetrieben, aber auch für betriebswirtschaftliche Aufgaben und Funktionen im Pflegemanagement zu qualifizieren (Katholische Stiftungsfachhochschule 2014: 1 ff.). Damit wurde dem Umstand Rechnung getragen, dass viele Studierende mittlerweile direkt nach der Ausbildung ein Studium aufnahmen, ohne zusätzliche Praxis- oder Leitungserfahrung. Auch die Einmündungsstudie aus dem Jahr 2016 zeigte, dass nur ein Teil der Absolvent(inn)en unmittelbar in eine Führungsposition einmündeten. Viele bevorzugten einen „sanften Einstieg“ in die Praxis über Managementfunktionen, wie etwa dem Qualitätsmanagement (Fruth 2016).

Die Studieninhalte wurden im Bachelorstudiengang Pflegemanagement im Vergleich zum Diplomstudiengang von drei Studienbereichen auf sieben Studienbereiche erweitert: Neben pflegewissenschaftlichen, ethischen und managementbezogenen Inhalten wurde das Thema Gesundheits- und Sozialsysteme als eigener Studienbereich ausgewiesen und die Themen Bildung und Beratung, Projekte und Praktika sowie die Bachelorarbeit wurden als neue Studienbereiche etabliert. Mit der inhaltlichen Ausdifferenzierung wollte man die Interdisziplinarität des Studiengangs weiter stärken. Mit dem Ausbau des Studienbereichs Projekte und Praktika sollte die ausgewiesene Praxisorientierung erhalten bleiben.

Dies wurde erforderlich, da sich mit der Einführung der Bachelorstudiengänge die Studienorganisation verändert hatte. Die Studiendauer wurde von 8 auf 7 Semester und die praktischen Studiensemester von 40 auf 20 Wochen reduziert. Die ausgeprägte Praxisorientierung war immer schon das Proprium der Hochschulen für angewandte Wissenschaften. Dieses Erfolgsmodell wollte man sichern, indem man die Praxisanteile in der Lehre – neben dem praktischen Studiensemester – inhaltlich und methodisch etwa in Form von Workshops, Planspielen, Organisationsanalysen und studentischen Forschungsprojekten mit der Pflegepraxis deutlich ausbaute. Der Praxisbegriff wurde damit neu interpretiert: Praxis fand nicht mehr nur in der beruflichen Praxis, sondern auch an der Hochschule als Lehr- und Lernort statt. Durch die Etablierung eines Simulations- und Skillslabor an der KSH München erschlossen sich zudem neue didaktische Möglichkeiten, die Praxiswirksamkeit der akademischen Lehre systematisch weiterzuentwickeln.

Eine weitere strukturelle Veränderung mit Auswirkungen auf die Lehre ergab sich durch die Modularisierung der Studieninhalte. Gleiche fachliche Themen wurden inhaltlich zusammengelegt und in einem gemeinsamen Modul gelehrt und gemeinsam geprüft. Je nach Arbeitsaufwand wurde ein Modul mit sog. Creditpoints bewertet. Die Creditpoints gaben den Workload, der sich in einem Modul für die Präsenzphasen, Selbststudienanteile und die Prüfungsvorbereitung ergab, wider und machten damit die Arbeitsbelastung in den einzelnen Modulen und zwischen den Studienabschlüssen vergleichbar. So umfassten die Bachelorabschlüsse der KSH München jeweils 7 Semester mit 210 Credits, während für einen Masterabschluss europaweit 300 Credits erworben werden mussten. Dadurch, dass jedes Modul bereits ab dem ersten Semester endnotenbildend für das Abschlusszeugnis geprüft wurde, veränderten sich das Lernverhalten und damit auch die Lehranforderungen. Die Studierenden lernten kurzfristig auf eine Modulprüfung und legten häufig – so der Eindruck – das Erlernte dann als erledigt ab. Fachliche und interdisziplinäre Zusammenhänge wurden weniger erkannt und stellten die Lehre vor zusätzliche Herausforderungen.

Um angesichts der Modularisierung der Studieninhalte ihre Interdisziplinarität zu gewährleisten, wurden die Module inhaltlich fachübergreifend ausgelegt, indem z. B. in einem Modul für Personalmanagement nicht nur die betriebswirtschaftlichen Inhalte, sondern auch die rechtlichen Implikationen des Themas gelehrt und in einer Modulprüfung gemeinsam geprüft wurden. Ein weiterer Aspekt der Diversität ergab sich aus der Tatsache, dass für die Bachelorstudiengänge Pflegemanagement und Pflegepädagogik gemeinsame Module angeboten wurden, die die Relevanz bestimmter Inhalte und Methoden für beide Studiengänge verdeutlichten und die Diskursfähigkeit zwischen den akademischen Disziplinen der Pflege fördern sollten.

In den Modulbeschreibungen wurden nicht nur die Modulziele und inhaltlichen Fachkompetenzen, sondern auch die für den Erwerb der überfachlichen Kompetenzen erforderlichen methodischen und reflexiven Fähigkeiten entsprechend den Anforderungen des Europäischen bzw. Deutschen Qualifikationsrahmens für Hochschulabschlüsse beschrieben (Kultusminister Konferenz 2019). Methodische Aspekte der Lehre gewannen zusätzlich an Bedeutung. Die Prüfungsformen wurden weiter ausdifferenziert, ebenso die Didaktik, etwa durch E-Learning-Angebote in Kooperation mit anderen Hochschulen. Ein besonderes Augenmerk wurde auf die Entwicklung von sozialen und personalen Kompetenzen gelegt, etwa durch unternehmensethische Diskurse oder Methoden der Teamarbeit, Kommunikation und Präsentation, einen Fokus, dem die KSH München als eine katholische Hochschule in ihren Curricula immer schon hohe Bedeutung beigemessen hatte.

Dies bestätigen auch die Alumni unserer Hochschule, die ich im Rahmen einer Studie seit dem Jahr 2006 in gewissen Abständen zum Thema Employability befrage. Die befragten Führungskräfte erachten – neben einer fundierten betriebswirtschaftlichen Qualifikation – die sozialen Kompetenzen für die Employability künftiger Fach- und Führungskräfte in der Pflege als besonders wichtig. Aufgrund des Veränderungsdrucks in der Praxis gewinnen aber die personalen Kompetenzen wie Flexibilität, Reflexionsfähigkeit, Selbstbewusstsein und Durchhaltevermögen über die Jahre noch zusätzlich an Bedeutung. Die Alumni bescheinigen hier der KSH München im fachlichen und überfachlichen Kompetenzerwerb ein hohes Qualifizierungspotenzial (Reinspach 2015).

Damit Lehre weiterhin auf hohem Niveau gelingt, ist eine systematische Qualitätssicherung und -entwicklung erforderlich. Um dies zu gewährleisten, wurde im Jahr 2009 an der Fakultät für Gesundheit und Pflege das Studiendekanat errichtet. Aufgabe des Studiendekanats ist die Gewährleistung der Studierbarkeit durch eine effiziente und familienfreundliche Studienorganisation und die kontinuierliche Evaluation und Weiterentwicklung der Lehre durch Anwendung des umfassenden Qualitätsmanagement-Systems, wie es die KSH München im Rahmen der Akkreditierung implementiert hat.

Wie es weiter geht

Um unsere Studierenden für die Anforderungen der Pflegepraxis „fit" zu machen, entwickelt die Fakultät Gesundheit und Pflege ihre Studieninhalte und Studienformate ständig weiter und differenziert sich gerade im Bereich der Gesundheitsberufe weiter aus. Dies führte u. a. dazu, dass im Wintersemester 2019/20 erstmals in Bayern der Bachelorstudiengang Hebammenkunde an der KSH München etabliert wurde und die Einführung eines primärqualifizierenden Bachelorstudiengangs Pflege geplant ist. Der Studiengang Pflegemanagement wurde aktuell – wie bereits erwähnt – zukunftsfähig revidiert und in den Studiengang Healthcare-Management (B. A.) übergeführt, um so den geänderten Rahmenbedingungen in diesem Bereich marktorientiert Rechnung zu tragen.

Durch die Etablierung der konsekutiven Masterstudiengänge können sich unsere Absolvent(inn)en wissenschaftlich in die Themen der Versorgungsforschung, der Bildung und des Managements von Sozial- und Gesundheitsbetrieben vertiefen und über unsere Promotionsprogramme eine akademische Laufbahn anstreben, um schließlich als Professor(inn)en an die Hochschule zurückzukehren. Die Pflege kann damit ihre Akademisierung und Professionalisierung im Rahmen von Studium und Lehre maßgeblich selbst gestalten: Pflege wird selbstreferenziell und treibt ihre eigene Entwicklung voran. So schließt sich der Kreis der Akademisierung der Pflege, die an der KSH München mit der Gründung des Diplomstudiengangs Pflegemanagement vor 25 Jahren begann und in ihrer erfolgreichen Entwicklung noch lange nicht abgeschlossen ist.

Literatur

Gensch, S. K. (2003). *Berufssituation der bayerischen Absolventinnen und Absolventen des Studiengangs Pflegemanagement.* IHF – Bayerisches Staatsinstitut für Hochschulforschung und Hochschulplanung, München.

Fruth, T. (2016). Quantitative Online-Befragung zu Berufseinmündung und -verbleib der AbsolventInnen der Bachelorstudiengänge Pflegemanagement und Pflegepädagogik der Abschlussjahrgänge 2009 bis 2014, unveröffentlichte Studie. München.

Katholische Stiftungsfachhochschule (1998). Studien- und Prüfungsordnung der Katholischen Stiftungsfachhochschule, Fachhochschulstudiengang Pflegemanagement, Stand: 05.05.1998. München.

Katholische Stiftungsfachhochschule (2014). Studien- und Prüfungsordnung der Katholischen Stiftungsfachhochschule für den Bachelorstudiengang Pflegemanagement, Stand: 15.05.2014. München.

Kultusministerkonferenz (2019). Europäischer Qualifikationsrahmen/Deutscher Qualifikationsrahmen. URL: www.kmk.org/themen/internationales/eqr-dqr.html (letzter Aufruf: 02.07.2019).

Reinspach, R. (2006). Employability-Management. *Heilberufe PflegeImpuls*, 11:75–81.

Reinspach, R. (2015). Beschäftigungsfähigkeit in der Pflege, Forschungsbericht zu einer Längsschnittstudie. unveröffentlicht. München.

Reinspach, R. (2017). Pflege braucht Eliten – 25 Jahre Denkschrift der Robert Bosch Stiftung zur Akademisierung der Pflege. In *Pflege in Bayern, 01*, S. 12–13.

Robert Bosch Stiftung (1992). Pflege braucht Eliten. Denkschrift zur Hochschulausbildung für Lehr- und Leitungskräfte in der Pflege. In *Beiträge zur Gesundheitsökonomie 28*. Gerlingen.

Constanze Giese und Anita Hausen

Pflege dual an der KSH München

Akademisierung der Pflege

Die Akademisierung der direkten Pflege des Menschen hat in Deutschland eine lange Vorgeschichte, die als nur ein – wenngleich wesentlicher – Aspekt der stets fragilen Geschichte der Professionalisierung des Berufs zu sehen ist (Kellner 2018). Mit der Akademisierung geht die Entwicklung eigener Wissensbestände und Methoden zu deren Erforschung einher. Zugleich ist die Pflege als wissenschaftliche Disziplin immer auf Praxis bezogen, auf die Versorgung von Patient(inn)en, Pflegebedürftigen oder Bewohner/-innen sowie das soziale Umfeld, deren Prozesse und Organisation ausgerichtet, die weiterentwickelt, besser und plausibel begründet durchgeführt und gelehrt werden sollen. Dies mündet und manifestiert sich im reformierten Pflegeberufegesetz vom 17. Juli 2017, in dem die hochschulische Primärqualifikation erstmals für die Pflege als Regelfall und nicht mehr wie bislang im Rahmen einer Modellklausel eingeführt wird. Ein Meilenstein auf dem Weg dorthin war die Einführung dualer Studiengänge wie des Studiengangs Pflege dual im Jahr 2009 an der KSH München an der Fakultät für Gesundheit und Pflege am Campus München. Zu dieser Zeit hatte die Akademisierung der Pflege zwar längst begonnen, interessanterweise aber fast ausschließlich im patientenfernen Bereich, mit den ersten weiterbildenden Studiengängen für Pflegende, dem Studiengang Pflegemanagement (an der KSH München seit 1995) und dem Studiengang Pflegepädagogik (an der KSH München seit 2005), beide waren jeweils die ersten in Bayern.

Ein solches Studium bedeutete für die Absolvent(inn)en dieser Studiengänge in aller Regel ein Ende ihrer direkten Pflegetätigkeit, die Akademisierung der Pflege wurde deshalb von Kritiker(inne)n auch problematisiert, die Pflegeakademiker/-innen wollten nicht pflegen, hieß es, ein Studium der Pflege führe „vom Bett weg“. Dies lag jedoch weniger am Willen der Studierenden, als vielmehr an der Ausrichtung der Studienangebote, die für Lehre und Leitung und nicht für wissenschaftlich fundierte Pflege qualifizieren sollten.

Das Studium Pflege dual als erstes Pflegestudium

Die Berufszulassung als Pflegefachperson mit den damaligen Berufsbezeichnungen Gesundheits- und Krankenpfleger/-in, Gesundheits- und Kinderkrankenpfleger/-in oder Altenpfleger/-in mit der Erlaubnis zur Führung der Berufsbezeichnung war mit dem alten Pflegeberufegesetz und dessen Modellklausel an die staatliche Examens-

https://doi.org/10.1515/9783110623574-033

prüfung im Rahmen der berufsfachschulischen Ausbildung gebunden. Studierende der Pflege, die keine Berufsfachschule besucht hätten, wären gezwungen gewesen, als Externe an diesen Prüfungen, die auf Berufsfachschulniveau angesiedelt waren, teilzunehmen, um als Pflegefachperson anerkannt zu werden. Die Alternative stellten duale ausbildungsintegrierende Studiengänge dar, die in verschiedenen zeitlichen Varianten mit zum Teil vorgeschalteten Phasen beruflicher Bildung wie z. B. in Rheinland-Pfalz der Bachelorstudiengang Gesundheit und Pflege B. Sc. der Katholischen Hochschule Mainz oder wie an der KSH München mit gleichzeitigem Beginn von Studium und Berufsausbildung, aber nachgelagertem Studienabschluss sowohl den ersten akademischen Abschluss (B. Sc.) als auch das staatliche Examen mit Erlaubnis zur Führung der Berufsbezeichnung verbinden (Verbundstudium[1]).

Pflege dual an der KSH München: ausbildungsintegrierend und praxisnah

An der KSH München wurde mit Pflege dual ein Studiengang implementiert, in dem die hochschulischen und die berufsfachschulischen Anteile aufs Engste verknüpft und aufeinander abgestimmt sein sollten. Die erfolgreich abgelegte staatliche Examensprüfung mit der Erlaubnis zur Führung der Berufsbezeichnung ist bis heute Voraussetzung für den erfolgreichen Abschluss des Studiums. Damit war entschieden, dass die Anerkennung als Pflegefachperson nicht extern erworben würde, sondern von Anbeginn als elementarer Teil des Studiums galt. Eine zweite Entscheidung wurde getroffen, die dem Studiengang sein spezifisches Profil gegeben hat: Das Studium integrierte von Anfang an nicht nur die Ausbildung in der Gesundheits- und Krankenpflege, sondern auch die in der Altenpflege und erhielt inhaltlich eine gerontologische Schwerpunktsetzung. Mit der Pflegeakademie in Trägerschaft der Hilfe im Alter und der Berufsfachschule für Altenpflege Sankt Korbinian der Caritas wurden zwei Kooperationspartner gewonnen, die von Anfang an in die Abstimmungen bei der Curriculumsentwicklung genauso eingebunden waren wie die der Gesundheits- und Krankenpflege – die Berufsfachschule der Barmherzigen Schwestern und die des Dritten Ordens in München. Das Studium Pflege dual war damit von Anfang an generalistisch ausgerichtet und das Profil war und ist von christlicher Wertorientierung geprägt, der Anspruch menschenwürdiger Pflege ist in allen Phasen des Lebens zu realisieren – damit hatten auch Palliative Care und Ethik von Anfang an ihren Stellenwert im Curriculum. Es verfolgte jedoch einen weiteren Anspruch: Das Studium sollte in den Semestern 1 bis 6, in denen es ausbildungsintegrierend organisiert ist, keine

1 Als Verbundstudium werden in Bayern duale ausbildungsintegrierende Studiengänge unter der Dachmarke Hochschule dual bezeichnet. Dazu gehört auch das Studium Pflege dual der KSH München.

zusätzliche Belastung mit Inhalten oder Lehrveranstaltungen für die Studierenden darstellen, die für die Ausübung der direkten Pflege und konkret die Berufszulassung ohne Relevanz erschienen. Umgekehrt formuliert: Der Anrechnung der berufsfachschulischen Lehre auf das Studium im Rahmen des Bolognaprozesses (insgesamt 60 Creditpoints) sollte eine Anrechnung der Hochschullehre auf die berufliche Ausbildung im gleichen Umfang entsprechen, um von Anfang an die Hochschullehre im praxisrelevanten Bereich zu verankern – Anrechnung von Pflegewissen sollte keine Einbahnstraße sein, ein Pflegestudium kein reines Add-on. Die Hochschullehre insbesondere in den ersten 6 Semestern als Teil des für die Berufszulassung relevanten Wissens hatte klar den Anspruch, ein wissenschaftlich fundierter Beitrag zur Primärqualifikation künftiger Pflegefachpersonen zu sein. Damit haben die Pflege dual Absolvent(inn)en der KSH München mit dem Examen stets exakt die gleichen Praxiszeiten wie die Auszubildenden aus der beruflichen Bildung absolviert. Diese enge Verzahnung umzusetzen ist eine Besonderheit des Studiums Pflege dual an der KSH München, ein Qualitätsmerkmal und zugleich mit jedem neuen Studienjahr wieder eine planerische Herausforderung für die Kooperationspartner, deren Zahl inzwischen auf sieben angewachsen ist, zwei aus dem Bereich der Altenpflege und fünf aus der Gesundheits- und Krankenpflege. Der Anspruch, die Hochschullehre von Anfang an auf die examensrelevante Berufsfachschullehre genauso anzurechnen wie dies in dualen Studiengängen üblicherweise umgekehrt der Fall ist, war ein Schritt hin auf dem Weg zu einem Ziel, das die Fakultät Gesundheit und Pflege der KSH München nie aus den Augen verloren hat und das durch das neue Pflegeberufegesetz jetzt möglich wird: die Übernahme und Verantwortung der gesamten theoretischen und praxisbezogenen Lehre durch die Hochschule.

Wirklichkeit von Pflege dual: Erfolg und Veränderungsbedarf

Das Studium Pflege dual ist in vielerlei Hinsicht ein Erfolgsmodell als Einstieg in die Akademisierung der direkten Pflege gewesen, obgleich die Koordination der drei Lernorte Hochschule, Berufsfachschule und Praxis alle Seiten – inklusive die Studierenden – vor große Herausforderungen stellt. Bislang wurden die Studienplätze besetzt, obgleich immer wieder Zweifel an der Attraktivität der Pflege für Abiturient(inn)en laut wurden. Die Abbruchraten im Studium waren im Verhältnis zum Feld der Pflege, insbesondere der Altenpflege, eher gering und die Absolvent(inn)en haben verschiedene, zum Teil sehr interessante Karrierewege im Pflege- und Gesundheitsbereich eingeschlagen. Zunehmend bieten stationäre und ambulante Einrichtungen der Altenpflege, aber auch Kliniken Stellen im Pflegebereich explizit für Absolvent(inn)en primärqualifizierender und/oder dualer Pflegestudiengänge an, sodass deren zusätzliche fachwissenschaftliche Expertise für die direkte Pflege, die dem Profil des Studiengangs und der KSH München folgend auch immer pflegeethische Perspektiven inkludiert, in der Praxis ankommen kann und – den kleinen Kohorten zum Trotz – auch wahrgenommen wird.

Das Studium ermöglicht, neue pflegewissenschaftliche Erkenntnisse in die direkte Pflege, aber auch in Prozessgestaltung, Anleitung und Beratung sowie in die Kooperation mit Assistenzkräften und mit pflegenden Laien einfließen zu lassen. Das Studium ermöglicht aber auch einen Blick über den Tellerrand hinaus, indem mit einem Auslandssemester Erfahrungen gesammelt werden können. Diese Möglichkeit wird vor allem von Pflege dual-Studierenden häufig in Anspruch genommen.

Das Ziel bleibt, Pflegefachpersonen zu qualifizieren, die das gesellschaftliche Mandat der Pflege bewusst annehmen und an der Professionalisierung der Pflege auf allen Ebenen mitarbeiten können. Dass dies gelingen kann, zeichnet sich bereits ab, denn neben der Pflegepraxis in den Einrichtungen münden viele unserer Alumni auch in andere Karrierewege ein, übernehmen nach weiterführenden Master- und Promotionsstudiengängen Verantwortung in Forschung und Lehre, im Management und in Verbänden und Schwesternschaften. Die Verweildauer im Feld der direkten Pflege mag nicht länger sein als bei herkömmlich ausgebildeten Pflegefachpersonen – um dies herauszufinden, wären allerdings Untersuchungen nötig –, das Studium bietet aber vielfältige Möglichkeiten, die einmal erworbenen Kompetenzen dem Feld zu erhalten und damit die pflegerische Versorgung und die Profession weiterzuentwickeln.

Trotz einer Vielzahl von Stellenangeboten steht die Entwicklung flächendeckend eindeutiger Stellenprofile für die Bachelorabsolvent(inn)en mit adäquater tariflicher Eingruppierung noch aus. Auch wenn im Pflegeberufegesetz erstmalig Vorbehaltsaufgaben für die hochschulische Pflegeausbildung definiert wurden, die Weiterentwicklung des Pflegestudiums hin zu einem primärqualifizierenden Angebot mit nunmehr zwei Lernorten, wie es das neue Pflegeberufegesetz ermöglicht, erfordert noch einige Schritte, um das Hochschulstudium als attraktives Angebot für eine berufliche Karriere und nicht nur als Nischenprodukt auf- und ausbauen zu können.

Primärqualifizierende Pflege an der KSH München

Ab dem Jahr 2020 entspricht das derzeitige Studienangebot Pflege dual nicht mehr den gesetzlichen Vorgaben des neuen Pflegeberufegesetzes. Vor diesem Hintergrund beabsichtigt die KSH München an der Fakultät Gesundheit und Pflege die Einrichtung des primärqualifizierenden Bachelorstudiengangs Pflege (B. Sc.), wahrscheinlich mit Start zum Wintersemester 2020/21. Durch die Einführung von Pflege (B. Sc.) wird der Studiengang Pflege dual vollständig abgelöst.

Mit dem Pflegeberufegesetz werden die unionsrechtlichen Vorgaben der Richtlinie 2005/36/EG in deutsches Recht umgesetzt. Damit wird das Pflegebildungssystem in Deutschland inklusive der hochschulischen Pflegeausbildung ab dem Jahr 2020 grundlegend geändert. Neben der rechtlichen Perspektive begründen aber auch die tiefgreifenden Veränderungen im Gesundheits- und Pflegewesen, die mit zunehmend höheren Anforderungen an die Qualifizierung der Gesundheitsberufe verbunden sind, eine primärqualifizierende hochschulische Pflegeausbildung. Der Versorgungsauftrag wird komplexer, damit einhergehend die Notwendigkeit von Veränderungen in der Arbeitsorganisation, hin zu einer kooperativ organisierten Gesundheitsversorgung mit neuen Anforderungen an die Interprofessionalität (RBS 2013, Wissenschaftsrat 2012, SVR 2007). Daraus resultieren weitere zum Teil neue Aufgaben für Pflegefachpersonen, die hochschulisch erworbene Qualifikationen erfordern.

Das geplante Konzept für den Bachelorstudiengang Pflege (B. Sc.) baut auf dem Rahmenmodell der Bayerischen Dekanekonferenz Pflegewissenschaft aus dem Jahr 2016 auf. Es wurde gemeinsam von der EVH Nürnberg, der KSH München und der OTH Regensburg weiterentwickelt. Kern der Erneuerung ist eine primärqualifizierende hochschulische Pflegeausbildung unter Berücksichtigung der gesetzlichen Vorgaben, mit der die Studierenden zur unmittelbaren Tätigkeit an zu pflegenden Menschen aller Altersstufen qualifiziert werden.

Die KSH München bzw. die Fakultät Gesundheit und Pflege übernimmt mit dem geplanten Vollzeitstudiengang die Gesamtverantwortung für die theoretische und praktische Ausbildung der Studierenden. Eine hohe Qualität wird weiterhin nur möglich sein, wenn Theorie und Praxis eng miteinander verzahnt und aufeinander abgestimmt werden. Die Praxiseinsätze werden durch das Praxis-Center der KSH München organisiert und von hauptberuflich Lehrenden der Fakultät begleitet. Damit wird die Hochschule als Lernort in den Praxiseinrichtungen sichtbar, im Gegensatz zum Studium Pflege dual, wo die Hochschule zwar einen Lernort darstellt, aber die Praxiseinsätze durch die Berufsfachschulen organisiert und koordiniert wurden bzw. werden. Das führte bzw. führt dazu, dass die Hochschule in den Praxiseinrichtungen nicht als Lernort wahrgenommen wurde bzw. wird. Die Übernahme der Verantwortung für die praktische Ausbildung bedeutet für die KSH München eine Kooperation mit verschiedenen Praxiseinrichtungen in München und der näheren Umgebung. Das Netz der Bildungspartnerschaften der KSH München wird sich damit erweitern und stärken. Mit dem geplanten primärqualifizierenden Studiengang Pflege (B. Sc.) geht die KSH München einen weiteren, sehr bedeutsamen Schritt in ihrer Positionierung als spezialisierte Bildungseinrichtung.

Die KSH München und die Fakultät Gesundheit und Pflege profitieren dabei von ihrer Expertise in der Konzeptionierung und Umsetzung des primärqualifizierenden Studiengangs der Hebammenkunde, dennoch stellen sich für den Bachelor Pflege (B. Sc.) einige Herausforderungen vor allem in der praktischen Ausbildung und in den Praxisphasen der Studierenden, für die der Gesetzgeber aktuell noch keine Vergütung vorgesehen hat und deren Anleitung noch Regelungsbedarf aufweist. Eine hochschuladäquate und refinanzierte Praxisanleitung für die Studierenden ist derzeit somit noch ein Desiderat; im Pflegeberufegesetz wurde darauf verzichtet, hier Regelungen wie für die berufliche Bildung zu treffen. Das weiterhin stark reglementierte Studium mit seinen hohen Praxisanteilen wird an alle Beteiligten bezüglich der Studierbarkeit weiterhin hohe Anforderungen stellen. Es ist noch viel zu tun, um die Vision eines primärqualifizierenden Studiums der Pflege Wirklichkeit werden zu lassen.

„Wer Visionen hat, braucht einen Arzt“[2]

Vielleicht braucht er aber eine Krankenschwester – oder in heutiger Diktion eine hochschulisch ausgebildete Pflegefachperson, die die Pflege von der Pike auf wissenschaftlich fundiert erlernt hat und in der Lage ist, selbst eine Vision vom eigenen Beruf zu entwickeln, die jenseits der derzeit üblichen Mangelverwaltung von Pflegenotstand zu Pflegenotstand liegt.

Die hochschulische Pflegebildung wird auch künftig, wie es das Pflegeberufegesetz vorsieht, nicht nur auf die direkte pflegerische Versorgung sog. komplexer Pflegebedarfe vorbereiten (PflBG § 37 Absatz 1 und 2). Es befähigt auf Basis wissenschaftlich kritischen Denkens und aktueller Erkenntnisse über organisationsbezogene Prozesse, über das gesundheitliche Versorgungssystem und gesundheits- und pflegepolitische Meinungsbildungs- und Entscheidungsprozesse, auch zur Verantwortungsübernahme für die zukünftige Gestaltung der Pflege in der Gesellschaft. An der KSH München werden auch künftig Pflegestudierende eine Haltung entwickeln können, die Advocacy und Menschenrechtsorientierung auf der Basis eines konsentierten und reflektierten Pflegeethos wie dem des ICN Ethikkodex mit hoher Fachlichkeit und Praxisnähe verbindet.

Literatur

Gesetz zur Reform der Pflegeberufe (PflBG), Bundesgesetzblatt Jahrgang 2017 Teil I Nr. 49. ausgegeben zu Bonn am 24. Juli 2017, URL: https://www.bgbl.de/xaver/bgbl/start.xav?startbk=Bundesanzeiger_BGBl&jumpTo=bgbl117s2581.pdf#__bgbl__%2F%2F*%5B%40attr_id%3D%27bgbl117s2581.pdf%27%5D__1565088400109 (letzter Aufruf: 20.07.2019).

Kellner, A. (2018). Vom Nutzen der Geschichte für die Pflege. In Kemser, J. und Kerres, A. (Hrsg.), *Lehrkompetenz lehren*, S. 22–40. De Gruyter, Berlin.

RBS – Robert Bosch Stiftung (2013). Die Zukunft der Arbeitswelt. Auf dem Weg ins Jahr 2030. URL: https://www.bosch-stiftung.de/sites/default/files/publications/pdf_import/Studie_Zukunft_der_Arbeitswelt_Einzelseiten.pdf (letzter Aufruf: 20.07.2019).

SVR – Sachverständigenrat zur Begutachtung der Entwicklung im Gesundheitswesen (2007). *Kooperation und Verantwortung – Voraussetzungen einer zielorientierten Gesundheitsversorgung*. SVR, Bonn.

Wissenschaftsrat (2012). Empfehlungen zu hochschulischen Qualifikationen für das Gesundheitswesen. URL: https://www.wissenschaftsrat.de/download/archiv/2411-12.html (letzter Aufruf: 20.07.2019).

2 Das Zitat wird wahlweise dem deutschen Alt-Bundeskanzler Helmut Schmidt oder dem österreichischen Alt-Bundeskanzler Franz Vranitzky zugeschrieben.

Carola Nick

„Studierte Pflegekräfte? Braucht's das?" Das Praxis-Center als Türöffner für akademisch gebildete Pflegefachpersonen

Praxis-Center nehmen eine zentrale Rolle an Hochschulen für angewandte Wissenschaften ein. Sie gewährleisten für Studierende, Lehrende und Praxisvertreter/-innen eine qualitätsgesicherte Theorie-Praxis-Verknüpfung. Dazu sind tragfähige Kooperationsbeziehungen mit Praxiseinrichtungen notwendig, um Praxisprojekte, Praxissemester, Praxisreflexionen, Projekttage, Exkursionen etc. zu ermöglichen. Im Mittelpunkt steht immer folgende Frage: Wie gelingt es, wissenschaftsbasierte Theorie und Konzeptorientierung im konkreten Arbeitsalltag kostendeckend und wertebasiert anzuwenden? Während doch die Berufspraxis von Sozial- und Gesundheitsberufen meist bedeutet, flexibel, empathisch und intuitiv auf ständig wechselnde Bedarfe von außen zu reagieren.

Im Fall der Pflegestudiengänge habe ich den Eindruck, dass eine weitere Herausforderung hinzukommt: Akademisierungswünsche von Pflegenden wirken fast immer irritierend, manchmal als Affront oder – in abgemilderter Form – wie purer Luxus. Theoretiker/-innen aus dem Elfenbeinturm seien keine Hilfe, wenn im Schichtbetrieb „am Bett" zupackende Hände fehlten. Für mich wirkt dies befremdlich und vertraut zugleich. Deshalb möchte ich handfeste Dinge wie Praktikumsverträge, Qualitätskriterien und Abgabefristen, die die Arbeit in der Verwaltungseinheit Praxis-Center vordergründig dominieren, zum Anlass für weitergehende Überlegungen nehmen. Denn regelmäßig sehe ich mich als Referentin an der KSH München mit etwas konfrontiert, das Clifford Geertz „[...] eine Vielfalt komplexer, oft übereinandergelagerter [sic!] oder ineinander verwobener Vorstellungsstrukturen, die fremdartig und zugleich ungeordnet und verborgen sind [...]" nennt (Geertz 2015: 15). Anders ausgedrückt: Im Praxis-Center treffen verschiedene Welten aufeinander. Zunächst bin ich umgeben von der Welt der Hochschule, die ihre Studierenden ermutigt, professionell zu arbeiten, also Handlungen mithilfe von Theorien abzuwägen, zu entscheiden und zu begründen. Zusätzlich sollen Studierende lernen, die eigenen Rollen zu reflektieren, Rahmenbedingungen mit ihren Konsequenzen für das eigene Arbeitsfeld zu analysieren und in Konfliktsituationen wohlüberlegt Stellung zu beziehen. Parallel dazu wirkt in der Öffentlichkeit und im Berufsfeld selbst das tradierte Berufsverständnis fort, im Sinne der zupackenden, einfühlsamen „Schwester" mit dem Herz am rechten Fleck. Sie braucht zwar Wissen, um adäquat handeln zu können, sollte aber vor allem möglichst effizient und geräuschlos im Getriebe einer Gesundheitsfabrik „den Laden am Laufen halten" und „für alles und nichts" zuständig sein. Auch ich erfuhr als Schülerin der Kinderkrankenpflege vor 25 Jahren in meinen Praxiseinsätzen von den anleitenden Team-

https://doi.org/10.1515/9783110623574-034

mitgliedern, dass „schulisches“ Wissen Luxus sei, das mit dem „echten Leben auf Station“ nicht viel zu tun habe. Ich nahm also während der Ausbildung unbemerkt die vorherrschende Haltung zu Wissen, Lernen und Bildung auf, welche lautete: „Nur was im Arbeitsalltag unmittelbar anwendbar ist, ist relevantes Wissen.“

Dass diese Haltung weiter fortwirkt bzw. durch die inzwischen stark verdichteten Arbeitsabläufe verstärkt wird, bestätigen mir Erzählungen von Studierenden unserer Hochschule. Manche von ihnen berichten, dass sie im Kolleg(inn)enkreis eher vermeiden, über ihr Studium zu sprechen. Studierende der Pflegepädagogik oder des Pflegemanagements sind in der Regel berufserfahrene Pflegefachpersonen aus unterschiedlichen Fachgebieten und Hierarchieebenen. Sie arbeiten üblicherweise im erlernten Beruf weiter, um ihr Studium zu finanzieren. An der Hochschule berichten einige von ihnen, dass sowohl von Vorgesetzten als auch von Teammitgliedern ihrer Mitteilung „Ich studiere jetzt!“ entweder mit Gleichgültigkeit, Kopfschütteln oder Ablehnung begegnet wird. Mir selbst erging es ebenso, als ich vor 20 Jahren das damals noch sehr neue Pflegemanagement-Studium aufnahm. Aber warum ist dieses Phänomen weiterhin verbreitet? Obwohl Pflegestudiengänge selbst in Bayern seit immerhin einem Vierteljahrhundert existieren? Obwohl „lebenslanges Lernen“ als gesellschaftliches Ideal propagiert wird? Obwohl der Veränderungsdruck in der Pflege groß ist, sowohl aufgrund der ständig fortschreitenden wissenschaftlichen Erkenntnisse in spezialisierten Teildisziplinen als auch aufgrund der sich andauernd wandelnden gesetzlichen Rahmenbedingungen? Eigentlich sind wissensdurstige Mitarbeiter/-innen doch dabei nur von Vorteil für die Unternehmen?

Stattdessen erfahren Pflegefachpersonen immer wieder: Wer studiert, wird „abtrünnig“, lässt die anderen im Stich oder fühlt sich scheinbar als „was Besseres“. Wer studiert, hat Sonderwünsche bezüglich der Arbeitszeit, steht nicht mehr als Vollzeitkraft zur Verfügung, springt seltener ein und beginnt seltsame Fragen zu stellen. Wer studiert, macht sich selbst zum Außenseiter. „Die Führung des akademischen Grades geht [...] mit einem Identitätsrisiko einher“ (Gerlach 2013: 212). Außerdem geht das Anstreben des akademischen Grades mit deutlichen Finanz- und Gesundheitsrisiken einher. Durch die Reduzierung der Arbeitszeit verringert sich das Monatseinkommen, während gleichzeitig die Anforderungen im Lebensalltag wachsen, besonders wenn nicht nur berufs- sondern zusätzlich familienbegleitend studiert wird. Der individuelle Bildungsaufwand ist also hoch. Gleichzeitig erfahren Pflegestudierende, dass die bis dato selbstverständliche Verwurzelung im Berufsfeld durch das Studium infrage gestellt, gelockert, durcheinandergewirbelt wird.

Auch die Situation der Pflege dual-Studierenden, wenn sie zum ersten Mal in Kontakt mit der Berufsgruppe treten, ist besonders während der Praxiseinsätze von Ambivalenz geprägt. Sie wirken mit ihren Rückfragen und Bitten um Erläuterungen schnell als unangepasst, lästig, inkompetent oder als Störfaktor für die Arbeitsabläufe. Aber warum ist deren Auftreten so irritierend für die Praktiker/-innen? Es handelt sich doch ebenfalls um Lernende und um zukünftige Kolleg(inn)en, die an den Beruf herangeführt werden wollen. Hierfür gibt es meiner Ansicht nach verschiedene Gründe.

Zunächst verfügen nahezu 100 Prozent der Kolleg(inn)en in der Pflegepraxis über eine berufsfachschulische Ausbildung, da das Angebot von primärqualifizierenden Studiengängen erst seit wenigen Jahren existiert. Pflege studierende Kolleg(inn)en wirken also „an sich" ungewohnt. Denn die von Fremdbestimmung geprägte Geschichte der beruflichen Pflege ließ lange Zeit einen eigenen Gegenstandsbereich Pflege „un-denkbar" erscheinen. Wenn Pflegende studierten, dann entschieden sie sich früher für Psychologie, Medizin oder Pädagogik. Damit verließen sie in der Regel das Berufsfeld der Pflege. Umso erfreulicher ist es, dass es zunehmend gelingt, Grundpfeiler einer wissenschaftsbasierten Berufspädagogik und Pflegedidaktik herauszuarbeiten.

Zusätzlich sind die seit drei Jahrzehnten andauernden Akademisierungsbestrebungen ursprünglich als ein Projekt von einzelnen engagierten Gruppierungen innerhalb der Berufsgruppe entstanden. Dieser Charakter des Elitären schwingt für viele Berufsangehörige bei den aktuellen Diskussionen bis heute mit.

Pflegepraktiker/-innen haben tendenziell ein verwertungs- und zweckorientiertes Lernverhalten verinnerlicht. Lebenslanges Lernen im Berufsverlauf ist nicht formalisiert festgeschrieben. Denn wer einmal erfolgreich das Examen absolviert, behält die Berufszulassung bis zum Rentenalter. Wenn Fortbildungen besucht werden, müssen sie sich „rentieren", also im Arbeitsalltag unmittelbar Wirkung zeigen. Bildung dagegen meint etwas anderes: „Allgemeine Bildung ist zweck*frei*, aber nicht zweck*los*. Sie dient dazu, Selbständigkeit, Kritikfähigkeit, Verantwortlichkeit, Friedfertigkeit und Handlungsfähigkeit herauszubilden. Bildung dient also der Menschwerdung des Menschen" (Krautz 2009: 4).

Bildung wird hier als lebenslanger Prozess verstanden, der nie abgeschlossen sein kann. Als „Containerwort" wirkt es einerseits vertraut und andererseits sehr unbestimmt. Die Unbestimmtheit des Bildungsbegriffs geht einher mit Unsicherheit. Hier ist auch die inhaltliche Unsicherheit gemeint, denn Bildungsprozesse werfen häufig mehr Fragen als Antworten auf. Dies ist typisch für Studierende, wirkt aber auf Pflegende mit berufsfachschulischer Sozialisation äußerst ungewohnt.

Daneben ist eine der grundsätzlichen Erfahrungen in der Pflegearbeit die der wohlmeinenden, jedoch häufig nicht zielführenden Sorge durch Berufsfremde. Berufsgruppen, die sich besonders um originäre Belange der Pflege annehmen, sind ausschließlich „Studierte" (also beispielsweise Juristen, Mediziner, Theologen, Betriebswirtschaftler oder sozialpädagogisch gebildete „Pflegeexperten"). Vielleicht rührt auch daher die Skepsis gegenüber akademischer Bildung? Unterschwellig wird bei Vertreter(inne)n der akademisierten Pflege die Berufszugehörigkeit infrage gestellt. Ob sie tatsächlich in der Lage seien, einen substanziellen Beitrag zur Verbesserung der Situation pflegebedürftiger Menschen zu leisten? Ist das „Pflege", was die da machen? Dabei wird häufig übersehen, dass gerade Pflegeakademiker/-innen über tiefe intrinsische Motivation verfügen. Ihr Ziel ist es, die Zustände in der Branche zu verbessern. Sie möchten dies mittelfristig entweder durch Verantwortungsübernahme im Management oder durch Lehren und Unterrichten erreichen. Gleichzeitig hilft diese Mission vielen von ihnen, die Anforderungen des Studiums zu bewältigen (vgl. Gerlach 2013: 213).

Mein eigener Berufsweg in der Pflege dauert seit 25 Jahren an. Er ist ein bunter Flickenteppich aus berufsfachschulischer Erstausbildung, Zertifikatskursen und Hochschulabschluss in Kombination mit Tätigkeiten auf Intensivstationen, im ambulanten Dienst und in Pflegeheimen, bei Neugeborenen und Hochaltrigen, in Leitungsfunktion oder als Beraterin. Ich fühle mich verwoben mit den Erfahrungen und Lebenswelten meiner Berufsgruppe. Deshalb ist es mir ein Anliegen, die oben skizzierten Strömungen miteinander ins Gespräch zu bringen. Ich sehe es als meine Aufgabe im Praxis-Center an, Lotsin und Übersetzerin zu sein, um das gegenseitige Verständnis zwischen Studierenden und Berufserfahrenen zu erhöhen. Uns alle eint das gemeinsame Ziel, die Versorgung der Personen, die sich uns anvertrauen, möglichst optimal zu gestalten.

Manchmal höre ich von Außenstehenden: „Pflegende sollen studieren? Sind die dann nicht a bisserl überqualifiziert?“ Folgt man den Ausführungen von Jochen Krautz, kann es meiner Meinung nach nie ein Zuviel an Bildung für Pflegende geben! Denn das wünsche ich mir: In einer Situation, die mich hilfsbedürftig, abhängig und unsicher macht, zu wissen, dass sich eine kluge, emphatische, lebenserfahrene pflegerische Fachperson wohlüberlegt und durchsetzungsstark im interdisziplinären Team – für meine Angehörigen nachvollziehbar – in meinem Sinne einsetzt.

Literatur

Geertz, C. (2015). *Dichte Beschreibung*. Suhrkamp, Frankfurt am Main, 13. Aufl.

Gerlach, A. (2013). *Professionelle Identität in der Pflege. Akademisch Qualifizierte zwischen Tradition und Innovation*. Mabuse, Frankfurt am Main.

Krautz, J. (2009). Bildung als Anpassung? Das Kompetenz-Konzept im Kontext einer ökonomisierten Bildung. *Fromm Forum*, 13:87–100.

Hildegard Schröppel

Simulation und Skill-Training – Relevanz für die Lehre und die Praxis

Wer sich in die Rolle eines/einer Auszubildenden in einem Pflege- und Gesundheitsberuf versetzt, der/die das erste Mal einen Blasenkatheter legen soll, wird sich vermutlich angespannt, unsicher und ängstlich fühlen. Wer sich umgekehrt vorstellt, der/die betreffende Patient/-in zu sein, wäre wohl kaum wesentlich entspannter. Diese kleine mentale Simulation kann leicht vor Augen führen, dass Auszubildende und Patient(inn)en entscheidend davon profitieren, wichtige Pflegeinterventionen zuerst in nachgestellten Situationen und an Übungsmodellen zu erproben und einzuüben, bevor sie an „echten" Menschen ausgeführt werden.

Genau zu diesem Zweck konzipierte Skill-Trainings und Simulationen breiten sich seit den 1980er-Jahren in fast allen Gesundheitssystemen der Welt rasant aus. Das Interesse in Deutschland entwickelte sich erst nach der Jahrtausendwende, seit bildungspolitische Neuausrichtungen handlungsorientierte Kompetenzen verstärkt in den Fokus rücken (vgl. Kultusministerkonferenz 2005). Skill-Trainings und Simulationen mit digital steuerbaren Pflegemodellen, lebenden Simulationspersonen und virtuellen Computerprogrammen bieten hier eine Vielfalt an neuen Möglichkeiten.

Dieser Beitrag will in fünf Schritten ein Grundverständnis für die Begrifflichkeiten und Konzepte von Simulations- und Skill-Trainings legen, deren Entwicklung an der KSH München aufzeigen, aktuelle Schwierigkeiten der praktischen Ausbildung in der Praxis und an Hochschulen skizzieren, die Bedeutung von Simulation für Lehre und Lernen sowie für die Praxis der Pflege- und Gesundheitsberufe herausarbeiten und schließlich einige der damit verbundenen Herausforderungen darstellen.

Grundlegende Begriffe und Konzepte

Die Begriffe „simulieren" und „Simulation" werden in unterschiedlichen Kontexten gebraucht. Sie leiten sich vom Lateinischen simulatio ab und meinen Heuchelei, Verstellung, Täuschung (Köck 2008: 461). In der Wissenschaft steht simulieren dafür, „Sachverhalte, Vorgänge mit [technischen, naturwissenschaftlichen Mitteln] zu Übungs-, Erkenntniszwecken modellhaft nach[zu]bilden oder wirklichkeitsgetreu nach[zu]ahmen" (Duden o. J.). Professionell werden Simulationen primär in der Pädagogik, Forschung und Systementwicklung eingesetzt (Society for Simulation in Healthcare 2017). Doch trotz aktueller Bemühungen wird der Begriff in den Sozial- und Pflegewissenschaften relativ uneinheitlich verwendet (z. B. Gaba 2004: i2; Geuting 2000: 8; Köck 2008: 461).

https://doi.org/10.1515/9783110623574-035

In diesem Beitrag wird Simulation für pädagogische Verfahren gebraucht, die auf erfahrungsbasiertem und reflexivem Lernen in einer nachgestellten Realität beruhen und auf den Erwerb von Handlungs-, Interaktions- und Reflexionskompetenz abzielen. Simulation wird im Wesentlichen durch drei Elemente bestimmt:

- In realitätsnahen, meist interaktionsfähigen Umgebungen oder an Übungsmodellen werden zentrale räumlich-materielle, physische und/oder psychosoziale Aspekte, beeinflussbare Prozesse und wechselseitige Zusammenhänge von Aufgaben und Problemen einer realen Lebens- und Handlungswelt nachgebildet (Geuting 2000).
- Lernende können hier in einer definierten Rolle eines selbstverantwortlich handelnden Subjekts mit der möglichst real empfundenen Umgebung/dem Modell in Interaktion treten (Immersion), um Erfahrungen mit einer auf ihre Fähigkeiten abgestimmten Aufgabe/Problemstellung und den realistischen Wirkungen ihres Handelns zu machen (Gaba 2004).
- In einer Nachbesprechung (Debriefing) ermöglichen angeleitete (Selbst-)Reflexion und dosiertes Feedback den Lernenden, aus ihren Erfahrungen zu lernen, indem sie mentale Handlungsgrundlagen elaborieren und korrigieren (Ellis, Davidi 2005) und bisher implizites Wissen, Können und Wollen bewusst integrieren (Nestel et al. 2011).

Simulationen im weiteren Sinne umfassen ein breites Spektrum von sehr einfachen bis zu sehr komplexen Formaten (low bzw. high fidelity). Unter Simulationen im engeren Sinne werden hier komplexe Formate verstanden, welche mehrere Kompetenzdimensionen ansprechen und die Bearbeitung individueller und bisher unbekannter Problemstellungen anstreben, wie z. B. eine Pflegeintervention in der Kommunikation mit einer Patientin fachgerecht durchzuführen. Skill-Training wird hier für einfachere Simulationsformate gebraucht, die eine einzelne Kompetenzdimension fokussieren und auf die sichere Beherrschung von Grund- bzw. Teilfertigkeiten (Skills) abzielen (Köck 2008: 464). Beispielsweise könnte es darum gehen, einen suprapubischen Blasenkatheter zu wechseln. Grundlegende theoretische Bezüge des Lernens durch Simulation zu den Arbeiten von John Dewey (1910), David A. Kolb (2015) und Donald A. Schön (1983, 1987) können hier nicht ausgeführt werden.

Aufbau der Labore und Trainings in verschiedenen Studiengängen

Der Aufbau simulationsbasierter Lehre begann an der KSH München mit der Anschaffung eines Pflegesimulators. Danach richtete die Fakultät Gesundheit und Pflege eine Referentenstelle ein, baute einen ca. 20 Quadratmeter großen Raum im Untergeschoss zu einem Simulations- und Skill-Labor um und experimentierte mit ersten Simulationen. Das neue Lehr-Lern-Format fand vor allem in den Studiengängen Pflege dual und Pflegepädagogik eine derart gute Resonanz, dass die Labore schon bald in einem separaten Gebäude auf ca. 130 Quadratmeter Gesamtfläche erweitert wurden.

Derzeit sind drei wirklichkeitsnah eingerichtete Simulationsräume in Betrieb, ein Krankenhauszimmer, ein privates Pflegezimmer und ein flexibel gestaltbarer Beratungs- bzw. Gemeinschaftsraum. Ein pflegegerechtes Duschbad soll folgen. In technischen Fertigkeiten-Trainings und körperbezogenen Simulationen lernen die Studierenden mit einem digital steuerbaren Patientensimulator. Mit ihm lassen sich pathologische Symptome und Veränderungen sowie die Wirkung von Pflegeinterventionen auf Vitalzeichen, Lungen- und Herztöne usw. simulieren, kommunikative Interaktion ist über ein zugeschaltetes Mikrofon auf Verbalsprache und Stimme begrenzt. In Kommunikations- und Interaktionstrainings wird mit Simulationspersonen gearbeitet. Sie erhalten ein spezielles Rollen- und Feedback-Training, um krankheitsspezifische psychische oder motorische Einschränkungen darzustellen, in Interaktionen typische Reaktionen von Patient(inn)en, Angehörigen, Auszubildenden oder anderen Personen zu simulieren und im Debriefing effektives Feedback zu geben.

Für die Nachbesprechung (Debriefing) stehen vielfältige objektive und subjektive Informationsquellen zur Verfügung. Zunächst können die studentischen Akteure ihre Erfahrungen und ihre mentalen Handlungsgrundlagen selbst artikulieren und dann mit Hilfe vielfältiger Feedback-Möglichkeiten differenziert reflektieren. Video-Aufzeichnungen der Trainings stehen für detailgenaue Beobachtungen und (Mikro-) Analysen zur Verfügung und automatisch generierte Protokolle des Simulators informieren über physische Veränderungen im Zusammenhang mit bestimmten Interventionen. Die Simulationspersonen können aus der Perspektive ihrer jeweiligen Rolle Rückmeldungen geben. Neben dem kollegialen Feedback studentischer Peers, bieten vor allem Lehrende wertvolles Experten-Feedback, das insbesondere auch wissenschaftliche Erkenntnisse und Methoden einbezieht.

In den Studiengängen Pflege dual und Pflegepädagogik werden die Simulationen für unterschiedliche Ziele und Inhalte eingesetzt. Da die Studierenden hier über grundlegende, an Berufsfachschulen erworbene Pflegefertigkeiten verfügen, wird im Studium vorwiegend mit komplexen Simulationen gearbeitet. Im Studiengang Pflege dual werden beispielsweise der Erstbesuch bei einem Schlaganfall-Patienten und die Interaktion mit einer demenzkranken Heimbewohnerin simuliert. Im Pflegepädagogik-Studium trainieren angehende Lehrkräfte u. a. ein Lernentwicklungsgespräch mit Pflegeschüler(inne)n zu führen und als Praxisbegleiter/-in die Praxisanleiter/-innen der Ausbildungseinrichtungen zu unterstützen.

Für den Start des Bachelorstudiengangs Hebammenkunde im Wintersemester 2019/20 erfolgten sukzessive Erweiterungen der Labore. Das primärqualifizierende Studium baut auf keinem beruflichen Abschluss auf. Daher wurde ein Skill-Lab eingerichtet, um in den ersten Semestern an anatomischen Modellen und Part-Task-Trainern Grundlagenwissen und -fertigkeiten zu entwickeln. An einem Beckenmodell ist es z. B. möglich, das Wissen über den physiologischen Geburtsweg aufzubauen oder mit einem Tast-Set die Fertigkeiten zur Durchführung einer Vaginaluntersuchung einzuüben. Mitte des Studiums beginnen im Kreißsaal-Labor die Simulationen mit digital steuerbaren Ganzkörpermodellen von Mutter und Fetus/Neugeborenem oder mit einer Schauspielerin mit einem umgeschnallten Geburtshilfe-Trainer, um – wie bei einer realen Geburt – physiologische und kommunikative Vorgänge und Interventionen zeitgleich zu simulieren und zu trainieren. Hier können die Studierenden komplexe Kompetenzen für verschiedene Geburtsarten, Komplikationen und kommunikative Situationen entwickeln. Zum Ende des Studiums sind interprofessionelle Simulationen geplant, um für geburtshilfliche Notfälle und für die Zusammenarbeit mit Ärzt(inn)en auszubilden.

Im Wintersemester 2020/21 wird ein weiterer primärqualifizierender Studiengang für die generalistisch ausgerichtete hochschulische Pflegeausbildung beginnen. Unter der Gesamtverantwortung der Hochschule wird die KSH München dann erstmals für die theoretische und praktische Lehre sowie sämtliche Praxiseinsätze zuständig sein. Dafür sind die Labore und die Lehre dann stärker auf pflegerische Grundfertigkeiten und die Pflege von Kindern und Jugendlichen auszurichten.

Schwierigkeiten der praktischen Ausbildung in Hochschule und Praxis

Die praktische Ausbildung in den Pflege- und Gesundheitsberufen stößt an den Lernorten Hochschule und Praxis auf einige Schwierigkeiten, die nachfolgend kurz beschrieben werden. Hochschulen haben begrenzte Möglichkeiten, praktisches Handeln in Realsituationen einzuüben oder erfahrbar zu machen. Beim Transfer praktischer Aufgaben- und Problemstellungen an die Hochschule werden kontextuelle Merkmale häufig verbal-sprachlich transformiert oder entfallen gänzlich. Studierende bearbeiten hier Handlungsprobleme typischerweise in nicht authentischen, sondern eher in praxisfernen oder -fremden Ersatz-Aktivitäten (Brown et al. 1989: 34). An die Stelle von subjektiv organisierten Wahrnehmungen, Entscheidungen, Handlungen, natürlichen inneren und äußeren Konsequenzen treten primär verbal-sprachliche Informationen, abstrakte Konzepte sowie kognitive Aktivitäten und Bewertungen. Derart gerahmte Aktivitäten zielen weniger auf berufliche Handlungskompetenz. Das abstrakt und kontextunabhängig erlernte Wissen bleibt oft träge und für Anwendungen kaum brauchbar (Gruber et al. 2000; Steiner 2006: 197).

Auch das Feedback zu Erfahrungen aus der Praxis stößt in den traditionellen Lehr-Lern-Formaten der Hochschule an Grenzen. Zum einen sind die Berichte der Studierenden anfällig für systematische Fehler- und Verzerrungstendenzen, da automatisierte Handlungen weitgehend unbewusst ablaufen und Menschen dazu neigen, inkompatible Informationen bzw. divergierende Perspektiven zu selektieren und Erinnerungen im Nachhinein zu verändern. Zum anderen haben Lehrende selten Gelegenheit, unmittelbar Kenntnis darüber zu erlangen, wie Studierende in der Praxis denken und handeln (Brown u. a. 1989: 34). Vor diesem Hintergrund kann es schwierig sein, ineffektive Strategien und Fehlkonzepte aufzudecken und zu korrigieren oder aus den individuellen Praxiserfahrungen valide Schlussfolgerungen zu ziehen (Ellis, Davidi 2005).

In Pflege- und Gesundheitseinrichtungen ist die praktische Ausbildung ebenfalls mit besonderen Schwierigkeiten behaftet. Grundsätzlich steht hier das Wohl der Patient(inn)en über den Lernzielen der Auszubildenden (Fowlkes et al. 1998: 215). Die Ausbildungsinhalte sind abhängig von den Erkrankungen und Pflegebedarfen der aktuell zufällig versorgten Patient(inn)en. Selten oder akut auftretende Ereignisse, die risikoreiche Interventionen erfordern, sowie inkonsistentes Handeln von Pflegepraktiker(inne)n sind schwer mit systematisch aufgebauten, curricular strukturierten Lernprozessen zu vereinbaren (Becker 2013: 214; Fowlkes et al. 1998: 215; Gaba 2004: i5). Über- und Unterforderung der Auszubildenden sind nicht immer vermeidbar, ebenso wenig direktive Eingriffe der Praxisanleitungen, um eine akute Gefährdung von Patient(inn)en abzuwenden.

Auch vertiefte Reflexionen und differenziertes Feedback sind in der Praxis nicht immer optimal. Aufgrund von Handlungsdruck und Mangel an qualifiziertem Personal sind Zeit und wissenschaftliche Expertise nicht selten begrenzt. Praxisanleitungen geben Auszubildenden zum Teil erst zeitverzögert Rückmeldung, wenn die Erinnerungen schon an Verzerrungen, Genauigkeitsverlusten und Lücken leiden. Reale Patient(inn)en dagegen sind unter dem Erleben von Stress, Zeitdruck und Abhängigkeit und/oder kommunikativen Einschränkungen nicht immer in der Lage, aufrichtige und lernförderliche Rückmeldungen zu geben (Schlegel 2015: 12).

Bedeutung von Skill-Training und Simulation für Hochschule und Praxis

Dieses Kapitel beleuchtet ausgewählte Aspekte der Bedeutung von Skill-Training und Simulation für das Lehren und Lernen an Hochschulen, für die Praxis der Pflege und für das Verhältnis von Theorie und Praxis. Indirekt will es auch zu einer Legitimation von Simulationen an Hochschulen und zum wechselseitigen Austausch zwischen Lehre und Praxis beitragen.

Wenn es bei der Entwicklung von Simulationen gelingt, die Expertise von Praxis und Hochschule zu verbinden, sind viele Schwierigkeiten der praktischen (und auch theoretischen) Ausbildung zum Vorteil von Studierenden, Praxiseinrichtungen und Hochschulen zu überwinden. Experten aus der Praxis können zur Entwicklung einer Simulation wichtige Kontextinformationen wie realitätsnahe Aufgaben/Problemstellungen/Ereignisse und konkrete Aktionen/Handlungen/Abläufe beisteuern (Schick et al. 2015), die in den Laboren realisierbar sind. In der Simulation auftretende Ereignisse können im Voraus geplant und während des Ablaufs gesteuert werden, was strukturiertes, systematisches Lehren und Lernen ermöglicht. Konkrete Anforderungen können leicht über dem aktuellen Fähigkeitsstand der Lernenden konzipiert und von hilfreichen sogenannten Lebensrettern flankiert werden, falls Studierende einzelne Teilaufgaben (noch) nicht selbständig lösen können (Scaffolding). Beispielsweise könnte eine Lehrperson am Simulator ein überhörtes Atemproblem verstärken oder ein Rollenspieler als Kollege einen Hinweis geben, um weiterzukommen und erfolgreiches Handeln zu stützen. Auf diese Weise können die Studierenden selbstständig und nahezu frei von korrektiven Eingriffen handeln (Dieckmann et al. 2010: 219). Sie erhalten individuell sehr genau dosierte Hilfestellungen für ihre nächsten Entwicklungsschritte (Wygotskij 1934, 1986: 240) und erleben weniger Frustrationen und mehr Erfolge, die Selbstvertrauen und Motivation für ihr Berufsziel stärken.

Das in die Simulation eingebrachte alte und das neu angeeignete (prozedurale) Erfahrungswissen ist den Studierenden bis zu diesem Punkt teilweise noch nicht bewusst. Daher ist es im Debriefing von herausragender Bedeutung, das „ungedacht Gewusste (unthought known – Bollas 1987)" (zit. in Powell, Cooper, Hoffman, Marvin 2013: 123) in bewusste Wissensstrukturen zu integrieren und auf einem höheren Kompetenzniveau mit einem realistischen Selbstbewusstsein zu verbinden (Andreatta/Lori 2013: 39). Aus diesem Grund ist das Debriefing eine – wenn nicht gar die – zentrale Schlüsselkomponente beim simulationsbasierten Lernen (Dreifuerst, Decker 2012). Durch gut angeleitete Reflexion und konstruktives Feedback können Studierende hier vor allem lernen, ihre inneren Handlungsgrundlagen zu erkennen, Wirkungszusammenhänge zu analysieren und ihre bewussten Wissensstrukturen so zu (re-)organisieren, dass sie im praktischen Handeln individuelle, situative und wissenschaftliche Anforderungen flexibel aufeinander anpassen können.

Unmittelbar nach einer Simulation kann die Lehrperson im Debriefing auf der Basis eigener Wahrnehmungen substanziiert Feedback geben und Studierende zu vertieften Analysen und Reflexionen anleiten. Zahlreiche Debriefing-Verfahren bieten Anleitungen für unterschiedlichste Lernsituationen und -gruppen (z. B. Rudolph et al. 2007). Die Vorgehensweisen variieren, aber immer geht es darum, konkrete (Inter-)Aktionen in ihrem individuellen und situativen Kontext bewusst wahrzunehmen, zu analysieren, zu bewerten und für das Lernen zu nutzen:

- Innere und äußere Wahrnehmungen artikulieren: Wie genau war die Situation und was habe ich da konkret erlebt und gemacht?
- Arbeitshypothesen (mentale Modelle) bewusst machen: Was habe ich mir dabei gedacht? Was weiß ich noch darüber? Was denken andere darüber?
- Arbeitshypothesen prüfen: Was genau hat das, was ich entsprechend getan habe, bei der pflegebedürftigen Person, bei Angehörigen, Kolleg(inn)en, Mitarbeiter(inne)n ausgelöst/bewirkt?
- Wirkungszusammenhänge erkennen: Aha, wenn ich das tue, hat das diese Wirkung.

- Transfer sichern: Das Gelernte kann ich auch in diesen anderen Situationen einsetzen.

Abhängig vom Konzept können viele unterschiedlich kombinierte Informationsquellen einbezogen werden. Teilnehmende der Simulation können als Simulationsperson und eingebettete Rollenspieler/-in subjektive Perspektiven einbringen, ebenso unbeteiligte Beobachter/-innen wie Peers und Lehrende (Fanning, Gaba 2017). Audio-Video-Aufzeichnungen der Trainings und digitale Ereignisprotokolle der Simulatoren steuern objektivere, genauere Daten bei als die kapazitätsbegrenzten, verzerrungsanfälligen menschlichen Wahrnehmungs- und Gedächtnissysteme. Zeitraffer, Zeitlupe, Stills, Wiederholungen, Fokussierungen und Vergrößerungen erlauben sehr exakte, teils mikroskopisch genaue Analysen.

Aktuellen Reviews zufolge erreichen simulationsbasierte Ausbildungen signifikante Verbesserungen bei Wissen, Fertigkeiten und Haltungen (Nestel et al. 2011) und sind im Vergleich zu traditioneller Bildung deutlich effizienter (McGaghie et al. 2011). Lernen in Simulationen folgt einem Weg, der dem typischen Lernen an Schulen entgegengesetzt verläuft (Wygotskij 1934 und 1986: 256). Es beginnt mit relativ freiem, spontanem Handeln in lebensnahen Situationen, abstrahiert aus gemachten Erfahrungen und schließt mit der bewussten Einsicht in abstrakte Strukturen. Derart situiertes (Nückles, Wittwer 2014: 245) und abstrahiertes Wissen (Messner 1978 und Adams 1989 in Steiner 2006: 197) bietet sehr gute Voraussetzungen für nahen und fernen Transfer. Einrichtungsträger und -management erwarten daher große Verbesserungen für die Qualität und Effizienz von Ausbildung und Pflege (Gaba 2004: i2). Patient(inn)enrechte und -sicherheit liefern weitere wichtige Argumente, vor allem seltene Ereignisse sowie risikoreiche Interventionen erst an Simulatoren zu trainieren, bevor sie in der Realität an echten Patient(inn)en zum Einsatz kommen (Becker 2013: 214; Decker 2012: 14; Gaba 2004: i5; Loewenhardt et al. 2014).

Herausforderungen simulationsbasierter Ausbildung

Simulationen ermöglichen einen geplanten stufenweisen Aufbau komplexer Handlungskompetenz und eine zeitnahe, systematische Reflexion der Handlungspraxis. Hierin liegen deutliche Vorteile gegenüber einer rein klinisch-praktischen Pflege- und Gesundheitsausbildung (Becker 2013: 217). Gleichwohl sind sie kein Allheilmittel für alle Probleme der Pflege- und Gesundheitsausbildung und sind ebenfalls mit gewissen Herausforderungen verbunden:

- Simulationsbasierte Lehre birgt auch Risiken. Ungünstig geplante Simulationen können zum Aufbau von Fehlkonzepten führen, wenn etwa wichtige Krankheitssymptome – wie Veränderungen der Hautfarbe – am Simulator nicht darstellbar sind und Studierende diese in der Praxis dann unbeachtet lassen oder für unwichtig halten. Einige Lernende haben zudem unüberwindbare Schwierigkeiten, sich auf simulierte Situationen oder Video-Aufnahmen einzulassen, was ihr Lernen deutlich beeinträchtigen kann. Unzureichendes Debriefing kann die psychische Sicherheit der Studierenden bedrohen, wenn die Herausforderungen der Simulation große Aufregung, Wut, Betroffenheit oder Frustration auslösen und Lehrende nicht in der Lage sind, eine angemessene Hilfe zur Bearbeitung der Gefühle zu leisten (Weller et al. 2012: 3).

– Simulationsbasierte Lehre verdeutlicht die wahren Kosten einer effektiven, effizienten und zugleich sicheren Pflege- und Gesundheitsbildung, die nicht (nur) an realen Patient(inn)en erfolgt (Weller et al. 2012: 4). Der Bedarf an speziell eingerichteten Räumen und Ausstattungen, besonderen Qualifikationen von Lehr- und Simulationspersonen sowie die Notwendigkeit, in Kleingruppen zu lehren, verursachen deutliche Mehrkosten im Vergleich zu traditionellen Lehr-Lern-Formaten. Die Finanzierung der zusätzlichen Ressourcen ist in den Pflege- und Gesundheitsstudiengängen bislang nicht ausreichend berücksichtigt. Daher erfordert die breite Implementierung von Simulationen in der Lehre vor allem zusätzliche Mittel.

„Gesundheit ist ein hohes Gut" und „... mehr wert als Geld" (Deeken 1957: 137). Damit Deekens Formulierung nicht nur ein geflügeltes Wort bleibt, müssen Hochschulen und Bildungspolitik die großen Möglichkeiten von Simulationen nutzen und damit verknüpfte finanzielle Herausforderungen meistern. Dieses Lehr-Lern-Format ist jedenfalls geradezu prädestiniert, die im Qualifikationsrahmen für deutsche Hochschulen definierte akademische Professionalität zu entwickeln. Gerade das Pflege- und Gesundheitssystem braucht Personen, die in der Lage sind, Entscheidungen und Handlungen aufgrund wissenschaftlicher Prinzipien zu reflektieren und weitgehend frei, selbstbestimmt und verantwortungsvoll auszuführen (Kultusministerkonferenz 2017: 4).

Literatur

Andreatta, P. und Lori, J. R. (2013). Developing Clinical Competence and Confidence. In Tamplet Ulrich, B. und (Beth) Mancini, M.E. (Hrsg.), *Mastering Simulation. A Handbook for Success*, S. 27–47. Sigma Theta Tau International.

Becker, D. (2013). Using simulation in Academic Environments to Improve Learner Performance. In Tamplet Ulrich, B. und (Beth) Mancini, M.E. (Hrsg.), *Mastering Simulation. A Handbook for Success*, S. 206–224. Sigma Theta Tau International.

Brown, J. S., Collins, A. und Duguid, P. (1989). Situated Cognition and the Culture of Learning. *Educational Researcher*, 18(1):32–42.

Decker, S. (2012). Simulation and Ethics. In Jeffries, P. R. (Hrsg.), *Simulation in Nursing Education. From Conceptualization to Evaluation*, S. 13–23. National League for Nursing, New York, 2. Aufl.

Dewey, J. (1910). *How we think*. D. C. Heath & Co. Publishers, Boston, New York, Chicago. URL: https://archive.org/details/howwethink000838mbp (letzter Aufruf: 18.09.2019).

Dieckmann, P., Lippert, A., Glavin, R. und Rall, M. (2010). When Things Do Not Go as Expected: Scenario Life Savers. *Simulation in Healthcare: The Journal of the Society for Simulation in Healthcare*, 5(4):219–225.

Deeken, H. (1957). Gesundheit ist ein hohes Gut. In Deeken, H. (Hrsg.), *Berufs-Lexikon. Welchen Beruf soll ich ergreifen? 600 Berufsbilder mit Angaben über Ausbildung, Fortbildung und Aufstiegsmöglichkeiten*, S. 137–150. Gabler Verlag, Wiesbaden.

Dreifuerst, K. T. und Decker, S. (2012). Debriefing: An Essential Component for Learning in Simulation Pedagogy. In Jeffries, P. R (Hrsg.), *Simulation in Nursing Education. From Conceptualization to Evaluation*, S. 105–128. National League for Nursing, New Yorck, 2. Aufl.

Dudenredaktion (o. J.). „simulieren" auf Duden online. URL: https://www.duden.de/rechtschreibung/simulieren (letzter Aufruf: 12.08.2019).

Ellis, S. und Davidi, I. (2005). After-event reviews: Drawing lessons from successful and failed experience. *Journal of Applied Psychology*, 90(5):857–871.

Fanning, R. M. und Gaba, D. M. (2007). The Role of Debriefing in Simulation-Based Learning. *Simulation in Healthcare: The Journal of the Society for Simulation in Healthcare*, 2(1):115–125.

Fowlkes, J., Dwyer, D. J., Oser, R. L. und Salas, E. (1998). Event-Based Approach to Training (EBAT). *The International Journal of Aviation Psychology*, 8(2):209–221.

Gaba, D. M. (2004). The future of simulation in health care. *Quality and Safety in Health Care*, 13(1):i2–i10.

Geuting, M. (2000). Soziale Simulation und Planspiel in pädagogischer Perspektive. In Herz, D. und Blätte, A. (Hrsg.), *Simulation und Planspiel in den Sozialwissenschaften. Eine Bestandsaufnahme der internationalen Diskussion*, S. 15–62. Lit (Grundlegung und Methoden der politischen Wissenschaft, Bd. 1), Münster.

Gruber, H., Mandl, H. und Renkl, A. (2000). Was lernen wir in Schule und Hochschule: Träges Wissen? In Mandl, H. und Gerstenmaier, J. (Hrsg.), *Die Kluft zwischen Wissen und Handeln. Empirische und theoretische Lösungsansätze*, S. 139–156. Hogrefe, Göttingen [u. a.].

Köck, P. (2008a). Simulation. In Köck, P. (Hrsg.), *Wörterbuch für Erziehung und Unterricht*, S. 461. Brigg Pädagogik-Verlag, Augsburg.

Köck, P. (2008b). Skill-Training. In Köck, P. (Hrsg.), *Wörterbuch für Erziehung und Unterricht*, S. 464. Brigg Pädagogik-Verlag, Augsburg.

Kolb, D. A. (2015). *Experiential learning. Experience as the source of learning and development.* Pearson Education, Upper Saddle River, New Jersey, 2. Aufl.

Kultusministerkonferenz (KMK) (2005). Qualifikationsrahmen für deutsche Hochschulabschlüsse. Im Zusammenwirken von Hochschulrektorenkonferenz, Kultusministerkonferenz und in Abstimmung mit Bundesministerium für Bildung und Forschung erarbeitet und von der Kultusministerkonferenz am 21.04.2005 beschlossen. URL: https://www.kmk.org/fileadmin/veroeffentlichungen_beschluesse/2005/2005_04_21-Qualifikationsrahmen-HS-Abschluesse.pdf (letzter Aufruf: 12.08.2019).

Kultusministerkonferenz (KMK) (2017). Qualifikationsrahmen für deutsche Hochschulabschlüsse. Im Zusammenwirken von Hochschulrektorenkonferenz und Kultusministerkonferenz und in Abstimmung mit Bundesministerium für Bildung und Forschung erarbeitet und von der Kultusministerkonferenz am 16.02.2017 beschlossen. URL: https://www.kmk.org/fileadmin/Dateien/veroeffentlichungen_beschluesse/2017/2017_02_16-Qualifikationsrahmen.pdf (letzter Aufruf: 22.07.2019).

Loewenhardt, C., Wendorff, J., Büker, C. und Keogh, J. J. (2014). Simulations-Netzwerk Ausbildung und Training in der Pflege e. V. – Simulation in der Pflegebildung. In *Pädagogik der Gesundheitsberufe*, S. 64–68.

McGaghie, W. C., Issenberg, B. S., Cohen, E. R., Barsuk, J. H. und Wayne, D. B. (2011). Does Simulation-based Medical Education with Deliberate Practice Yield Better Results than Traditional

Clinical Education? A Meta-Analytic Comparative Review of the Evidence. *Academic Medicine*, 86(6):706–711.

Nestel, D., Groom, J., Eikeland-Husebo, S. und O'Donnell, J.M. (2011). Simulation for learning and teaching procedure skills. *Simulation in Healthcare: The Journal of the Society for Simulation in Healthcare*, 6(7):s10–s13.

Nückles, M. und Wittwer, J. (2014). Lernen und Wissenserwerb. In Seidel, T. und Krapp, A. (Hrsg.), *Pädagogische Psychologie. Mit Online-Materialien*, S. 225–322. Beltz, Weinheim [u. a.].

Powell, B., Cooper, G., Hoffmann, K. und Marvin, B. (2015). *Der Kreis der Sicherheit. Die klinische Nutzung der Bindungstheorie*. Probst, Lichtenau, Westfalen.

Rudolph, J. W., Simon, R., Rivard, P., Dufresne, R. L. und Raemer, D. B. (2007). Debriefing with Good Judgement: Combining Rigorous Feedback with Genuine Inquiry. *Anesthesiology Clinics*, 25(2):361–376.

Schick, C. J., Weiss, M., Kolbe, M., Marty, A., Dambach, M., Knauth, A., Spahn, D. R., Grote, G. und Grande, B. (2015). Simulation with PARTS (Phase Augmented Research and Training Scenarios): A Structure Facilitating Research and Assessment for Crisis Resource Management Simulation. *Simulation in Healthcare: The Journal of the Society for Simulation in Healthcare*, 10(3):178–187.

Schlegel, C. (2015). Feedback von Simulationspatientinnen und -patienten. Berner Bildungszentrum Pflege (Hrsg.). hep der Bildungsverlag (Schriftenreihe Praxiswissen): Bern.

Schön, D. A. (1983). *The Reflective Practitioner. How Professionals Think in Action*. Basic Books, New York.

Schön, D. A. (1987). *Educating the Reflective Practitioner. Toward a New Design for Teaching and Learning in the Professions*. Jossey-Bass (The Jossey-Bass higher education series), San Francisco, 1. Aufl.

Steiner, G. (2006). Lernen und Wissenserwerb. In Krapp, A. und Weidenmann, B. (Hrsg.), *Pädagogische Psychologie. Ein Lehrbuch*, S. 137–202. Beltz, Weinheim [u. a.].

Wygotskij, L. S. (1934/1986). *Denken und Sprechen. Ungekürzte Ausg*. Fischer-Taschenbuch-Verlag, Frankfurt am Main.

Weller, J., Nestel, D., Marshall, S. D., Brooks, P. M. und Conn, J. J. (2012). Simulation in clinical teaching and learning. *The Medical Journal of Australia*, 196(9):594. doi:10.5694/mja10.11474.

Christiane Wissing und Andrea Kerres

Das SimLab im Studium – macht das Sinn?

Im Jahr 2015 zog die Nursing Anne®, eine Simulationspuppe mit technischen Funktionen wie z. B. Atemgeräuschen und Puls, in den Campus der KSH München in die Preysingstraße 83 ein. Ein Raum im Untergeschoss des J-Gebäudes wurde mit einem Pflegebett und einem Videosystem ausgestattet. Als erste Gruppe kamen die Studierenden der Pflegepädagogik in das SimLab und lernten in einer Einführungsveranstaltung die Methode des simulationsbasierten Lernens kennen. Darauf folgten die Pflege dual-Studierenden. Die Pflegemanagement-Studierenden führten ein experimentelles Forschungsprojekt im Modul Klinische Pflegeforschung durch. Sie untersuchten die Interaktion zwischen einer Pflegekraft und einem Patienten[1] sowie einem Laienpflegenden und dem Patienten.

Mittlerweile haben sich Lehrveranstaltungen in den Studiengängen Pflegepädagogik und Pflege dual fest etabliert. Des Weiteren werden mittlerweile geschulte Schauspielpersonen in den Simulationen eingesetzt, um Studierende in ihren Interaktions- und Kommunikationserfahrungen zu unterstützen. Anhand der nachfolgenden Mind Map (Abb. 1) zeigen wir den aktuellen Stand grafisch auf.

Im November 2017 zog das gesamte Skills- und SimLab[2] von der Preysingstraße in das ehemalige Pfarrhaus der Gemeinde St. Elisabeth in der Breisacher Straße um. Eine feierliche Eröffnung der neuen Skills- und Simulationsräumlichkeiten fand im Juni 2018 statt.

Im Folgenden kommen Personen zu Wort, die eine tragende Rolle bei dem Aufbau des SimLabs der KSH München einnehmen, wie die Dekanin der Fakultät Gesundheit und Pflege, Anita Hausen, die professorale Leitung der Simulations- und Skillslabore, Hildegard Schröppel, die Studiengangsleitung Pflegepädagogik, Andrea Kerres, die Lehrkraft für besondere Aufgaben mit Schwerpunkt Pflegepraxis, Carolin Paul sowie die ehemalige Referentin der Simulations- und Skillslabore, Christiane Wissing.

I (Interviewer): Frau Hausen, was hat die Fakultät dazu bewogen, ein SimLab aufzubauen?

Hausen: Wir haben die Simulations- und Skillslabore aufgebaut, damit wir unsere Studierenden bestmöglich auf ihre beruflichen Tätigkeiten vorbereiten können. Neben der Vermittlung von fundiertem Fachwissen spielt der Theorie-Praxis-Transfer eine wichtige Rolle. Die Studierenden können in der sicheren, geschützten Umge-

---

1 Die Rollen in diesem Szenario wurden mit einem männlichen Schauspieler sowie männlichen Studierenden besetzt.

2 Skillstraining umfasst das Üben einer bestimmten Fertigkeit, wie z. B. das Puls- oder Blutdruckmessen, die Simulation setzt Fertigkeiten in eine beruflich relevante, komplexe Simulation. Da beide Aspekte in den Räumlichkeiten umgesetzt werden, tragen diese Räumlichkeiten an der KSH den Namen Skills- und SimLab, kurz: SimLab.

https://doi.org/10.1515/9783110623574-036

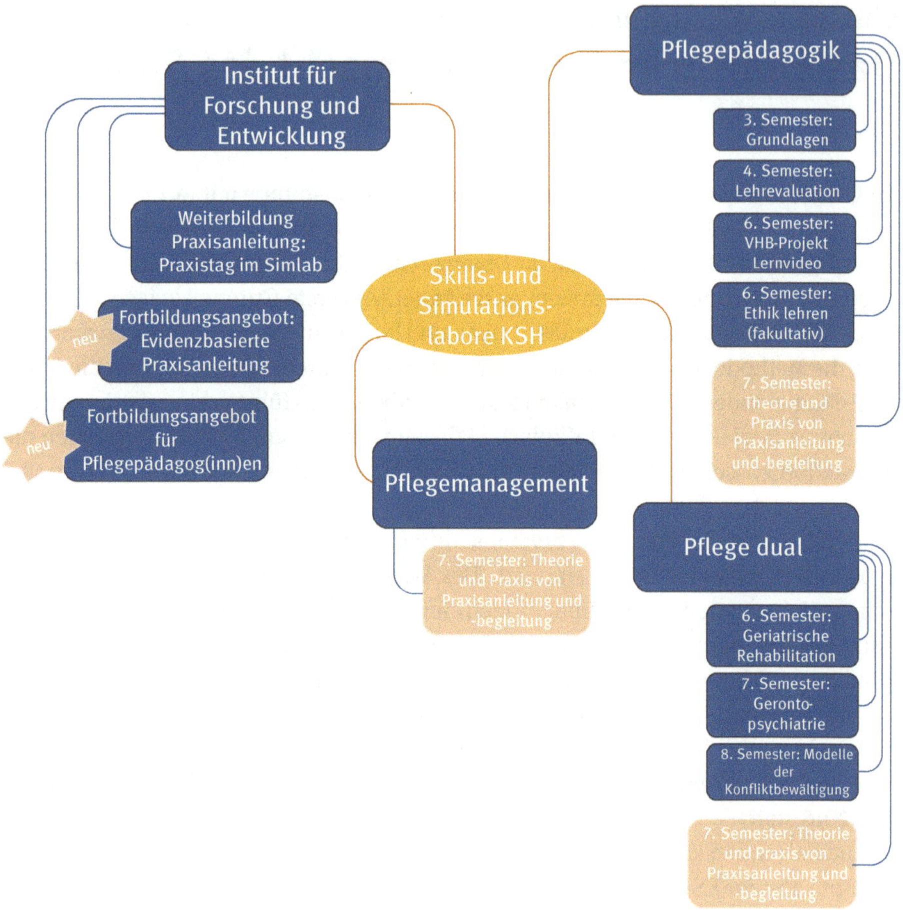

Abb. 1: Aktueller Stand (Wissing 2019).

bung der Labore durch die Übertragung und Anwendung des zuvor erworbenen Wissens Handlungskompetenz ausbilden, ohne sie dabei zu überfordern und die Patient(inn)en oder andere Zielgruppen zu gefährden. Unsere Studienangebote haben unterschiedliche Themen, die sich für die Lehre bzw. für das Lernen in den Simulations- und Skillslaboren eignen. Vor dem Hintergrund, dass die Fakultät zunehmend primärqualifizierende Studienangebote vorhält, ist diese Form des Lernens unerlässlich. Ich bin davon überzeugt, dass wir unsere Studierenden mit der Erweiterung des Lehrangebots bestmöglich auf ihren Beruf vorbereiten.

I: Frau Schröppel, welche fachlichen Aspekte sind bei der Planung der SimLab besonders zu beachten?

Schröppel: Simulationslabore sollen Studierenden ein anwendungsorientiertes Lernen an Aufgaben- und Problemstellungen aus der beruflichen Praxis ermöglichen.

Bei der Planung sind mehrere Aspekte zu berücksichtigen. Ein erkennbar realitätsnah ausgebautes Setting erleichtert es den Lernenden, in ein Szenario einzutauchen (Immersion). Diskret implementierte, in der Praxis nicht vorhandene Installationen unterstützen effektive Lernprozesse. So ermöglicht es die Lautstärkenregelung bei der Simulationspuppe, unerkannte Körpersignale zu verstärken, und die Videoaufzeichnung ermöglicht es, detaillierte Interaktionsanalysen im Debriefing vorzunehmen. Sicherheits- und Kostengründe sind ebenfalls zu berücksichtigen.

I: Frau Kerres, was waren und werden die Herausforderungen für Sie als Studiengangsleitung des Studiengangs Pflegepädagogik sein?

Kerres: Wir haben das SimLab nun seit circa drei Jahren in den laufenden Betrieb integriert. Ich muss zugeben, am Anfang war ich etwas skeptisch – insbesondere drei Fragen beschäftigten mich, für die wir aber gute Antworten gefunden haben.

1. Wie sieht das Format aus, wenn die Studiengruppen sehr groß sind?
   Das finde ich eine große Herausforderung. Wenn es sich um eine ein 1:1-Gesprächssituation handelt, können sich circa acht Studierende im SimLab erleben. Mit der Methode time in time out, bei der z. B. fünf Personen eine Person simulieren, ermöglichen wir es circa 20 Personen pro Tag, sich im SimLab auszuprobieren. Die Studierenden, die nicht im SimLab sind, bekommen eine zum Thema passende Aufgabe, die sie auch zu Hause durchführen können.
2. Wie sieht eine Prüfungsleistung aus?
   Die Simulation einer Situation wird nicht als Prüfungsleistung genommen. Das widerspricht meines Erachtens dem Ansinnen des Formates. Im SimLab sollen sich die Studierenden angstfrei ausprobieren können. Das steht aus meiner Sicht im Vordergrund. Daher wird nicht die Leistung im SimLab benotet, sondern die Reflexion der eigenen Leistung. Diese Form der Leistungsbeurteilung können die Studierenden gut annehmen.
3. Welche Inhalte eignen sich für das Format bezogen auf den Studiengang Pflegepädagogik?
   Es eignen sich mehr Inhalte für das SimLab als ich zunächst vermutet habe. Gesprächssituationen lassen sich sehr gut mit Schauspielpatient(inn)en simulieren. Auch haben wir gute Erfahrungen mit der Simulation einer Praxisbegleitung gemacht – hier in Kombination mit Pflege dual-Studierenden, die die Rolle einer Praxisanleitung einnahmen und einem Schauspielschüler, der die Rolle des Auszubildenden einnahm. Ebenso hilfreich empfanden es Studierende zum Beispiel, ein Lernentwicklungsgespräch zu simulieren.

In Zukunft wird es darum gehen die Formate noch weiter auszudifferenzieren und mit den Studierenden das Thema Debriefing intensiver zu bearbeiten. Es gilt zu überlegen, wie die Studierenden darauf am wirksamsten vorbereitet werden können. Darüber hinaus müssen interprofessionelle Formate und daraus folgend entsprechende Prüfungsformen für das Sim- und Skillslabor entwickelt werden.

I: Frau Paul, welches Potenzial sehen Sie in Ihrer Rolle als Lehrkraft für besondere Aufgaben im SimLab?

Paul: Besonders im Zuge der bevorstehenden Umsetzung des Pflegeberufegesetzes 2020 kann mit den Simulations- und Skillslaboren eine Brücke zwischen der fachpraktischen Ausbildung an der Hochschule und der praktischen Ausbildung an Patient(inn)en in den Einrichtungen des Gesundheitswesens geschlagen werden. Damit wird heute den Studierenden der KSH München ermöglicht, Handlungen zu erproben, zu reflektieren und weiterzuentwickeln. Dadurch wird es der KSH München in den Simulations- und Skillslaboren gelingen, die Güte des Handlungspotenzials der Studierenden zu erhöhen, welches in einem geschützten Rahmen mittels realitätsnaher Szenarien erprobt wird.

I: Frau Wissing, was ist die größte Herausforderung als SkillsLab-Referentin?

Wissing: Die Technik ist immer eine Herausforderung. Darüber hinaus kann ich noch vier weitere Punkte nennen:

1. Die Entwicklung von Szenarien

Es bleibt immer bis zum Schluss die Frage: Finden sich die Studierenden in der Situation zurecht, geht das Szenario auf, werden damit die Lernziele erreicht? Welche Dynamik entwickelt sich in der Simulation zwischen den Beteiligten?

2. Simulationspersonen (SP)

Wo suche ich, wer passt zu der gesuchten Rolle, wer hat Zeit? Schulung – wer braucht was? Außerdem eine methodisch-didaktische, differenzierte Vorbereitung der SP für das Debriefing, um den Studierenden ein wertschätzendes, lernförderliches Feedback geben zu können.

3. Abbau der Hemmungen der Studierenden

Für mich ein besonders wichtiger Aspekt, dem ich bisher nicht wirksam begegnen konnte.

4. Große Herausforderungen

Für das SL werden die anstehenden Veränderungen wie die neuen Studiengänge Hebammenkunde und Pflege primär Herausforderungen darstellen.

Neben der Hochschulseite haben wir auch Studierende befragt, wie sie denn diese veränderte Lehr-Lernform sehen. Nach den Stimmen aus der Hochschule, kommen nun Studierende aus unterschiedlichen Studiengängen und Semestern zu Wort.

I: Herr Erdmann, Sie sind studentischer Tutor im SimLab. Was sind Ihre Aufgaben? Was ist Ihr Zugewinn aus der Tätigkeit?

Erdmann: Die Aufgaben des SimLab sind erstaunlich vielfältig. Neben Lehrproben, die von den Pädagogikstudierenden vorbereitet werden, machen die von den Professor(inn)en und Referent(inn)en erarbeiteten Fallbeispiele/Simulationen einen Großteil der Tätigkeit des SimLabs aus. Gerade bei diesem Aufgabengebiet finde ich es immer wieder erstaunlich, wie schnell die Teilnehmer/-innen vergessen, dass es sich um eine Simulation handelt. So können die Studierenden in einem angstfreien Raum Erlerntes anwenden und vertiefen, und sie dürfen dabei auch Fehler machen.

Eines ist mir im bisherigen Pflegemanagementstudium sehr deutlich geworden: Es geht nicht nur darum, eine Klinik oder Pflegeeinrichtung möglichst kostenneutral zu führen, sondern auch darum, dass sich die Mitarbeiter/-innen und Pflegedienstleitungen weiterentwickeln können, um für die berufliche Zukunft fit zu sein. Und genau dies ist für mich ein weiterer Nutzen des Skills- und SimLabs: nach der Ausbildung und dem Studium in einem angstfreien Raum zu lernen – auch voneinander.

I: Frau Triebkorn, Sie studieren Pflegepädagogik im vierten Semester, in dem Sie auch das erste Mal im SimLab waren. Was ist der Lernzuwachs in der Simulation im Vergleich zu einer anderen Methode?

Triebkorn: Vor allem die Nachbesprechung und das Analysieren der Videoaufnahmen empfinde ich als besonders nachhaltig und lehrreich. „Fehler", die ich selbst beobachten kann, werde ich bestimmt nicht noch einmal machen. Gleichzeitig wird Kritik seitens der Dozierenden, aber auch von Kommiliton(inn)en viel nachvollziehbarer. Zudem finde ich es sehr hilfreich in Vorbereitung auf meine zukünftige Rolle als Pflegepädagogin, typische Aufgaben/Situationen in einem geschützten, aber dennoch realistischen Setting ausprobieren und so etwas mehr Sicherheit für mein berufliches Handeln erlangen zu können.

I: Frau Mohr, Sie sind im sechsten Semester Pflegepädagogik und haben sich in diesem Semester aus einer anderen Perspektive mit dem SimLab beschäftigt. Ihre Gruppe hat sich mit dem Thema des Debriefings auseinandergesetzt und dies in einem Lernvideo dargestellt. Sehen Sie Möglichkeiten, die Methode Skills- und SimLab in Ihrer zukünftigen Tätigkeit an einer Berufsfachschule einzusetzen?

Mohr: In der künftigen Pflegeausbildung und in der Ausbildung zur Operations- und anästhesiologischen Assistenz (OTA/ATA) ist der „dritte Lernort" nicht mehr wegzudenken und ein „Must-have". Warum? Ich sehe in dieser Methode aufgrund ihres vielfältigen Potenzials die Zukunft. Dieser Lernraum ermöglicht den Auszubildenden, den Theorie-Praxis-Transfer in einem geschützten Lernsetting und lernfördernden Klima zu erarbeiten, einzuüben und zu vertiefen. Den Lernenden wird der Rahmen für ein fehlerfreundliches und sicheres Lernen arrangiert. Auszubildende können fernab von Stress und wirtschaftlich getriggerten Arbeitsstrukturen ihre Handlungskompetenzen erwerben. Ohne Angst haben zu müssen, den stets wachsenden Anforderungen und Arbeitsverdichtungen der alltäglichen Berufswelt nicht gerecht zu werden, ermöglicht diese Methode den Lernenden die Sicherung ihrer Fertigkeiten und Fähigkeiten. Für mich bedeutet dieser Lernort „die Zukunft" und „eine wertvolle Ergänzung" in der Berufsausbildung im Gesundheitswesen.

I: Frau Mühlhammer, Sie waren mit Ihrer Kohorte im sechsten Semester Ihres Studiums das erste Mal im SimLab. In der Simulation haben Sie mit einer Simulationsperson interagiert. Wie haben Sie es erlebt?

Mühlhammer: Für uns gibt es keinen Lerneffekt bei „normalen" pflegerischen Aufgaben wie z. B. einem einfachen Aufnahmegespräch, da dies schon sehr oft in der Praxis durchgeführt wurde und keiner weiteren Übung bedarf. Deshalb war die praxisnahe Gestaltung super. Wir konnten eine sehr fordernde pflegerische Aufgabe üben, wie z. B. den Umgang mit sehr aggressiven und/oder schwer dementen Patient(inn)en. Außerdem können in der Vorlesung bearbeitete Themen (z. B. bedarfsgerechte Anwendung von Assessment-Instrumenten, Anwendung der ICF in vorgegebener Pflegesituation) vertieft werden. Ein großes Plus ist die ausführliche Rückmeldung der Beobachtenden sowie der Simulationsperson nach der Simulation.

I: Herr Brandl, Sie haben den Studiengang Pflegepädagogik an der KSH München abgeschlossen. In Ihrem letzten Semester konnten Sie in der Rolle der Praxisbegleitung mit den Pflege dual-Studierenden als Praxisanleitung[3] in eine simulierte Prüfungssituation in der klinischen Praxis gehen. Intraprofessionelles Lernen im SimLab – was ist der Vorteil für Sie?

Brandl: Die Simulation einer Praxisbegleitung in Zusammenarbeit mit Pflege dual-Studierenden war für mich als angehender Pflegepädagoge eine großartige Erfahrung. Nach anfänglicher Unsicherheit bezüglich der Methode und vor allem wegen der Videoaufzeichnung wurde nach einem Briefing und kurzer Eingewöhnungsphase eine Sequenz einer Praxisbegleitung simuliert. Die vorgegebene, aber dennoch realitätsnahe Sequenz führte zu zahlreichen Erkenntnissen und interessanten Denkanstößen. Es stellte sich heraus, wie wichtig die Auseinandersetzung mit den eigenen Aufgaben und Erwartungen als Praxisbegleiter/-innen sind. Durch die Möglichkeit, eine künftige Berufssituation schon während des Studiums kennenzulernen und sein eigenes Verhalten bzw. Handeln praktisch zu üben und darauffolgend zu reflektieren, machte dieses Modul zu einem unverzichtbaren Bestandteil des Studiums.

I: Herr Mühlhammer, Sie waren als Pflege dual-Studierender in der Rolle Praxisanleitung zusammen mit Studierenden der Pflegepädagogik in einer Simulation. Wie haben Sie das intraprofessionelle Lernen erlebt?

Mühlhammer: Die Möglichkeit, Fehler in einem geschützten Setting machen zu dürfen, ist eine sehr gute Erfahrung, aus der jeder Studierende immer etwas Positives mitnehmen kann. Die Kritik von Dozent(inn)en, Studierenden und Schauspieler(inne)n offenbart dabei die Sicht aus verschiedenen Blickwinkeln auf zwar gespielte, aber alltägliche Situationen und ermöglicht es, Situationen für sich selbst neu zu erfahren.

Insgesamt zeichnet sich eine sehr gute Annahme von Lehrveranstaltungen mit Simulationen ab. Der Fokus liegt aktuell auf dem Erwerb von kommunikativen Kompetenzen und wird sich mit den neuen primärqualifizierenden Studiengängen Hebammenkunde sowie Pflege (B. Sc.) erweitern. Somit kann die Frage im Titel positiv beantwortet werden: SimLab im Studium – ja, das macht Sinn!

3 In dem hier geübten Szenario wird auf das Berufsleben an dem praktischen Einsatz- und Lernort vorbereitet. Pflegepädagog(inn)en arbeiten nicht nur im theoretischen Unterricht in einer Pflegeschule, sondern führen auch Einsätze als Praxisbegleitung in den jeweiligen Abteilungen bzw. auf Stationen durch. Hier arbeiten sie eng zusammen mit den Praxisanleiter/-innen. Absovent(inn)en des Pflege dual-Studiums haben mit ihrem Bachelorabschluss gleichzeitig die Qualifikation zur Praxisanleitung erworben; solche Szenarien bereiten auf diese Tätigkeiten vor.

Clemens Koob

Healthcare-Management – evolutionsgerechte Weiterentwicklung des Studienangebots der KSH München

Das Gesundheitswesen zählt zu den größten Wachstumsmärkten und steht zugleich unter enormem Druck: Der Wettbewerb nimmt zu, Effektivität und Effizienz werden zu immer wichtigeren Faktoren. Im Detail werden die künftigen systemweiten und betriebswirtschaftlichen Herausforderungen und Chancen im Gesundheitssektor unterschiedlich eingeschätzt, weitgehend Einigkeit herrscht jedoch in zwei Punkten (vgl. z. B. Robert Bosch Stiftung 2018, Gürtler et al. 2018, Roland Berger 2017): Erstens soll den Menschen in Zukunft eine exzellente Gesundheitsversorgung zur Verfügung stehen. Zweitens wird die Qualität dieser Versorgung maßgeblich von der Qualifikation der Mitarbeitenden und Führungskräfte abhängen.

Als Pionier befördert die KSH München mit zeitgemäßen Studienformaten und -inhalten bereits seit 25 Jahren die Professionalisierung der Pflege und die akademische Qualifikation für Managementaufgaben im Gesundheitswesen (vgl. Reinspach 2020). Und als Innovator aus Tradition ist es der KSH München ein Anliegen, Studierende auch in Zukunft „fit“ für die Anforderungen zu machen, die Gesundheitseinrichtungen an angehende Führungs- und Leitungskräfte stellen. Angesichts der Entwicklungsdynamik des Gesundheitssektors hat die KSH München daher im Jahr 2019 den etablierten Bachelorstudiengang Pflegemanagement durch den neuen zukunftsweisenden Studiengang Healthcare-Management (B. A.) abgelöst.

Profil des Studiengangs Healthcare-Management

Um sich erfolgreich am Markt zu positionieren, sind die Institutionen und Organisationen im Gesundheitssektor darauf angewiesen, leitende Positionen mit Führungskräften zu besetzen, die akademisch ausgebildet sind und in ihrer Ausbildung gelernt haben, betriebswirtschaftlich zu denken und zu handeln. Hier setzt das Studienangebot Healthcare-Management an: Es bereitet umfassend darauf vor, Managementaufgaben (z. B. Controlling, Personalmanagement, Qualitätsmanagement) im Gesundheitswesen und in der professionellen Pflege fachkundig, selbstständig und verantwortungsbewusst wahrzunehmen. Das Studium vermittelt das Wissen und die Kompetenzen, um verantwortliche Positionen und Leitungsaufgaben an Schnittstellen von Betriebswirtschaft und Gesundheit zu übernehmen (z. B. Projektmanagement, Teamleitung, mittleres Management).

https://doi.org/10.1515/9783110623574-037

Managementwissen allein reicht dabei nicht aus. Für eine humane und sozial gerechte Versorgung ist ein betriebswirtschaftliches Handeln gefragt, das ethische Werte und Ziele nicht aus den Augen verliert, sondern von Grund auf integriert (vgl. z. B. Kaptein 2011). Ethische Kompetenz, d. h. „the ability to align personal and organizational conduct with ethical and professional standards" (Stefl 2008: 364), muss auf Managementebene unbedingt vorhanden sein.

Hinzu kommt, dass Gesundheitsbetriebe grundsätzlich durch Polykontexturalität gekennzeichnet sind. Glouberman und Mintzberg (2001a, 2001b) haben präzise beschrieben, wie in ihnen verschiedene Denk- und Arbeitsweisen, insbesondere die Kulturen der Medizin, der Pflege, des Managements und der Gemeinschaft, aufeinandertreffen. Gesundheitsbetriebe lassen sich daher am ehesten durch „mutual adjustment", also die wechselseitige, kommunikative Abstimmung der verschiedenen Akteure, und einen kollaborativen Führungsstil managen und integrieren. Künftige Führungskräfte müssen kompetent mit diesen polykontexturalen Anforderungen umgehen können. Der Studiengang Healthcare-Management wurde daher von Beginn an interdisziplinär angelegt. Das wissenschaftlich fundierte und praxisorientierte Studium verzahnt Managementkompetenzen nicht nur mit Ethik, sondern auch mit Gesundheitswissenschaften, Gesundheitsökonomie, Gesundheitsinformatik, Recht sowie methodischen Kompetenzen.

Managementseitig werden Wissen und Kompetenzen in Bereichen wie Organisation, Projektmanagement, Qualitätsmanagement, Personalmanagement, Finanzmanagement und Controlling, Marketing oder eHealth vermittelt. Die gesundheitswissenschaftlichen Themen umfassen neben den Grundlagen etwa die Zusammenhänge von Gesundheit und unterschiedlichen Lebenslagen, Gesundheit und Gerontologie oder Gesundheitsförderung. Verknüpft damit stehen als Inhalte Gesundheitssysteme, -politik und -ökonomie auf dem Studienplan. Profil gewinnt der Studiengang Healthcare-Management dadurch, dass neben der fachwissenschaftlichen Ausbildung dem ethischem Verantwortungsbewusstsein und Schlüsselqualifikationen im Umgang mit Menschen (Unternehmens- und Gesundheitsethik, Teamentwicklung, Konfliktmanagement etc.) besondere Bedeutung beigemessen wird. Der Studienplan umfasst darüber hinaus wissenschaftliches Arbeiten, empirische Methoden, berufliche Professionalisierung und Persönlichkeitsentwicklung. Individuell haben die Studierenden zudem die Möglichkeit, inhaltliche Schwerpunkte zu wählen.

Gründe für die Einführung des Studienangebots

Mit dem skizzierten Studienprofil wird die KSH München marktorientiert den veränderten Bedarfen auf Studierendenseite und Praxisseite gerecht. Die Zielgruppe des bisherigen Studiengangs Pflegemanagement – Studierende mit einer einschlägigen Berufsausbildung in einem Gesundheitsberuf – wünschte sich eine weitere Stärkung managementbezogener und auch gesundheitsökonomischer Studieninhalte sowie die Option breiterer beruflicher Einmündungs- und Karrieremöglichkeiten in zusätzlichen Einsatzfeldern und Anwendungsbereichen der Praxis (z. B. auch in der Verwaltung von Gesundheitsbetrieben). Beiden Aspekten wird mit dem neuen Studienangebot Healthcare-Management entsprochen. Zudem kann mit der neuen Konzeption der hohen und weiter steigenden Personalnachfrage ganz unterschiedlicher Betriebe des Gesundheitswesens (neben Kliniken und ambulanten und stationären Pflegeeinrichtungen z. B. Versorgungszentren, Versicherungen, Behörden, Ministerien, Verbände oder Beratungsunternehmen im Gesundheitswesen) noch besser nachgekommen werden. Darüber hinaus ist es ein Anliegen der KSH München, auch interessierten Personen ohne einschlägige Berufsausbildung den Zugang zum Studium und damit zur akademischen Qualifikation für Managementaufgaben im Gesundheitswesen zu ermöglichen. Zugang zum Healthcare-Management-Studium haben Interessierte mit schulischer Hochschulzugangsberechtigung (Abitur, Fachabitur, vergleichbare Abschlüsse) sowie beruflich Qualifizierte.

Prozess der Curriculumsentwicklung

Die Konzeption des Studiengangs und des zugehörigen Curriculums folgte einem systematischen, logisch aufeinander aufbauenden und dem State-of-the-Art entsprechenden Entwicklungsprozess (vgl. Kern 2009; Khamis et al. 2016). Dieser umfasste unter anderem (1) Bedarfsanalysen von Wirtschaft und Studierenden, (2) die Definition übergeordneter Studiengangs- und Lernziele, (3) die Festlegung von Regelungen zu formalen Aspekten wie Voraussetzungen, Zulassung, Anerkennungen und Regelstudienzeit, (4) die Ausarbeitung der Studieninhalte, (5) Überlegungen zu Lehr-, Lern- und Prüfungsmethoden sowie (6) die Prüfung der Voraussetzungen für die Umsetzbarkeit.

Aus wissenschaftlicher Sicht besteht Konsens, dass eine breite Einbindung verschiedener Stakeholder zentral für eine erfolgreiche Studiengangs- und Curriculumsentwicklung ist (vgl. Khan, Law 2015). Daher wurden in die inhaltliche Konzeption innerhalb der Hochschule Empfehlungen des Senats, des Fakultätsrats der Fakultät Gesundheit und Pflege sowie zahlreicher Kolleg(inn)en der Fakultät einbezogen. Ebenso sind verschiedenste Impulse von Studierenden sowie Experten aus der Praxis und Wissenschaft eingeflossen. Leitend für die Entwicklung der Studieninhalte waren
- die Anforderungen der Praxis an hochqualifizierte Fach- und (Nachwuchs-)Führungskräfte
- die Maßgabe, Studierende ganz gezielt auf ausgewählte künftige Einsatzfelder im Gesundheitswesen (z. B. Pflegemanagement, Public Health) vorzubereiten

- Zukunftsszenarien für die Entwicklungen im Gesundheitswesen (vgl. z. B. Gürtler et al. 2018) und die sich daraus ergebenden Anforderungen an das Management, insbesondere auch im Hinblick auf die Digitalisierung
- Kompetenzmodelle für Führungskräfte im Gesundheitswesen, die typischerweise fünf Kompetenzdomänen hervorheben (Managementwissen und -fähigkeiten, gesundheitswissenschaftliche und -ökonomische Kenntnisse, ethische und rechtliche Kompetenzen, persönliche sowie soziale und kommunikative Kompetenzen; vgl. z. B. das Healthcare Leadership Alliance Model bei Stefl 2008)
- der Anspruch einer praxisvernetzenden Konzeption, die für die Akzeptanz bei Studierenden wie in der Praxis entscheidend ist
- die qualitativen Lücken in bestehenden Studienangeboten anderer Hochschulen, insbesondere hinsichtlich ethischer Inhalte
- der Bildungsanspruch einer Katholischen Hochschule
- eine evolutionsgerechte Konzeption (vgl. Kirsch 1997), die es erlaubt, flexibel künftige, heute noch nicht absehbare inhaltliche Anforderungen zu berücksichtigen.

Diesen Aspekten wird durch entsprechende Basis- und Wahlpflichtmodule sowie ein praktisches Studiensemester, das darauf ausgerichtet ist, erworbenes Wissen und Kompetenzen zu erproben und zu integrieren, Rechnung getragen.

Berufliche Perspektiven und Karrieremöglichkeiten

Betriebe des Gesundheitswesens haben einen nachhaltig hohen Bedarf an akademisch qualifizierten und entwicklungsfähigen Fach- und (Nachwuchs-)Führungskräften. Die Suche nach geeigneten Kräften gestaltet sich jedoch schwierig (vgl. z. B. IGES 2019: 71 ff.). Dementsprechend wird die Sorge um fehlende Fach- und Führungskräfte als großes zukünftiges Geschäftsrisiko in der Gesundheitswirtschaft gesehen (vgl. z. B. DIHK-Report Gesundheitswirtschaft 2018). In den nächsten Jahren wird aufgrund der zunehmenden Markt- und Wettbewerbsorientierung vieler Bereiche des Gesundheitswesens gerade im Management ein weiteres Beschäftigungswachstum erwartet (vgl. Busse et al. 2017). Entwicklungen wie Digitalisierung, demographischer Wandel oder neue Versorgungsformen verstärken diesen Trend weiter. Entsprechend positiv sind die beruflichen Perspektiven für Absolvent(inn)en des Studiengangs Healthcare-Management. Ihnen bieten sich Möglichkeiten in verantwortlichen Positionen im Gesundheitswesen und in der professionellen Pflege, z. B. im Projektmanagement, in der Teamleitung oder im mittleren Management. Karrieremöglichkeiten bestehen etwa in Krankenhäusern, Pflegeeinrichtungen, Einrichtungen der Rehabilitation, Einrichtungen der Behindertenhilfe, Versorgungszentren und Ärzteverbünden, Versicherungen, Ämtern, Behörden, Ministerien, Verbänden, (internationalen) Organisationen und Beratungsunternehmen im Gesundheitswesen.

Zu guter Letzt: Warum Healthcare-Management an der KSH München studieren?

Natürlich gibt es auch andere Hochschulen, die gesundheitsmanagementbezogene Studiengänge anbieten. Das Studienangebot der KSH München zeichnet sich im Vergleich jedoch insbesondere durch drei Faktoren aus:

1. **Werteorientierung:** Angesichts der Ökonomisierung im Gesundheitswesen ist auf Managementebene ethische Kompetenz unbedingt gefordert. Das Studienangebot der KSH München verbindet die Vermittlung von Managementkompetenzen mit einer angemessenen Berücksichtigung ethischer Themen im Sinne eines „Compassionate Management“ (vgl. Dutton et al. 2014).
2. **Langjährige Verankerung im Gesundheits- und Pflegesektor:** Die KSH München verfügt durch ihre langjährige Branchenverankerung über vertiefte Sektorkenntnisse und ein umfassendes Praxisnetzwerk. Der Studiengang Pflegemanagement war vor 25 Jahren der Grundstein der ersten Fakultät für Pflege an einer bayerischen Hochschule. Davon profitieren Studierende in der Lehre, in der Praxisphase des Studiums und natürlich auch im Hinblick auf spätere berufliche Perspektiven.
3. **Interdisziplinarität:** Das Studienangebot der KSH München ist auf eine interdisziplinäre Qualifizierung ausgerichtet, die verschiedene Kompetenzbereiche optimal miteinander verzahnt.

Literatur

Busse, R., Schreyögg, J. und Stargardt, T. (Hrsg.) (2017). *Management im Gesundheitswesen*. Springer-Verlag, Berlin/Heidelberg.

DIHK (2018). DIHK-Report Gesundheitswirtschaft. URL: https://www.dihk.de/ressourcen/downloads/gesundheitsreport-fruehjahr-2018.pdf (letzter Aufruf: 11.09.2019).

Dutton, J. E., Workman, K. M. und Hardin, A. E. (2014). Compassion at Work. *Annual Review of Organizational Psychology and Organizational Behavior*, 1:277–304.

Glouberman, S. und Mintzberg, H. (2001). Managing the Care of Health and the Cure of Disease – Part I: Differentiation. *Health Care Management Review*, 26(1):58–71.

Gürtler, D., Schäfer, C. und Breit, S. (2018). *Take Care*. Gottlieb Duttweiler Institute for Economic and Social Studies, Rüschlikon.

IGES (2019). Analyse der Situation der Pflege und Geburtshilfe (Hebammen) in den Münchner Krankenhäusern. Berlin.

Kaptein, M. (2011). Understanding unethical behavior by unraveling ethical culture. *Human Relations*, 64(6):843–869.

Kern, D. E. (2009). *Curriculum Development for Medical Education: A Six-Step Approach*. Johns Hopkins University Press, Baltimore.

Khamis, N. N., Satava, R. M., Alnassar, S. A. und Kern, D. E. (2016). A stepwise model for simulation-based curriculum development for clinical skills, a modification of the six-step approach. *Surgical Endoscopy*, 30:279–287.

Khan, M. A. und Law, L. S. (2015). An integrative approach to curriculum development in higher education in the USA: a theoretical framework. *International Education Studies*, 8:66–76.

Kirsch, W. (1997). Wegweiser zur Konstruktion einer evolutionären Theorie der strategischen Führung. Herrsching.

Mintzberg, H. und Glouberman, S. (2001). Managing the Care of Health and the Cure of Disease – Part II: Integration. *Health Care Management Review*, 26(1):72–86.

Reinspach, R. (2020). Vom Diplom zu Bachelor und Master – 25 Jahre Lehre in der Pflege an der KSH München. In *Festschrift 25 Jahre Pflege studieren – Auf Umwegen zu neuen Horizonten*. Fakultät Gesundheit und Pflege.

Robert Bosch Stiftung (2018). Mit Eliten pflegen. Für eine exzellente, zukunftsfähige Gesundheitsversorgung in Deutschland. Stuttgart.

Roland Berger (2017). Spotlight Wachstumsmotor Pflege. München.

Stefl, M. E. (2008). Common competencies for all healthcare managers: the Healthcare Leadership Alliance Model. *Journal of Healthcare Management*, 53(6):360–374.

Bernd Reuschenbach

Pflegebezogene Masterangebote an der KSH München

In wenigen Worten

Die Entwicklung pflege- und gesundheitswissenschaftlicher Masterangebote steht in der Tradition bisheriger Entwicklungslogiken der Fakultät, die das Ziel verfolgen, Pflegende auf allen Qualifikationsstufen mit dem besonderen Profil einer katholischen Hochschule für allgemeine und spezialisierte Aufgaben im Pflege- und Gesundheitswesen zu qualifizieren. Mit den Masterangeboten werden die Lücken zwischen den verschiedenen pflege- und gesundheitsbezogenen Bachelorstudiengängen und den Promotionsmöglichkeiten an der KSH München geschlossen.

Der im Jahr 2015 erstmals angebotene Masterstudiengang Pflegewissenschaft – Innovative Versorgungskonzepte, der später in den Master Angewandte Versorgungsforschung umbenannt wurde, befähigt die Studierenden dazu, innovative Einsatzfelder und Versorgungskonzepte in Pflege, Betreuung und Medizin zu erschließen, die damit die berufliche Einmündung der Bachelorstudierenden verbessern soll. Mit der Weitung im Studiengangtitel hin zum Feld der Versorgungsforschung schließt der Studiengang an nationale Bemühungen an, die interprofessionellen und multidisziplinären Blickwinkel bei der Forschung und Lehre im Pflege- und Gesundheitswesen zu stärken.

In Erinnerung

Als im Jahr 2009 die erste Kohorte des Studiengangs Pflege dual an der – damals noch so bezeichneten – KSFH an den Start ging, schienen die Konzepte für die berufliche Einmündung klar: Die Absolvent(inn)en sollten, ausgestattet mit erweiterten hochschulischen Kompetenzen, auf die veränderten Anforderungen im Praxisfeld reagieren können, komplexe Fälle lösen können, wissenschaftliche Evidenz in die Praxis bringen und auf der Grundlage ethisch reflektierter Entscheidung die Versorgung verbessern. Bei der feierlichen Verabschiedung der ersten Absolvent(inn)en im März 2014 wurde schon in der Gestaltung der Bachelorfeier deutlich, hier treten Personen in den Arbeitsmarkt ein, die im Sinne dieses Anspruchs etwas bewegen wollen. Gleichzeitig wurde in dieser frühen Phase der Pflegeakademisierung aber auch deutlich, dass es damals in der Breite noch an Visionen, Konzepten und Verständnis für hochschulisch gebildete Pflegende mangelte. Die gehaltvolle und mühsam entwickelte Saat fiel

https://doi.org/10.1515/9783110623574-038

nicht immer auf fruchtbare Böden, vor allem aber war die Menge zu klein, um sichtbar zu werden. Es fehlte an Rollenvorbildern und innovativen Einmündungskonzepten. In dieser Anfangsphase wählten einige Absolvent(inn)en den Weg in ein nachfolgendes Masterstudium, manche unmittelbar danach, andere erst, nachdem sie Praxiserfahrungen gesammelt hatten. Laut einer unter den Pflege dual-Studierenden durchgeführten Befragung im Jahr 2014 hatten knapp ein Drittel der Personen aus diesen Unsicherheiten heraus Interesse an einem Masterstudium. Für Personen mit Leitungsambitionen bot und bietet der Studiengang Management von Sozial- und Gesundheitsbetrieben an der KSH München eine gute Möglichkeit, sich weiterzuqualifizieren. Personen mit Interesse im Bereich der Pflegeforschung und Pflegewissenschaft fanden damals jedoch keine angemessene Studienmöglichkeit an der KSH München vor. Sie wanderten an universitäre Studiengänge in anderen (Bundes)Ländern ab.

In Entwicklung – Master Pflegewissenschaft Angewandte Versorgungskonzepte

Der „brain drain" war ein wesentliches Motiv für die Entwicklung des Studiengangs, die im Jahr 2014 begann. Es sollte, ganz im Sinne des Bolognaprozesses, eine themenspezifische Durchlässigkeit für Studierende geschaffen werden. Schon von der Logik der Titel musste auf den Bachelor of Science (B. Sc.) des Pflege dual-Studiengangs ein Angebot Master of Science (M. Sc.) folgen, mit klarer Forschungsorientierung und (pflege)wissenschaftlichem Schwerpunkt. Ein weiteres Motiv für die Entwicklung und spätere Implementierung des Studiengangs war das Ansinnen, dass erst mit einer Qualifikation auf Masterniveau die Feldarbeit ermöglicht wird, mit der neue Versorgungskonzepte in den Kliniken und Pflegeeinrichtungen entwickelt werden können, in die dann die Studierenden des Studiengangs Pflege dual kompetenzorientiert einmünden.

Ein Beispiel für die erfolgreiche Umsetzung dieser Idee ist ein von der Stadt München ausgeschriebenes Forschungsprojekt zur Ist-Analyse der Versorgungssituation im Stadtteil München-Harlaching. Das Forschungsprojekt wurde von Studierenden des Masterstudiengangs im Jahr 2017 im Rahmen eines der beiden Pflichtpraktika umgesetzt. Dabei wurden 18 teilstrukturierte Interviews mit professionellen Akteuren aus den Bereichen Pflege, Physiotherapie, Logopädie und Medizin durchgeführt und Problemfelder in der Versorgung älterer Menschen aufgedeckt. Es wurde dann, ausgehend von erfolgreichen Versorgungskonzepten in anderen Ländern und Städten, Lösungswege und deren Bedingungsfaktoren analysiert. Die im Projekt favorisierte Idee einer Clearingstelle für komplexe Fälle wurde mit den Verantwortlichen intensiv diskutiert und mündete in die Schaffung einer entsprechenden Stelle. Hier ist es also gelungen, aus der Forschung im Masterstudiengang heraus neue Versorgungsideen und Stellen zu entwickeln, die dann von Bachelorstudierenden besetzt werden können.

Durch den intensiven Kontakt mit kooperierenden Praxispartnern können solche konkrete Forschungsfragen der Praxis schnell beantwortet werden. Umgekehrt bieten sich für die Studierenden schnelle Einstiege in neue Versorgungssettings, in denen die im Studium erworbenen Kompetenzen (Forschungskompetenzen, Implementationswissen) direkt umsetzbar sind.

In Bewegung – Studiengang Angewandte Versorgungsforschung

Der Studiengang Pflegewissenschaft – Innovative Versorgungskonzepte wurde im März 2015 akkreditiert und schon wenige Monate später weiterentwickelt. Die Möglichkeit, einen forschungsorientierten Master an einer Hochschule für Angewandte Wissenschaften zu studieren, führte zu Bewerbungen von nicht pflegerischen Berufsgruppen, daher war der Titel zu verändern. Unter der Maßgabe der Akkreditierung, derzufolge die Zielgruppen und Inhalte klarer zu formulieren waren, und unter dem Eindruck der sich abzeichnenden Etablierung des Fachs Versorgungsforschung als Lehrgebiet an Hochschulen[1] folgte die inhaltliche Weiterentwicklung. Neben dem Titel Angewandte Versorgungsforschung wurden Lehrinhalte zu Versorgungs- und Gesundheitssystemforschung sowie Versorgungs- und Implementationswissenschaft aufgenommen. Der Studiengang weist damit große Schnittflächen zu den Masterangeboten an den universitären Standorten auf. Die im früheren Masterstudiengang vorgenommene Gliederung der Wahlpflichtfächer anhand der Lebensspanne (Kinder, Erwachsene, ältere Menschen) wurde in der neuen Studiengangkonzeption durch die querliegenden Wahlpflichtfächer Technische Innovation und E-Health, Regionaldifferenzierte Versorgungsbedarfe und -konzepte und altersdifferenzierte Versorgungsbedarfe und -konzepte ersetzt.

In der weiterentwickelten Variante des Studiengangs wurde die Anzahl an Praktika auf zwei reduziert, um die Studierbarkeit zu erhöhen. Die Verbindung von Lehrinhalten und der angeleiteten unmittelbaren Umsetzung des erworbenen Wissens in Feldern der Praxis hat sich im Studiengang bewährt und erklärt den Titel Angewandte Versorgungsforschung. Für die Umsetzung der Praktika können die Studierenden selbst Praktikumsstellen auswählen, in denen im 1. Semester eine Ist-Analyse durchzuführen und im 2. bis 3. Semester ein komplettes Forschungsprojekt inkl. Ethikantrag zu realisieren ist. Zur Erleichterung des praktischen Einstiegs und zur Qualitätssicherung der Praktika konnten mit einigen Praxisstellen Kooperationsver-

---

1 URL: https://www.netzwerk-versorgungsforschung.de/uploads/Positionspapier%20Hochschullehrer%202017_fin_171004.pdf (letzter Aufruf: 20.04.2020).

träge abgeschlossen werden. Beispielhaft sind hier zu nennen: Arbeiterwohlfahrt, Bezirkskliniken Schwaben, Caritas Augsburg, Caritas Mehrgenerationenhaus Taufkirchen Vils, Caritasverband der Erzdiözese München und Freising, FamPlus, Haus Tobias Augsburg, Katholischer Krankenhausverband, Katholischer Männerfürsorgeverein, KBO, Städtisches Klinikum München, Klinikum der Universität München, Krankenhaus Barmherzige Brüder München und das Sozialreferat der Landeshauptstadt München.

In Zahlen

Ein paar Zahlen zu den beiden Studiengängen (Stand August 2019):
- Bisher gibt/gab es fünf Studienkohorten. 16 Personen haben das Studium abgeschlossen von denen sechs Personen derzeit promovieren.
- Im Studiengang lehrten/lehren bisher elf Professor(inn)en und vier Lehrbeauftragte. Im Schnitt schreiben sich knapp zwölf Personen pro Sommersemester für das Studium ein. Es wurden bisher 99 Praktika absolviert.
- Aus den Forschungsprojekten der Praxis sind sieben Kongressbeiträge/Poster und vier wissenschaftliche Publikationen (peer-reviewed) entstanden.

In der Zukunft

In den nächsten Monaten und Jahren wird es wichtig sein, die Vernetzung innerhalb und außerhalb der Hochschule zu erhöhen. Extern ist dabei die Sektion Hochschullehre des Deutschen Netzwerks für Versorgungsforschung bedeutsam, die bestrebt ist, die Durchlässigkeit zwischen den Studienstandorten zu erhöhen, Studierende über die Standorte hinweg zu vernetzen und ein Rahmencurriculum für die Versorgungsforschung zu formulieren.

Zur externen Vernetzung gehört weiterhin die Zusammenarbeit mit den pflege- und gesundheitswissenschaftlichen Professuren in Bayern, sei es in Form einer gemeinsamen Betreuung von Masterarbeiten, Promotionen, Forschungsprojekten oder vernetzenden Kongressen.

Innerhalb der Fakultät Gesundheit und Pflege sind weitere Bildungsangebote auf Masterlevel geplant. Mit dem in der Entwicklung befindlichen Studienangebot Community Health Nursing werden neben der wissenschaftlichen Ausrichtung auch erweiterte heilkundliche Aufgaben Lehrinhalt sein. Damit werden Pflegende angesprochen, die für die direkte Patientenversorgung neues Wissen und Fertigkeiten erwerben wollen. Mit dem pädagogisch geprägten Master Bildung und Bildungsmanagement im Gesundheitssystem werden Personen angesprochen, die für eine Tätigkeit im Bildungsbereich und der Leitung von Schulen Kompetenzen erwerben werden. In den Lehrinhalten und Kompetenzzielen gibt es Überschneidungen, sodass hier im Sinne von Matrixstudiengängen zukünftig Synergien durch gemeinsame Lehrveranstaltungen genutzt werden können. Vor dem Hintergrund des sich weitenden Profils an Bachelorstudiengängen in der Fakultät Gesundheit und Pflege und dem Aufbau primärqualifizierender Studiengänge für Pflege und Hebammenkunde sind die interprofessionell angelegten Masterangebote, die praxis- und forschungsorientierte Studierende ansprechen, breit und gut aufgestellt.

Charlotte Uzarewicz

Bildung auf allen Ebenen – das IF und die Pflege

Das IF – Institut für Fort- und Weiterbildung, Forschung und Entwicklung – war seit Bestehen der Katholischen Stiftungshochschule (KSH) München zunächst ein An-Institut, ab 1999 ein In-Institut mit dem Auftrag u. a. postgraduierte *Fort- und Weiterbildungen* für Absolvent(inn)en unserer Hochschule anzubieten. Vernetzung von Theorie und Praxis, lebenslanges Lernen, Überführung aktueller wissenschaftlicher Erkenntnisse in die verschiedenen Praxisfelder sind vorrangige Ziele bzw. Aufgaben dieses Instituts. Als ich 2005 zur stellvertretenden Direktorin dieses Instituts bestellt wurde, hatte der damalige Fachbereich Pflege schon viele Diplompflegewirt(inn)e(n) ausgebildet und als akademische Pflegemanager/-innen in den Gesundheitsmarkt entlassen. Daher war es an der Zeit, auch für diese Berufsgruppe postgraduierte Fortbildungen anzubieten. Um eine Bedarfserhebung durchzuführen, braucht es in erster Linie Namen und Adressen, die man anschreiben und nach aktuellen Bedarfen fragen kann. Das war die Geburtsstunde des Alumniverteilers Pflege – inklusive der Berücksichtigung von datenschutzrechtlichen Bestimmungen und der EDV-Unterstützung. Ich kann mich noch gut daran erinnern, wie mühsam es war, Mailadressen ausfindig zu machen, zu systematisieren, diese in einem Verteiler zusammenzustellen und zu testen, ob dieser auch funktioniert. Wolfram Stadler hat mir damals sehr geholfen – alles eher auf informellem Wege. Zur weiteren Pflege und zum Ausbau wurde dieser Verteiler dann zunächst an das Dekanatssekretariat übergeben. Heute sind die Alumniverteiler aller Studiengänge etabliert, administrativ eingebunden und stellen ein gutes Netzwerk zwischen verschiedenen Institutionen und Menschen dar.

Während der systematischen Erhebung von Managementfortbildungsbedarfen rückte ein ganz anderes Themenfeld in den Blickpunkt: die Irritationen in der Praxis, die durch die Akademisierung hervorgerufen worden sind. Die klassische Weiterbildung z. B. zur Pflegedienstleitung wurde durch das Pflegemanagementstudium an der KSH München allmählich abgelöst, wie später auch die Weiterbildung zum/zur Lehrenden in der Pflege durch Pflegepädagog(inn)en oder die parallelen Strukturen in der primären Ausbildung (sowohl klassisch dreijährig als auch dual). So ein Wandel geschieht nie reibungslos; und das schafft auch keine Institution im Alleingang. Ich hatte das Glück, von Beginn an auf sehr gute Kooperationspartner/-innen zu treffen, die nicht nur verschiedene Praxisfelder gut kennen, sondern vor allem auch an einer Zusammenarbeit, „kreativer Grenzüberschreitung“ und Etablierung neuer Bildungswege interessiert sind. So haben wir gemeinsam sehr schnell tragfähige Strukturen für die Zusammenarbeit und gleichzeitig neue Bildungsangebote für ver-

https://doi.org/10.1515/9783110623574-039

schiedene Praxisfelder entwickelt, natürlich unter Berücksichtigung des etablierten Pflegebildungsmarkts, um Konkurrenzen zu vermeiden.

Das erste pflegespezifische Angebot 2006 hieß „Pflegewissenschaft aktuell" und fokussierte die Zielgruppe der Lehrenden in der Pflege. Anna Maria Luger vom Katholischen Pflegeverband (KPV), Landesgruppe Bayern e. V. und Elisabeth Huber – in ihrer Nachfolge – Heike Gülker vom Katholischen Krankenhausverband in Bayern e. V. haben mich und das IF insgesamt sehr unterstützt. Die gemeinsamen Treffen und Überlegungen zu verschiedenen Themen sowie Möglichkeiten der Vernetzung waren vom guten Geist der Kooperation getragen, sodass wir im Laufe der Jahre viele innovative Konzepte entwickelt, umgesetzt, evaluiert und immer weiter ausgebaut haben. Elisabeth Linseisen, eine Alumna, wurde auf der operativen Ebene zur tragenden Säule dieser ersten gemeinsamen Fortbildungen, später dann in die Strategiediskussionen eingebunden, sodass über 13 Jahre hier die Kontinuität für qualitätsvolle Angebote gesichert werden konnte.

Intention dieser ersten Fortbildung war es, ganz grundlegend ein Verständnis von Pflegewissenschaft in die Praxis zu bringen, damit diese „auf Augenhöhe" mit Kolleg(inn)en, die von einer Hochschule kommen, mitreden kann. Dieser Zertifikatskurs wurde später, als sich das Pflegepädagogikstudium etabliert und erste Absolvent(inn)en in den Markt entlassen waren, stets weiterentwickelt und modifiziert. Heute gibt es eine Reihe verschiedener Angebote in dieser Kooperation, die sich jeweils spezifischen Themen widmen und von namhaften Referent(inn)en durchgeführt werden. Es hat eine gewisse Logik, dass man sich, wenn es um Bildung geht, auf Lehrer/-innen stürzt; immerhin wird ja in einer Schule gelehrt und gelernt. Aber es bleibt wenig fruchtbar, wenn die Einsatzorte und Einrichtungen, in denen das neu Vermittelte erprobt werden soll, nicht mitspielen. Also fokussierten wir Angebote für das Pflegemanagement, z. B. eine Weiterbildung zum Qualitätsmanagementbeauftragten in Kooperation mit dem TÜV Süd oder auch eine Fortbildung für Praxisanleiter/-innen in der Pflege, die mit der Einführung des dualen Studiengangs aus hochschulischer Sicht notwendig geworden ist. Zuerst im Alleingang, dann später in Kooperation mit dem Institut für Bildung und Entwicklung der Caritas München e. V., ist die Weiterbildung zum Praxisanleiter Pflege und Pflege dual bis heute fester Bestandteil des IF-Programms. Auch die Kooperation mit Maria Kober und später mit ihrer Nachfolgerin, Claudia Hauck, von der Caritasgemeinschaft für Pflege- und Sozialberufe in Bayern e. V. stand von Anfang an auf solidem und von Vertrauen getragenem Fundament. Damit konnten wir die Zielgruppen erweitern. Mit der bis heute bestehenden Tagungsreihe: „Neues PflegeWissen nutzen: Aus der Hochschule für die Praxis" wird vor allen Dingen das Feld der Altenpflege/Altenhilfe angesprochen. Die jährlich stattfindenden Kongresse greifen jeweils aktuelle Themen auf. Mit Referent(inn)en aus der gesamten Bundesrepublik gelingt es hier, über den eigenen Tellerrand hinaus zu schauen, und in Austausch zu kommen. Ob es um konkrete pflegespezifische Themen wie Assessmentinstrumente, Pflegeprozessgestaltung, Bettlägerigkeit, Expertenstandards oder Selbstpflege, Generalisitk oder neue Technologien in der Pflege 4.0 geht – das Format einer Fachtagung erlaubte es, immer auf die sich ständig verändernde Situation in der Pflegepolitik und auf dem Pflegemarkt einzugehen. Als Mitglied des *Institutsrats* haben Maria Kober und in der Nachfolge Claudia Hauck die politische Ebene der Pflege in das Institut gebracht. Der Institutsrat ist ein wichtiges Gremium, nicht nur zur Qualitätssicherung, sondern auch mit beratender Funktion in Bezug auf die Angebotsentwicklung, den Wissenstransfer in die Praxis sowie mögliche Forschungsfelder und -fragen. Mit der Etablierung von Angeboten für Gesundheits- und Pflegeberufe wurde auch die Besetzung dieses Institutsrats angepasst.

Der Bildungsmarkt ist und bleibt extrem dynamisch. Themen und Bedarfslagen verändern sich. Mit dem Ausbau des Netzwerks und den regelmäßigen jährlichen Kooperationstreffen, auch mit anderen Partnern, haben wir eine Struktur geschaffen, die es erlaubt, am Puls der Zeit zu bleiben und das IF-Programm jährlich zu aktualisieren. Zum Netzwerk gehört inzwischen auch eine Kooperation mit der Technischen Hochschule Deggendorf, die durch meinen Kollegen Michael Bossle zustande gekommen ist: Die „Münchner-Mariakirchner-Pflegetage“, die vor allen Dingen pädagogische, didaktische Themen im Tagungsformat und im Wechsel an den Standorten München oder Deggendorf anbieten, werden inzwischen gut angenommen.

Man kann nicht nur neue Bildungsideen entwickeln und versuchen, sie umzusetzen. Dafür braucht es Strukturen und Strategien – vor allem innerhalb der Hochschule. Intern haben mein Kollege Bernhard Lemaire als Direktor des IF und ich Strukturen, neue Stellen und Qualitätsstandards geschaffen, die für die unterschiedlichsten Angebote gelten. Irgendwann im Laufe der letzten 13 Jahre waren wir dann im Pflege- und Gesundheitsmarkt bekannt genug, dass wir auch Anfragen ohne unsere aktive Akquise bekamen. Auch im Kollegium gab es immer mehr Bewusstsein darüber, dass wir inzwischen eine Infrastruktur für Bildungsangebote entwickelt haben, die neben den Studiengängen funktioniert. So sind im Laufe der Zeit einzelne neue Fortbildungsangebote dazu gekommen, die sich zum großen Teil sehr gut etabliert haben. Exemplarisch seien nur genannt die Fortbildung zum Verfahrenspfleger Werdenfelser Weg (mit jährlichen Fachtagungen), Umgang mit Sterbe- und Suizidwünschen im Alter, evidenzbasiert pflegen und anleiten, der Lehrer als Coach, aber auch neue Fachtagungen in neuer Kooperation mit dem Hospizverein, um das wichtige Thema der Pflege am Lebensende bei jungen Menschen bekannt zu machen. Hier vor allen Dingen ist die Interdisziplinarität gefragt, denn auch Soziale Arbeit geht das Thema Tod und Sterben etwas an. Ein weiteres interdisziplinäres Angebot war bzw. ist z. B. das Kontaktstudium Biografiearbeit, welches für alle in Beziehungsberufen Tätigen ein breites Portfolio an biografischen Methoden offeriert hat. Zu nennen ist hier auch die Kooperation mit dem Lehr- und Forschungsinstitut für Systemische Studien; Mediation, Beratung, Umgang mit Emotionen sind die zentralen Themen für Menschen in Gesundheits- und Sozialberufen, die aus systemischer Sicht angeboten werden.

Der Bereich der *Weiterbildungsstudiengänge* ist ebenfalls eine wichtige Säule im IF. Bis dato bestehen allerdings ausschließlich Masterangebote für die Soziale Arbeit.

In den letzten zwei Jahren haben sich Anfragen in Bezug auf Weiterbildungsbachelorstudiengänge gehäuft. Dies ist ein neues Feld, welches auch für die Pflege- und Gesundheitsberufe erschlossen werden kann und eine Herausforderung an die neue Direktion und die Hochschule insgesamt darstellt.

Der Bereich *Pflegeforschung* boomt seit Jahren. Hier hat das Institut auf strategischer und struktureller Ebene gearbeitet, um Forschung zu etablieren und zu erleichtern. So ist die Stelle eines Forschungsmanagements geschaffen worden, um administrative Abläufe zu erleichtern und Informationen über Ausschreibungen, Antragstellungen etc. besser zu kommunizieren. Auch die Entwicklung und Implementierung einer Ethikkommission stand ab 2015 auf der Agenda der IF-Direktion. Ich kann mich noch gut an die erste Sitzung erinnern. Damals stand die Idee einer "Bayerischen Ethikkommission für Pflege- und Sozialforschung" im Raum, und Vertreter/-innen fast aller bayerischen Hochschulen für angewandte Wissenschaften kamen an die KSH München, um diese Idee zu diskutieren und umzusetzen. Schnell wurde uns aus einer rechtlichen Perspektive klar, dass ein solches Unterfangen angesichts des Zeitdrucks nicht umzusetzen ist. Dennoch sind der Gedankenaustausch, die vielen Denkanstöße und die kontroversen Diskussionen fruchtbar gewesen. Das Interesse an einem „Bayerischen *Netzwerk* für Ethik in Pflege-, Gesundheits- und Sozialforschung" hat dazu geführt, dass gemeinsam ein Paper zur Selbstverpflichtung bei Begutachtungen von Forschung entstanden ist. Ende 2017 waren dann alle strategischen und strukturellen Vorarbeiten soweit gediehen, dass die KSH München mit Inkrafttreten der neuen Verfassung eine interdisziplinäre Ethikkommission einsetzen konnte – ein wichtiger Schritt angesichts der zunehmenden Forschungsaktivitäten. Ein weiterer Meilenstein im Forschungsbereich des IF war die Etablierung des Kompetenzzentrums „Zukunft Alter", in dem all diese Aktivitäten gebündelt werden können.

Wie die Bereiche Bildung und Forschung ineinandergreifen, möchte ich an einem Beispiel verdeutlichen, das auf die Initiative und Anfrage von unserer Kooperationspartnerin des KPV, Anna Maria Luger, zurückgeht. Im „INTERREG-Projekt PFLEGE: Ein Arbeitsmarkt der ZUKUNFT – Grenzüberschreitende Kompetenzentwicklung in der Pflege" stehen Beschäftigte und Führungskräfte in der mobilen/ambulanten und stationären Altenbetreuung und -pflege, aber auch in der Krankenhauspflege, vom Berufseinstieg über den Berufsverlauf bis zum Berufsausstieg im Fokus unterschiedlicher Fördermaßnahmen. In dem Teilprojekt (Gesamtleitung: Uzarewicz, C.), welches von Januar 2011 bis Juni 2014 gefördert worden ist, sind die Arbeitsbedingungen für Pflegekräfte, die Qualität pflegerischer Arbeit und Versorgung sowie das Image der Pflegeberufe aus verschiedenen Perspektiven untersucht worden. Die Modellregion auf oberösterreichischer Seite bezieht sich auf die Bezirke Braunau, Ried, Schärding und Grieskirchen; auf der bayerischen Seite sind Institutionen des Gesundheitswesens aus Oberbayern (Landkreis Altötting), Niederbayern und Schwaben (Landkreise Ostallgäu, Oberallgäu, Unterallgäu, Lindau) unter der Federführung der Lead-Partnerin, der Arbeiterkammer Oberösterreich, daran beteiligt gewesen. In diesem Projekt bearbeitete die KSH München drei Teilprojekte:

1. Transkulturelle Kompetenzentwicklung in der Pflege: Dazu gehörte die Entwicklung, Erprobung und Evaluation eines dreitägigen Schulungskonzepts an drei verschiedenen Standorten in Bayern und Oberösterreich (Uzarewicz, C., Schuster, E.).
2. Entwicklung, Erprobung und Evaluation eines zielgruppenspezifischen Coachingkonzepts für Praxisanleiter/-innen in der Pflege sowie für examinierte Pflegekräfte beim Berufseinstieg und daraus abgeleitete Handlungsempfehlungen für eine innovative und stabilisierende Organisations- und Personalentwicklung sowie Implementation des niederschwelligen Konzepts der Kollegialen Beratung (Kurz, A.).
3. Entwicklung eines Demenzleitfadens: In enger Abstimmung mit den Dienstleistern in Altötting, z. B. Altenpflegeeinrichtungen, Ärzt(inn)e(n) und Pflegediensten, wurde ein Demenzleitfaden für Betroffene und Angehörige erstellt. Der Leitfaden enthält wichtige Kontaktadressen für Beratungsstellen, nachbarschaftliche Hilfsangebote und rechtliche Regelungen (Reuschenbach, B.).

Mit Inkrafttreten der neuen Verfassung der KSH München ist das IF als *ein* Institut für Fort- und Weiterbildung, Forschung und Entwicklung geteilt worden. Damit soll der zunehmenden Dynamisierung der Bereiche Rechnung getragen werden. So wurde der Forschungsbereich direkt dem Präsidium zugeordnet, wie es an anderen Hochschulen für angewandte Wissenschaften schon seit einiger Zeit üblich ist. Damit erhält gleichzeitig der postgraduierte Fort- und Weiterbildungsbereich eigenes Gewicht, um weitere Schwerpunktsetzungen voranbringen zu können. Denn die neuen gesetzlichen Rahmenvorgaben führen immer wieder zu Innovationen auch in diesem Bereich der Hochschule. So hat die Fakultät Gesundheit und Pflege seit einigen Jahren den Aufbau der Simulations- und Skillslabore vorangetrieben. Hier wird deutlich, dass die Fakultät und das IF immer mehr Berührungspunkte bekommen. Das Praxis-Center, die Fakultät Gesundheit und Pflege und das IF konzipieren vermehrt Kooperationsveranstaltungen, gerade was die Praxisanleitungsthemen betrifft. Carola Nick vom Praxis-Center und Christiane Wissing vom Simulations- und Skillslabor haben Fachtage für Praxisanleiter/-innen konzipiert, die erfolgreich durchgeführt werden. Dies ist einerseits eine gelungene Verbindung zwischen der Fakultät und dem IF, andererseits verweist es auf weitere neue Schwerpunktsetzungen. Das Thema der primären akademischen Praxisausbildung wird in Zukunft stärker ausgebaut werden müssen. Darüber hinaus sehe ich im Themenfeld Pflege 4.0 künftig weitere Bildungsbedarfe. Dieses Thema ist gerade auch bei meinem Nachfolger Daniel Flemming in guten Händen, und er wird die aktuellen Trends diesbezüglich aufgreifen. Aber zu den zukünftigen Herausforderungen gehören nicht nur die jeweils aktuellen Themen; auch strategische Entwicklungen sind nach wie vor wichtig, welche das IF in Kooperation mit der Hochschule und der Fakultät Gesundheit und Pflege gemeinsam verfolgen muss. Dazu gehören der Weiterbildungsbereich der Bachelor- und Masterstudiengänge, die Diskussion um die Durchlässigkeit und Anerkennung von qualifizierten Fortbildungen für ein Studium – d. h. Creditpoint-Vergaberegelungen – und letztlich muss auch die Idee eines akkumulativen Studiums geprüft werden. Darüber hinaus steht die Pflege der Kooperationspartner, die permanente Marktbeobachtung im Gesundheitssektor sowie die Konsolidierung der nachgefragten Angebote und der bestehenden Netzwerke nach innen und nach außen als Daueraufgabe an.

Über all die Jahre ist es immer wieder interessant gewesen, die Gratwanderung zwischen dem Auftrag einer Fakultät und dem Auftrag eines akademischen Fortbildungsinstituts zu verfolgen – beides im Hochschulgesetz verankert, aber durch unterschiedliche Logiken und Logistik charakterisiert.

Barbara Scharfenberg

Auszeichnung von Abschlussarbeiten der Absolvent(inn)en der Studiengänge an der Fakultät Gesundheit und Pflege durch den Förderverein

Der Förderverein

Der Förderverein Katholische Stiftungshochschule München wurde im Jahr 1986 gegründet, mit dem Ziel der Förderung von Lehre und Forschung, von Hochschulveranstaltungen, Studienarbeiten, Bachelor- und Masterarbeiten sowie Publikationen, der Fortbildung sowie von Kontakten zwischen Student(inn)en, Absolvent(inn)en und Mitgliedern des Vereins. Aktuell setzt sich der Verein aus 61 Mitgliedern zusammen (Stand: 31.12.2018) und darf sich der Mitgliedschaft ehemaliger und aktiver Professoren, darunter mehrerer Präsidenten, sowie zahlreicher ehemaliger Studierender der Hochschule erfreuen.

Die Fördermittel des Vereins setzen sich zusammen aus jährlichen Mitgliedsbeiträgen von 40, 80 oder 120 Euro und 10 Euro für Studierende sowie aus Spenden.

Durch den Förderverein geförderte Projekte

Im Jahr 2011 finanzierte der Förderverein zum 25-jährigen Vereinsjubiläum ein Praxisforschungsprojekt zum Thema „Berufseinmündung in der Sozialen Arbeit und Pflege. Gemeinsame Verantwortung von Hochschulen und Anstellungsträgern". Dieses Praxisthema wurde aufgrund der Veränderungen in der Hochschullandschaft durch die Bologna-Reform und der Entwicklungen des Arbeitsmarkts aktuell. Fragen zu Anforderungs- und Qualifikationsprofilen sowie die Berufseinmündung von Bachelor- und Masterabsolvent(inn)en wurden im Forschungsprojekt systematisch analysiert und in einer Broschüre veröffentlicht sowie im Rahmen einer Fachtagung Verantwortlichen an Hochschulen, Personalverantwortlichen und Fachkräften in der Praxis präsentiert.

Auszeichnung von Abschlussarbeiten

Seit 1990 zeichnet der Förderverein als Hauptaktivität jährlich herausragende Abschlussarbeiten zunächst aus dem Studiengang Soziale Arbeit aus. Mit Etablierung

https://doi.org/10.1515/9783110623574-040

des Studiengangs Pflegemanagement 1995 wurden seit 2000 Abschlussarbeiten der Absolvent(inn)en der Fakultät Gesundheit und Pflege prämiert. Bis 2011 wurden Diplomarbeiten ausgezeichnet, ab 2011 wurden in Anpassung an die eingeführten Bachelor- und konsekutiven Masterstudiengänge jährlich bis zu je sechs Bachelor- und Masterarbeiten ausgezeichnet. Seit 2016 pausiert die Auszeichnung, um ein neues Auszeichnungsformat zu erarbeiten.

Bisherige Voraussetzung für die Prämierung einer Bachelor- oder Masterarbeit war eine Bewertung der Arbeit von beiden Korrektor(inn)en mit der Note „sehr gut“. Weiter soll die Arbeit einen Beitrag zur Fortentwicklung von Theorie und Praxis leisten und sich durch ihre unmittelbare praktische Bedeutung, Aktualität und Originalität sowie Bedeutung für den politischen Diskurs auszeichnen. Eine Bachelorarbeit beweist zudem einen besonderen Praxisbezug, eine Masterarbeit einen besonderen Theoriebezug.

Bis 2013 wurden jeweils drei gestaffelte Preise und drei Würdigungen für Bachelor- und für Masterarbeiten verliehen, von 2014 bis 2016 wurden die Preise ohne Rangfolge vergeben: Preisträger/-innen einer Bachelorarbeit erhielten einen Geldpreis von 200 Euro, der Geldpreis für eine Masterarbeit betrug 300 Euro.

Die feierliche Preisverleihung fand in einer Akademischen Feierstunde im April des Folgejahres statt. Seit 2014 stand die Feierstunde unter einem thematisch aktuellen Schwerpunkt, der aus einer der eingereichten Abschlussarbeiten gewählt wurde. Im Rahmen eines Impulsreferats und einer moderierten Podiumsdiskussion debattierten geladene Vertreter/-innen aus Praxis und Wissenschaft über das gewählte Thema. Alle prämierten Absolvent(inn)en wurden gebeten, ihr Thema für die Veranstaltung auf einem Plakat zusammenzufassen, diese Plakate wurden anschließend im Gebäude der Hochschule ausgestellt und allen Studierenden zugänglich gemacht.

Die Wiederaufnahme des Auszeichnungsverfahrens ist zeitnah geplant, die Auszeichnungsfeier ist für Juni 2020 im Rahmen einer Hochschulveranstaltung vorgesehen.

Auszeichnung von Abschlussarbeiten aus der Fakultät Gesundheit und Pflege

Bisher wurden 22 Diplom-, Bachelor- und Masterarbeiten der Fakultät Gesundheit und Pflege durch den Förderverein ausgezeichnet (s. Tabelle 1). Die prämierten Arbeiten beschäftigten sich hauptsächlich mit Themen in den Arbeitsfeldern Krankenhaus, Altenheim, Krankenpflegeschule. Fragestellungen aus dem Bereich Organisation und Management, Führung, Ausbildung, Kundenorientierung und Gesundheitsförderung für Klient(inn)en und Mitarbeiter/-innen wurden als aktuell und von Bedeutung für die Praxis ausgezeichnet. Im Themenbereich der pflegerischen Praxis wurden Arbeiten zu den Themen Palliative Care, Sterbebegleitung, Demenzerkrankung, Intensivpflege, ethische Kompetenz und Einsatz von Robotern in der Altenpflege prämiert.

In den Jahren 2015 und 2016 wurde jeweils als Schwerpunktthema für die Akademische Feierstunde der Preisverleihung ein Thema von Absolvent(inn)en eines Pflegestudiengangs gewählt und mit Impulsreferat und Podiumsdiskussion in den Mittelpunkt der Veranstaltung gestellt: 2015 die Bachelorarbeit von Susanne Klett mit dem Titel „Zum Verhältnis von Schmerz und Schmerzfreiheit in der Palliativpflege aus leibphänomenologischer Perspektive“; 2016 die Bachelorarbeit von Marina Kauer mit dem Titel „Gesundheit als Führungsaufgabe. Health-oriented Leadership als konzeptioneller Ansatz einer gesundheitsförderlichen Mitarbeiterführung im Krankenhaus“.

Der Förderverein gratuliert der Fakultät Gesundheit und Pflege zum 25-jährigen Bestehen seiner Studiengänge und freut sich, auch künftig mit der Auszeichnung von herausragenden Abschlussarbeiten besondere Themen der Pflege aufzugreifen, Absolvent(inn)en der Fakultät Gesundheit und Pflege zu würdigen und so die noch junge Wissenschaft der Pflege ein Stück mit zu unterstützen.

Tab. 1: Ausgezeichnete Diplom-, Bachelor- und Masterabschlussarbeiten der Studiengänge der Fakultät Gesundheit und Pflege (Quelle: eigene Daten).

Preis/Würdigung Jahreszahl	**Autor/-in**	**Titel der Abschlussarbeit**
Würdigung 2000	Karl-Heinz Tekath	Lean Management im Krankenhaus – Gestaltungsansätze der Prozeßoptimierung Dargestellt am Beispiel „Operativer Bereich eines Großklinikums“
Würdigung 2001	Marion Liegel	Gesundheitsförderung als integraler Bestandteil der Pflegeausbildung Untersucht an drei Lehrplänen und einer Befragung von Absolventinnen einer Krankenpflegeschule
2. Preis 2002	Sabine Berninger	Organisationsentwicklung im Krankenhaus Strukturelle und personelle Maßnahmen der Ressourcenoptimierung in einem herzchirurgischen Wachraum
1. Preis 2004	Stefanie Zang	Das stillschweigende Wissen Über die Bedeutsamkeit von Erfahrung und Intuition für eine professionelle Pflegepraxis
1. Preis 2005	Carola Nick	Kundenorientierung in gerontopsychiatrischen Einrichtungen Ein Konzept zur Einbindung Angehöriger von Demenzerkrankten

Tab. 1: (Fortsetzung)

Preis/Würdigung Jahreszahl	**Autor/-in**	**Titel der Abschlussarbeit**
2. Preis 2005	Anke Bimschas	Das Konzept „Lebensqualität" und seine Messungen – ein Weg zur Erfassung gesundheitsfördernden Pflegehandelns?
Würdigung 2005	Florian Walter	Management hinter Klostermauern Von der Funktion und Bedeutung der Regel des Benedikt von Nursia für eine wertorientierte Führung Eine Herausforderung für das Pflegemanagement
2. Preis 2006	Christian Koch	Die Rolle der Pflege im Spannungsfeld der gegenwärtigen gesellschaftspolitischen Entwicklungen hinsichtlich der Sterbesituationen in Krankenhäusern und Altenheimen Ein deutsch-niederländischer Vergleich von Rechtslagen und Praxis
2. Preis 2009	Dorothee Fehn	Pflegeüberleitung in der stationären Altenpflege. Vom „Mädchen für alles" zur Fachkraft mit transparentem Aufgabengebiet Ein Konzept zur Gestaltung der internen Schnittstelle zwischen Pflegeüberleitung und Stationsalltag
1. Preis 2011	Katharina Kondziela Katharina Diem	Ethische Kompetenz bewerten: Eine Assessmententwicklung
3.Preis 2011	Anne Waldstein	Wenn das Geschwisterkind stirbt
2.Preis 2012	Sebastian Kraus	"Nebendiagnose" Demenz im Akutkrankenhaus: Die Versorgungssituation in Deutschland und pflegerische Handlungsbedarfe
2. Preis 2012	Thomas Fruth	Neue Männer in der Altenpflege Eine gendertheoretische Betrachtung gegenwärtiger und zukünftiger Entwicklungen des Berufsfeldes Altenpflege
3.Preis 2013	Manuela Nann	Gesundheitsförderung in der Gesundheits- und Krankenpflegeausbildung – Eine qualitative Einzelfallanalyse über die Umsetzung von Gesundheitsförderung in der Gesundheits- und Krankenpflegeausbildung an einem Bildungszentrum für Gesundheitsberufe
Preis 2014	Janina Lang	Impulse für eine professionelle Beratung von Eltern tracheotomierter Kinder in der Pflege – Ergebnisse einer Literaturanalyse

Tab. 1: (Fortsetzung)

Preis/Würdigung Jahreszahl	**Autor/-in**	**Titel der Abschlussarbeit**
Preis 2014	Michaela Stöhr	Der Einsatz emotionaler Roboter bei Menschen mit Demenz in Einrichtungen der stationären Altenhilfe – Eine Fallstudie zum Einsatz des sozialen Roboters Paro
Preis 2015	Susanne Klett	Zum Verhältnis von Schmerz und Schmerzfreiheit in der Palliativpflege aus leibphänomenologischer Perspektive
Würdigung 2015	Anna Haupeltshofer	Selbsteinschätzung von beruflich Pflegenden auf der Intensivstation im Hinblick auf ihre Kompetenzen
Würdigung 2015	Tobias Raßdörfer	Interventionen zur Reduktion körpernaher freiheitseinschränkender Maßnahmen – Praxis in der Intensivpflege und Konsequenzen für die Lehre
Preis 2016	Julian Hirt	Anwesenheit von Angehörigen in klinischen Reanimationssituationen aus prinzipienethischer Perspektive Eine systematische Übersichtsarbeit
Preis 2016	Marina Kauer	Gesundheit als Führungsaufgabe Health-oriented Leadership als konzeptioneller Ansatz einer gesundheitsförderlichen Mitarbeiterführung im Krankenhaus
Würdigung 2016	Thomas Halir	Finanzierung von Palliativstationen Kann Palliative Care mit dem DRG-System adäquat abgebildet werden?

Hermann Sollfrank

Ein Wort zum Schluss

Die KSH München, das geht aus den vielfältigen Beiträgen dieser Festschrift immer wieder hervor, ist eine Profilhochschule. Viele Hochschulen für angewandte Wissenschaften weisen wirtschafts- und sozialwissenschaftliche oder technische Studienprofile auf. Nicht so die KSH München: Sie ist, zunächst als soziale und caritative Frauenschule, aus der Wohlfahrtspflege hervorgegangen und hat sich dieser in ihrer mehr als hundertjährigen Tradition verschrieben. Ihre aktuell vier Kernbereiche Soziale Arbeit, Bildung und Erziehung im Kindesalter, Religionspädagogik und kirchliche Bildungsarbeit sowie Gesundheit und Pflege stehen einer technisch-naturwissenschaftlichen Ausrichtung gegenüber und weisen die KSH München als spezifizierte SAGE-Hochschule aus.

Die KSH München ist demnach eine Hochschule, die seit vielen Jahrzehnten im Pflege- und Gesundheitssektor verankert ist. Sie versteht sich nicht nur als, sie ist zentraler Akteur, wenn es darum geht, eine wissenschaftlich fundierte – und gleichermaßen werteorientierte – Antwort auf gesellschaftliche Entwicklungen zu geben. Neue Studiengänge, praxisorientierte Forschungsprojekte, Dialogveranstaltungen, Fort- und Weiterbildungen: Die KSH München beteiligt sich maßgeblich an gesellschaftspolitischen Fragestellungen, indem sie ihre Fakultäten konsequent für neue Themenbereiche öffnet und sich in ihren jeweiligen Bereichen unaufhörlich weiterentwickelt. Ich möchte behaupten, dass alle Angebote, die wir in der Versorgung und Pflege zum jetzigen Zeitpunkt und in Zukunft anbieten, von vitaler Bedeutung für die regionalen und überregionalen Entwicklungen im Gesundheitssektor sind. Denn durch unser Studienportfolio tragen wir als Hochschule maßgeblich dazu bei, dass Absolvent(inn)en in den Berufsmarkt einmünden, die in der Lage sind, fachkundig und verantwortungsbewusst mit den sich stellenden Herausforderungen umzugehen.

Schon jetzt zeigt sich deutlich: Die tiefgreifenden Veränderungen im Gesundheits- und Pflegewesen sind mit zunehmend höheren Anforderungen an die Qualifizierung der Gesundheitsberufe verbunden. So ist unsere Hochschule, wie Sie es den vorangehenden Beiträgen bereits entnehmen konnten, derzeit in die Entwicklung eines primärqualifizierenden Bachelorstudiums Pflege B. Sc. eingebunden. Im Curriculum bilden sich die hohen Anforderungen ab, die sich in der individuellen Versorgung von Menschen mit z. B. chronischen Krankheiten und Multimorbidität – mit der das Risiko einer Pflegebedürftigkeit exponentiell ansteigt – ergeben. Darüber hinaus setzen neue digitale Technologien eine profunde Ausbildung voraus, da sich durch ihren Einsatz in der Pflege die Form von Diagnose, Behandlung und Kommunikation verändert. Trotz der großen Herausforderungen, die sich für die Hochschule und speziell für ihre Fakultät Gesundheit und Pflege in der Studiengangsentwicklung abbilden, stellt die Einführung eines solchen Studiums einen strategisch sehr wichtigen und bedeut-

https://doi.org/10.1515/9783110623574-041

samen Schritt dar. Und auch hier, da bin ich mir sicher, wird es der KSH München gelingen, sich als spezialisierter Bildungspartner zu positionieren und langfristig zu einem Kompetenzerwerb beizutragen, auf den im pflegerischen Kontext nicht länger verzichtet werden kann. Mit einer der größten und ältesten Fakultäten im Bereich Pflege kann sich die KSH München zudem in den Studieninhalten auf ihre langjährigen Erfahrungswerte in der Akademisierung von Gesundheits- und Pflegeberufen und auf ein ausdifferenziertes Wissen in diesen Bildungsbereichen berufen.

Stets auf Augenhöhe mit der Praxis

Als eine Hochschule für angewandte Wissenschaften legen wir höchsten Wert auf ein praxisnahes Studium. Neben der wissenschaftlichen Grundlegung ist es also vor allem die intensive und gleichberechtigte Zusammenarbeit mit der Praxis, die es der Hochschule ermöglicht, ein bestmögliches Ausbildungsniveau zu erreichen und unsere Studierenden für die Arbeit mit Menschen entsprechend zu qualifizieren. Die KSH München verfügt durch ihre langjährige Verankerung im Pflege- und Gesundheitssektor über tiefgreifende Sektorenkenntnisse und ein umfassendes Praxisnetzwerk und ist somit in der glücklichen Ausgangssituation, sich auf ein solides und großes Netzwerk an Praxispartnern berufen zu können. Wir interagieren in der Praxisausbildung unserer Student(inn)en mit Kliniken und verschiedensten ambulanten und stationären Pflegeeinrichtungen im städtischen und auch ländlichen Umfeld unserer beiden Hochschulstandorte.

Ein spezifisches Profil, das dem Wettbewerb standhält

Ganz klar hat sich der Wettbewerbsdruck in den vergangenen Jahren deutlich verstärkt. Unsere Hochschule hat Mitte der 1990er-Jahre mit Pflegemanagement den ersten Pflegestudiengang in Bayern eingeführt, doch längst ist sie nicht mehr alleiniger Anbieter von Studiengängen im Bereich Gesundheit und Pflege. Das Angebot an Bachelor- und Masterstudiengängen ist groß: Konnten sich Studierende bis vor circa zwei Jahrzehnten nur vereinzelt für ein akademisches Studium in der Pflege entscheiden, so gibt es heute eine breite Auswahl und unterschiedlichste Studienorte, an denen sie sich für ihr Studium einschreiben können. Private Anbieter drängen auf den Markt und auch immer mehr staatliche Hochschulen entscheiden sich für die Einführung von pflegerischen Studienformaten. Dennoch ist die KSH München eine der führenden Hochschulen, wenn es darum geht, Fachkräfte im Gesundheitssektor auszubilden. Und die Vorzeichen stehen gut, dass sich die Hochschule auch weiterhin als eine Bildungseinrichtung mit bestem Renommee und einer gesunden Bewerberlage behaupten wird. Dieser Erfolg steht – nach meiner Erfahrung – mit der fachlichen Expertise, und aber auch mit unserem diakonischen Auftrag als Hochschule in kirchlicher Trägerschaft in Verbindung. Gleich, ob in Lehre, Forschung oder Entwicklung: Die KSH München zeichnet sich durch ihre Werteorientierung aus. Der Mensch ist und bleibt unser Mittelpunkt – in seinen Bedürfnissen als Einzelperson und in seinem gesellschaftlichen Kontext.

Bereits etablierte Studiengänge zeigen, dass sich die Hochschule darauf versteht, aktuelle Erkenntnisse in Wissenschaft mit notwendiger berufspraktischer Kompetenzentwicklung und der Reflexion von Wertefragen im Studium zu verknüpfen. Eine Verbindung, die ganz besonders bedeutsam ist in Berufen, in denen die Begleitung von Personen in besonderen Lebenslagen, von kranken und verletzlichen Menschen im Zentrum steht. Unsere Absolvent(inn)en, so unser Anspruch, sollen in ihrem beruflichen Leben in der Lage sein, in anspruchsvollen Situationen fachlich auf hohem Niveau zu handeln und zugleich die Menschen, um die es in der Betreuung geht, sensibel und verantwortlich zu begleiten und zu unterstützen. Kurzum: Unsere Hochschule hat einen sehr hohen professionsethischen Anspruch und ein ausgeprägtes Werteprofil. Darin hat sie – im Vergleich zu anderen Hochschulen – ihre Stärke und dafür wird sie von außen auch wahrgenommen. Jede weitere Entwicklung und jeder Fortschritt, den wir in unserem Kernbereich Gesundheit und Pflege andenken und umsetzen, wird also unser Hochschulprofil weiter schärfen und voranbringen. Gehen wir es gemeinsam an!

Ihr
Hermann Sollfrank
Präsident der Katholischen Stiftungshochschule München

Chronologie der Entwicklung der Pflegestudiengänge an der KSH München

Datum/Jahr	Meilenstein
1991	Erste Kostenkalkulation der Stiftung für einen Studiengang Pflegemanagement
1992/93	Anfrage der Hochschulleitung an Prof. Dr. Johannes Kemser wegen Gründung und Leitung des neuen Studiengangs Pflegemanagement Teilnahme an der ministeriellen Arbeitsgruppe „Konzertierte Aktion Pflege Bayern" – Vorbereitung und Anbahnung
1993/94	Berücksichtigung der Erhöhung der Ausbauzielzahl im Gesamtplanungskonzept der Stiftung (Stiftungsrat Juli 1994) Entwicklung der „Pflege" als zweite Säule der KSH München neben der "Sozialen Arbeit"
1994	Senatsbeschluss vom November am Campus Benediktbeuern: Bestellung von Prof. Dr. Johannes Kemser als Gründungsdekan für den ersten Studiengang Pflegemanagement
1995	Senatsbeschluss vom Mai am Campus München: Verabschiedung der ersten Studien- und Prüfungsordnung; Beschluss zur Einrichtung eines Gründungsfachbereichsrats (GFBR)
1995	WiSe 1995/96: Feierliche Eröffnung des ersten Studiengangs Pflegemanagement in Bayern an der KSH München in Anwesenheit des bayerischen Staatsministers für Wissenschaft, Forschung und Kunst, Hans Zehetmair
1996	Berufungen von Dr. Andrea Kerres als Professorin für den Studienbereich I „Sinnfragen und Menschenbild" und Dr. Bernd Seeberger als Professor für den Studienbereich II „Pflegewissenschaftliche Grundlagen und pflegerisches Handeln" Prof. Dr. Rosmarie Reinspach vom Campus Benediktbeuern wird an den Campus München für den Studienbereich III „Management" berufen (interne Versetzung)
1996–1999	Durchführung der ersten Jahrgänge
März 1999	Berufung von Prof. Dr. Charlotte Uzarewicz als Professorin für den Studienbereich II „Pflegewissenschaftliche Grundlagen und pflegerisches Handeln"
Juli 1999	Festakt zur Diplom-Abschlussfeier der ersten Studienkohorte mit dem Abschluss Diplom-Pflegewirt(in) in Anwesenheit der bayerischen Staatsministerin für Soziales und Gesundheit, Barbara Stamm
Oktober 1999	Gründung des neuen Fachbereichs „Pflege" als eigenständige Säule neben dem Fachbereich „Soziale Arbeit"
2001	Berufung von Dr. Constanze Giese als Professorin für den Studienbereich I „Sinnfragen und Menschenbild"

https://doi.org/10.1515/9783110623574-042

Datum/Jahr	Meilenstein
ab 2000	Konsolidierung des Studiengangs Pflegemanagement Bolognaprozess: Vorbereitung und Umsetzung der europäischen Hochschulreform Reform der Krankenpflegegesetzgebung und damit Neuerungen für den Bereich der Pflegeausbildung: Aus den bisherigen Unterrichtspfleger(inne)n werden Lehrer/-innen für Pflegeberufe, die einen akademischen Abschluss erwerben müssen Entwicklung des ersten Pflegepädagogikstudiengangs in Bayern
Oktober 2005	Festakt zur feierlichen Eröffnung des ersten integrierten Bachelorstudiengangs Pflegemanagement/Pflegepädagogik in Anwesenheit des bayerischen Staatsministers für Wissenschaft, Forschung und Kunst, Dr. Thomas Goppel Bestellung von Prof. Dr. Charlotte Uzarewicz als stellvertretende Direktorin des IF – Institut für Fort- und Weiterbildung, Forschung und Entwicklung der KSH München und Beginn der Etablierung postgraduierter Fort- und Weiterbildungen für Pflege und Gesundheit
2007	Dekanatswechsel: Prof. Dr. Constanze Giese wird Dekanin des Fachbereichs Pflege; Prodekan wird Prof. Peter Obermaier-van Deun, Studiendekanin wird Prof. Dr. Rosmarie Reinspach Vorbereitung des Studiengangs Pflege dual
2009	Errichtung des ersten ausbildungsintegrierenden Studiengangs Pflege dual B. Sc. mit gerontologischem Schwerpunkt und Berufszulassung für die Altenpflege oder Gesundheits- und Krankenpflege Erste Stiftungsprofessur durch die Josef und Luise Kraft-Stiftung; Berufung von Dr. Bernd Reuschenbach als Professor für Gerontologische Pflege Dekanatswechsel: Wiederwahl von Prof. Dr. Johannes Kemser als Dekan, Prodekan bleibt Prof. Peter Obermaier-van Deun, Studiendekanin bleibt Prof. Dr. Rosmarie Reinspach
2012	Berufung von Dr. Hildegard Schröppel als Professorin für Pflegepädagogik
2013	Berufung von Prof. Dr. Martin Knoll als Professor für Pflegewissenschaft Emeritierung von Gründungsdekan Prof. Dr. Johannes Kemser Dekanatswechsel: Prof. Dr. Constanze Giese wird Dekanin, Prodekanin wird Prof. Dr. Rosmarie Reinspach, Studiendekanin wird Prof. Dr. Hildegard Schröppel
2014	Studiengangsreform Pflegemanagement und Pflegepädagogik mit eigenständiger Profilierung beider Angebote und struktureller Trennung der Studiengänge Berufung von Dr. Simone Kleespies als Professorin für Recht in Pflege und Sozialer Arbeit
2015	Einführung des Masterstudiengangs Pflegewissenschaft – Innovative Versorgungskonzepte Eröffnung des ersten Skills- und SimLab Zweite Stiftungsprofessur, gefördert durch die Josef und Luise Kraft-Stiftung; Berufung von Dr. Anita Hausen MPH als Professorin für Versorgungsforschung und Versorgungskonzepte mit Schwerpunkt Pflegerische Versorgung im Alter Berufung von Dr. Daniel Flemming als Professor für IT in Pflege und Sozialer Arbeit

Datum/Jahr	Meilenstein
2016	Berufung von Dr. Clemens Koob als Professor für Management in Gesundheit und Pflege Errichtung einer Referentenstelle für Pflege im Praxis-Center der Hochschule Errichtung einer Referentenstelle für das Skills- und SimLab
2017	Dekanatswechsel: Prof. Dr. Anita Hausen wird Prodekanin der Fakultät Pflege
2018	Leitungswechsel im IF: Prof. Dr. Daniel Flemming wird Direktor des IF-Instituts für Fort- und Weiterbildung Berufung von Carolin Paul, M. A., als Lehrkraft für besondere Aufgaben für Bildung in der Pflege mit Schwerpunkt Pflegepraxis Eröffnung der Skills- und Simulationslabore in der Breisacherstraße Der Masterstudiengang Pflegewissenschaft – Innovative Versorgungskonzepte wird seit dem SoSe nach einer Überarbeitung unter dem Titel „Angewandte Versorgungsforschung“ fortgeführt Entwicklungsauftrag für ein Masterstudium Community Health Nursing, gefördert durch den DBfK, die Agnes-Karll-Gesellschaft mit Unterstützung der Robert Bosch Stiftung Der Fachbereich Pflege wird in Fakultät Pflege umbenannt Dekanatswechsel: Prof. Dr. Anita Hausen wird Dekanin der Fakultät Pflege, Prodekan wird Prof. Dr. Bernd Reuschenbach, Studiendekanin bleibt Prof. Dr. Hildegard Schröppel
2019	Die Fakultät wird umbenannt in Fakultät Gesundheit und Pflege Dekanatswechsel: Prof. Dr. Clemens Koob wird Prodekan Entwicklung, Implementierung und Start des primärqualifizierenden Studiengangs Hebammenkunde B. Sc. Berufung von Regina Weber, Dipl. Pflegewissenschaftlerin mit Schwerpunkt Pflegepädagogik, als Lehrkraft für besondere Aufgaben in der Hebammenkunde Der Studiengang Pflegemanagement wird revidiert und durch den Bachelorstudiengang Healthcare-Management abgelöst. Entwicklung und Implementierung des Masterstudienangebots Bildung und Bildungsmanagement im Gesundheitssystem mit Start zum SoSe 2020 sowie erste Schritte zur Überarbeitung des Bachelorstudienangebots Pflegepädagogik Die Pflegeberufe werden mit dem Pflegeberufegesetz (PflBG), welches im Juli 2017 in Kraft getreten ist, reformiert. Das Wissenschaftsministerium hat für Bayern den Weg in die primärqualifizierende hochschulische Pflegeausbildung eröffnet Entwicklung und Implementierung des primärqualifizierenden Studiengangs Pflege (B. Sc.) mit voraussichtlichem Start zum WiSe 2020/21

Über die Autor(inn)en

Ammende, Rainer, Dipl.-Pflegepädagoge, Geschäftsbereichsleitung München Klinik Akademie, rainer.ammende@muenchen-klinik.de

Berninger, Sabine, Dr. phil., Pflegedirektorin KJF-Klinik Josefinum, berninger.sabine@josefinum.de

Biederbeck, Marliese, Dr. phil., Promotion im Fachbereich Human-, Gesundheits- und Pflegewissenschaft, Dipl.-Soziologin, Kinderkrankenschwester, Geschäftsführung, Deutscher Berufsverband für Pflegeberufe – DBfK Südost e. V., m.biederbeck@dbfk.de

Dürr, Edith, Generaloberin und Vorstandsvorsitzende der Schwesternschaft München vom Bayerischen Roten Kreuz e. V., info@swmbrk.de

Erling, Rüdiger, M. A., Philosophie, Dipl.-Pflegewirt, Krankenpfleger, Bayerisches Landesamt für Pflege, Abteilungsleitung Pflegefachliche Aufgaben, ruediger.erling@lfp.bayern.de

Felber, Bettina, Sozial- und Bildungswissenschaftlerin M. A., Pflegepädagogin B. A., Krankenschwester, wissenschaftliche Mitarbeiterin an der OTH Regensburg, felberbettina@gmail.com

Fischer, Uli, Dr. rer. hum. biol., Pflege-/Sozialmanager (M. A., B. A., R. N.), Leiter Stabsstelle Qualitätsmanagement am Klinikum der Universität München, uli.fischer@med.uni-muenchen.de

Glaab, Bianca, B. Sc. in Nursing, Pflegewissenschaftlerin, Krankenschwester, Qualitätsmanagementbeauftragte für die Gesundheits- und Kinderkrankenpflege am Klinikum der Universität München, Bianca.Glaab@med.uni-muenchen.de

Gebert, Anne, Gesundheits- und Krankenpflegerin, Dipl.-Pflegewirtin (FH), wissenschaftliche Mitarbeiterin im Deutschen Institut für angewandte Pflegeforschung e. V. in Köln (DIP), a.gebert@dip.de

Gerken, Laura, M. Sc. Pflegewissenschaften, Gesundheits- und Krankenpflegerin, wiss. Mitarbeiterin an der KSH München im Projekt OVER-BEAS, laura.gerken@ksh-m.de

Giese, Constanze, Prof. Dr. theol., Krankenschwester, Professorin für Ethik und Anthropologie in der Pflege an der KSH München, constanze.giese@ksh-m.de

Hauck, Claudia, Pflegewissenschaftlerin M. Sc., Pflegepädagogin B. A., Gesundheits- und Krankenpflegerin für Rehabilitation, Geschäftsführerin der Caritas-Gemeinschaft für Pflege- und Sozialberufe Bayern e. V., Schwerpunkte: Berufspolitik und Pflegebildung, claudia.hauck@caritas-gemeinschaft-bayern.de

Haupeltshofer, Anna, Sozial- und Bildungswissenschaftlerin M. A., Pflege dual B. Sc., Doktorandin an der Universität Osnabrück/Fachbereich Humanwissenschaften, Institut für Gesundheitsforschung und Bildung, Abteilung Pflegewissenschaft, wissenschaftliche Mitarbeiterin an der Hochschule Osnabrück, a.haupeltshofer@hs-osnabrueck.de

Hausen, Anita, Prof. Dr. PH., MPH, Dipl. Gesundheitswirtin (FH), Krankenschwester, Gesundheitswissenschaften und Versorgungsforschung, Professorin für Versorgungsforschung und Versorgungskonzepte mit Fokus pflegerische Versorgung im Alter an der KSH München, Studiengangsleitung Pflege dual, anita.hausen@ksh-m.de

Hefer, Christine, Ministerialrätin, Leiterin Referat VI.5, Bayerisches Staatsministerium für Unterricht und Kultus

https://doi.org/10.1515/9783110623574-043

Heimkes, Bernhard, Prof. Dr. med., Orthopäde, Ärztlicher Vorstand der Stiftung ICP München, info@ortho-heimkes.de; bernhard.heimkes@icpmuenchen.de

Heyelmann, Lena, M. A., Managerin im Sozial- und Gesundheitswesen, Pflegedienstleiterin in der Klinik für Suchtmedizin und Psychotherapie kbo-Isar-Amper-Klinikum, lena.heyelmann@kbo.de

Hilberger-Kirlum, Pascale, Pflegepädagogin B. A., Kinderkrankenschwester, Referentin für Pflegepolitik, Schwesternschaft München vom Bayerischen Roten Kreuz e. V., Pascale.Hilberger-Kirlum@swmbrk.de

Hollick, Jürgen, Dipl.-Pflegewirt, M. Sc. Soziales Management, Fachkrankenpfleger für Psychiatrie, Pflegedienstleiter, Bildungsreferent beim Bildungswerk des Bayerischen Bezirketags Irsee, hollick@bildungswerk-irsee.de

Kemser, Johannes, Prof. em. Dr. phil., Sozialpädagoge (Dipl.), Erziehungs- und Musikwissenschaftler, Professor für Pädagogik und Soziale Arbeit, Gründungsdekan der Pflegestudiengänge des Fachbereichs Pflege an der KSH München, johannes.kemser@ksh-m.de

Kerres, Andrea, Prof. Dr., Psychologin, Studiengangleitung des Studiengangs Pflegepädagogik an der KSH München, andrea.kerres@ksh-m.de

Kieslinger, Bettina, M. A., Managerin im Sozial- und Gesundheitswesen, wissenschaftliche Mitarbeiterin im Referat für Gesundheit und Umwelt der Landeshauptstadt München, bettina.kieslinger@muenchen.de

Knoll, Martin, Prof. Dr. rer. medic., Pflegewissenschaftler, Gesundheitswissenschaftler, Gesundheitsökonom, Professor für Pflegewissenschaft an der KSH München (04/2014–03/2020), seit 04/2020 Gründungsprofessor für Pflegewissenschaft an der Hochschule Zittau-Görlitz, martin.knoll@hszg.de

Koob, Clemens, Prof. Dr. oec. publ., lic. oec. HSG, Professor für Management an der KSH München, Schwerpunkte: marktorientierte Unternehmensführung, mitarbeitendenorientierte Unternehmensführung, empirische Methoden, clemens.koob@ksh-m.de

Koppitz, Andrea L., Prof. ZFH, Dr. rer. medic., RN, HES-SO, Hochschule für Gesundheit Freiburg/Haute école de santé Fribourg, Route des Arsenaux 16a, 1700 Freiburg/Fribourg, Schweiz/Suisse, Andrea.Koppitz@hefr.ch

Kriegisch, Helma, Leitung Unterabteilung Strukturelle Hilfen bei Pflegebedürftigkeit, Sozialreferat der Landeshauptstadt München, helma.kriegisch@muenchen.de

Linseisen, Elisabeth, M. Sc. (Pflegewissenschaft), Dipl.-Pflegewirtin (FH), Krankenschwester; freiberufliche Tätigkeit als Dozentin an Hochschulen und Einrichtungen des Gesundheitswesens, info@elinseisen.de

Lüftl, Katharina, Prof. Dr. phil., Pflegepädagogin (B. A.), Dipl.-Pflegewirtin (FH), Krankenschwester, Professorin für Pflegewissenschaft insbesondere Pflegepraxis und -didaktik an der Technischen Hochschule Rosenheim, katharina.lueftl@th-rosenheim.de

Ludwig, Gisela, Dipl.-Pflegewirtin, Bildungsreferentin Damenstift am Luitpoldpark

Maier, Marcus, LL. M., Geschäftsführer Damenstift am Luitpoldpark

Nick, Carola, Dipl.-Pflegewirtin (FH), Referentin im Praxis-Center (Pflege) an der KSH München, carola.nick@ksh-m.de

Obermaier-van Deun, Peter, Prof., Jurist, Professor a. D. für Recht und Organisation in der Sozialen Arbeit und der Pflege

Opolony, Bernhard, Dr. iur., Ministerialdirigent, Leiter Abteilung 4 – Pflege im Bayerischen Staatsministerium für Gesundheit und Pflege

Reinspach, Rosmarie, Prof. Dr. oec. publ., Dipl.-Kauffrau, Dipl.-Sozialpädagogin, Professorin für Soziale Arbeit und Management an der KSH München, Studiengangsleitung Master „Management von Sozial- und Gesundheitsbetrieben" (M. A.), rosmarie.reinspach@ksh-m.de

Reuschenbach, Bernd, Prof. Dr. phil., Psychologe, Krankenpfleger, Professor an der KSH München, Studiengangsleitung des Masterstudiengangs „Angewandte Versorgungsforschung", bernd.reuschenbach@ksh-m.de

Schäflein, Karljörg, Präsident a. D. und Professor für Psychologie an der KSH München

Scharfenberg, Barbara, Dipl.-Pflegewirtin (FH), 1. Vorsitzende des Vorstands des Fördervereins der KSH München e. V., foerderverein@ksh-m.de

Schröppel, Hildegard, Prof. Dr. phil., Pädagogin, Gerontologin, Professorin für Pflegepädagogik an der KSH München, hildegard.schroeppel@ksh-m.de

Sollfrank, Hermann, Prof. Dr. phil., Sozialpädagoge, Bildungswissenschaftler, Professor für Sozialpädagogik in der Sozialen Arbeit, Präsident der KSH München

Uzarewicz, Charlotte, Prof. Dr. disc. pol., Krankenschwester, Ethnologin, Soziologin, Professorin für Pflegewissenschaft an der KSH München, charlotte.uzarewicz@ksh-m.de

Wied, Theresa Sophie, M. Sc., Pflegewissenschaftlerin, Fachdezernentin für Pflegeberufe am Regierungspräsidium Darmstadt, Dezernat II 24.2 „Pflege, Pflegefachberufe", Theresa.Wied@rpda.hessen.de

Wissing, Christiane, M. A., Kinderkrankenschwester, Bildungswissenschaftlerin, christiane.wissing@ksh-m.de